U0219905

Pivotal Response Treatment for Autism Spectrum Disorders
（Second Edition）

自闭症的实证干预
——关键反应训练

〔美〕Robert L. Koegel，Lynn Kern Koegel　著

赵雪莲　译

中国轻工业出版社

图书在版编目（CIP）数据

自闭症的实证干预：关键反应训练／（美）罗伯特·L.凯格尔（Robert L. Koegel），（美）琳恩·科恩·凯格尔（Lynn Kern Koegel）著；赵雪莲译. —北京：中国轻工业出版社，2020.10（2021.12重印）

ISBN 978-7-5184-2943-1

Ⅰ.①自… Ⅱ.①罗… ②琳… ③赵… Ⅲ.①孤独症－康复训练 Ⅳ.①R749.940.9

中国版本图书馆CIP数据核字（2020）第054992号

总 策 划：石　铁
策划编辑：刘　雅　　　　　责任终审：杜文勇
责任编辑：刘　雅　　　　　责任监印：刘志颖

出版发行：中国轻工业出版社（北京东长安街6号，邮编：100740）
印　　刷：三河市鑫金马印装有限公司
经　　销：各地新华书店
版　　次：2021年12月第1版第2次印刷
开　　本：710×1000　1/16　印张：20.00
字　　数：193千字
书　　号：ISBN 978-7-5184-2943-1　　定价：68.00元
读者热线：010-65181109，65262933
发行电话：010-85119832　传真：010-85113293
网　　址：http://www.chlip.com.cn　http://www.wqedu.com
电子信箱：1012305542@qq.com
如发现图书残缺请与我社联系调换
190943Y2X101ZYW

最早在 1943 年，利奥·坎纳（Leo Kanner）将一群在沟通和社交上出现障碍并且存在刻板兴趣的群体定义为"自闭症"。而直到 1960 年，该群体都被认为是没有学习能力和无法教育的。甚至"缺乏爱的父母养育"一度被误认为是造成儿童出现谱系障碍的原因（冰箱妈妈），导致当时大多数干预都采取了把家长与儿童隔离开的措施（Bettelheim, 1967）。

在 20 世纪六七十年代，基于应用行为分析（Applied Behavior Analysis, ABA）原则的干预方法开始被用来改善患有自闭症谱系障碍（Autism Spectrum Disorders, ASD）的儿童的行为（Lovaas, 1977），其中，采用了应用行为分析的刺激 – 反馈 – 结果的教学范式被称为"回合式教学"，或者"离散式回合教学（discrete trial teaching, DTT）"。

通过这些基于应用行为分析原则的干预方法，自闭症群体可以学会一系列的技能，但这些早期的方法仍旧存在较大的局限性。例如，大量依赖于结果策略（非常规的强化和惩罚），使得儿童无法对社交结果做出良好的反馈，所学的技能和言语很难得到功能性的应用。此外，反复和枯燥的操练式教学方法不仅效率不高，还会导致儿童因为不喜欢而出现尝试回避或者逃离干预的问题行为，进一步降低了儿童的学习成效。

关键反应训练（Pivotal Response Treatment, PRT）的创始人之一罗伯特·L.凯格尔博士早年也参与了 DTT 的研究，并在发觉这些可能存在的局限性后开始研究是否存在更为高效且能让儿童喜欢的干预方法。在研究中，第一个被确认的就是"动机"要素。研究发现，加入动机要素的教学能够有效打破个体的"习得性无助"现象（了无生气、缺乏尝试），极大地提升个体的学习效率和投入度，尤其在教学自闭症儿童说话上取得了突破性的成果。"动机"要素的确定奠定了 PRT 的基础。

此外，研究还发现仅对"动机"进行干预也能观测到个体在其他各个领域出现连带的提升。基于这条原则，罗伯特·L.凯格尔博士等人开始继续寻找是否存在其他的"关键要素"，最终确定了"主动发起、自我管理、对多重线索的反馈以及共情"这 4 个要素，与"动机"一起并列为 PRT 的 5 大关键领域。

与早年的"冰箱妈妈"一说完全相反，研究证实家长的参与是 ASD 群体干预取得最佳效果的关键。秉持干预效率最大化的理念，PRT 的操作方法化繁为简，让家长可以在任何时间、任意场所创造机会与儿童进行互动，让儿童在互动中学习，真正做到"学有所用"。PRT 重视儿童动机和积极行为支持的策略也让亲子关系得到了改善，家长的焦虑指数也有所下降。

而大家需要知道，虽然目前自闭症的干预方法存在上千种，但是其中被证实有效的方法不过十几种而已，而 PRT 正是其中一种。不仅如此，发表在核心期刊上证实 PRT 有效性的论文超过数百篇，再加上实践教学中良好的反馈，PRT 被美国国家自闭症中心列为 4 大最佳自闭症干预模型之一，美国广播公司、《时代周刊》等主流媒体也曾对此有过详细报道。因此，为了 ASD 儿童更好地发展和成长，不管是家长还是从事特教行业的教师，PRT 都是一种值得学习的干预方法。这也是为什么我们（北京殊心教育）与美国 PRT 创始人团队达成独家合作，在中国开展 PRT 官方认证培训和科普的原因。

作为美国 PRT 官方认证学习的指定教科书，本书是一本详尽的综合指南。在书本的第 1 部分，不仅介绍了 PRT 的发展历史和重要组成部分，还阐述了评估、诊断和干预三个必要环节的完整构图。这部分还提到，在为家庭提供干预计划时，家庭的文化信念和价值观需要与干预进行结合。第 2 部分主要针对的是早期干预，包括对婴幼儿和学步期自闭症儿童的干预，如何教学初语，以及扩展他们建立友谊的机会。

本书的第 3 部分探讨了 PRT 如何由家长在家庭中执行，如何在融合教育中提供支持，帮助儿童顺利完成学业。第 4 部分来到了青春期和成年早期，主题也随之变为了"迈向独立",主要讲述了如何使用自我管理这项技术帮助个体独立自理,还讨论了适合提升这个年龄阶段群体沟通和社交技能的策略。最后,第 5 部分针对的是需要高等教育以及就业的 ASD 群体,文中对此提供了应对相关常见挑战的具体支持方法。

除本书外,我还翻译过 PRT 创始人所著的其他两本书,分别为《教自闭症孩子开口说话》和《教自闭症孩子主动发起和自我管理》。这两本书包含大量的实际教学案例分析,易读且操作性强,可作为本书的扩展补充阅读材料一起学习。

从本书按照人生发展阶段进行陈述的方式来看,不难理解 PRT 这种干预方法适合所有年龄阶段和能力水平的 ASD 个体。而"给 ASD 群体带来有意义和有价值的人生"是 PRT 的核心理念,这也是我们期望通过本书以及 PRT 的相关培训带给大家的信念。

针对 ASD 这个群体的干预和研究历史不到百年,却已经历了几个重要阶段,干预方法和理念都发生了巨大变化。借鉴前人的研究和经验,如今的家长和教育者应该具备科学的养育和教学意识,学习和使用已被证实有效的干预方法,带着信心和希望,改变孩子们的未来!

赵雪莲

PRT 在中国唯一官方培训平台——北京殊心教育创始人

美国康涅狄格大学特殊教育学硕士

罗伯特·L. 凯格尔（Robert L. Koegel）博士，美国斯坦福大学医学院高级研究员

罗伯特·L. 凯格尔博士的研究领域为自闭症，尤其是自闭症群体的语言干预、家庭支持以及学校融合。他发表了 200 多篇关于自闭症干预的文章和论文，也出版过很多关于自闭症干预以及积极行为支持的书籍。他是《积极行为干预期刊》（*Journal of Positive Behavior Interventions*）的创始主编。他建立的模型被全世界的公立学校和家长教育项目广泛使用。同时，他还训练了诸多在美国以及海外的卫生保健和特殊教育的领军人物。

琳恩·科恩·凯格尔（Lynn Kern Koegel）博士，注册言语治疗师，斯坦福大学医学院临床教授

琳恩·科恩·凯格尔博士在改善自闭症儿童沟通项目的建立上颇有建树，包括初语的发展、语法结构、语用学以及社交对话。她发表了诸多与沟通和语言发展相关的论文和书籍，还建立并推广了自我管理和功能性分析的程序和实操手册，被美国各地区的学校以及家长广泛使用，还被翻译成多种语言在全世界各地得以应用。她与克莱尔·拉泽伯尼克（Claire LaZebnik）合作写了《超越自闭症》（*Overcoming Autism*）和《自闭症个体的成长》（*Growing Up on the Spectrum*），由维京/企鹅出版社出版，美国各大书店均有销售。此外，她还参加了美国广播公司的热门节目"超级保姆"，对一位自闭症孩子进行了干预。

凯格尔夫妇是关键反应训练（一种实证有效的干预方法，用于集中改善自闭症个体的动机）的共同创始人，他们获得过诸多奖项，包括因"点亮儿童人生"而获得的首届儿童电视工作坊芝麻街奖，因"科学与研究"而获得的首届自闭症之声年度奖，以及因为"对行为分析做出了持久的纲领性贡献"而获得的国际行为分析协会奖。他们的研究内容在美国广播公司、（美国）哥伦比亚广播公司、（美国）全国广播公司、（美国）公共广播公司和"探索频道"均有报道。他们曾经获得诸多由美国联邦政府、州政府以及私人提供的基金和捐赠，用以发展干预方法，帮助自闭症的家庭，现在仍在继续。

如果您想要学习更多与关键反应训练相关的内容，那么本书作者及其团队可以提供大量的资源、服务和培训。如需了解更多信息或活动安排请关注凯格尔自闭症（Koegelautism）中心的官方网站。此外，关键反应训练、关键反应教学、关键技能训练均已在美国国家专利和商标局注册，包括作者对自闭症儿童在非厌恶性干预领域内举办的教育研讨会、工作坊和学习中心，其版权均归凯格尔自闭症中心所有。

其他好的补充阅读材料包括本书的第 1 版，以及《关键反应训练掌中宝》（*The PRT Pocket Guide*），两本都由保罗·布鲁克斯出版公司出版。[1]

---

[1] 除了上述资料，本书作者及其团队曾在中国出版了另外 2 本书：《教自闭症孩子开口说话》和《教自闭症孩子主动发起和自我管理》。这两本书侧重于教授关键反应训练的相关实践技术，以提高自闭症孩子的语言、社交等能力。——译者注

致谢 ||||

我们非常感谢让本书涉及的大量研究得以开展的资金资助机构。很多研究都是在美国国立卫生研究院（National Institute of Health, NIH）、美国国立精神卫生研究所（National Institute of Mental Health, NIMH）、美国国家耳聋及其他沟通障碍研究院（National Institute on Deafness and Other Communication Disorders, NIDCD）、美国教育部（U.S. Department of Education）、伊莱和艾迪泽·L. 布罗德基金会、自闭症之声、凯利家族基金会、友好世界基金会、韦兹家族基金会以及道格拉斯基金会的支持下得以进行的。

目录 |||

第 1 部分
概述：关键反应训练

第 2 部分
初始阶段：早期干预

第 3 部分

儿童期：在家和学校的干预选项

第 4 部分

青春期和成年早期：迈向独立

第 5 部分
成人期：高等教育以及就业

关键反应训练（Pivotal Response Treatment, PRT）是针对自闭症谱系障碍（Autism Spectrum Disorders, ASD）群体的一项突破性干预方法，本书主要描述了 PRT 的干预流程和结果数据。PRT 受到本书作者及其团队数十年研究的支持，针对自闭症和相关障碍的核心领域进行干预，从而获得了迅速及全面的干预结果。通过设定一个更典型的发展路线，对婴幼儿及早期儿童进行干预可以获得显著的成效。此外，儿童晚期、青少年期或成人期的自闭症个体也可以从干预中有所受益。对于任何年龄阶段的自闭症个体而言，针对以下核心领域进行干预，似乎都能取得广泛的连带效果：

- 参与社交沟通性互动的动机；
- 社交主动发起（个体主动发起的互动），尤其是那些涉及分享愉悦和互联注意的；
- 行为的自我调节。

这些领域都是"关键的"，意味着针对这些领域进行教学可以促使其他领域的连带提升。本书解释了干预人员面对从婴幼儿期到成人早期的 ASD 个体，可以如何针对这些关键领域进行干预。在自闭症个体的任何发展阶段，干预人员都应该：（1）在设计和执行干预时将家庭纳入其中，如果可能，自闭症个体本人也需要参与其中；（2）在自然环境中提供干预；（3）先集中干预核心的关键行为，再调整其他行为；（4）跨情境执行干预（比如家庭和学校）。

对于术语的一个简单说明：虽然自闭症（autism）和自闭症谱系障碍（或 ASD）两个术语经常交叉替代使用，但是 ASD 涵盖了诸多子分类，例如亚斯伯格综合征和待分类的广泛性发展障碍（pervasive developmental disorder-not otherwise specified, PDD-NOS）。而自闭症是指个体存在社交沟通障碍以及刻板重复性行为的障碍。本书大部分情况下都使用了广义术语"ASD"，但是我们也呈现了很多例子是与狭义自闭症症状领域相关的。

什么是关键反应训练

PRT 是一个应用了发展学和应用行为分析程序的综合服务传递模型。PRT 致力于在个体的自然环境中提供学习机会（Koegel & Koegel, 2012; Koegel, Koegel, Harrower, & Carter, 1999; Koegel, Koegel, Shoshan, & McNerney, 1999）。关键领域，在研究文献中也称为"关键反应"或者"关键行为"，指的是一些领域在被针对性干预后，就可以促使其他（经常是未被针对性干预的）功能性与反馈性领域获得巨大的连带性改变（Koegel & Koegel, 2012; Koegel & Koegel, 1995; Koegel, Koegel, Harrower, & Carter, 1999; Koegel, Koegel, Shoshan, & McNerney, 1999; Koegel & Frea, 1993; Matson, Benavidez, Compton, Paclawskyj, & Baglo, 1996; Mundy, Sigman, & Kasari, 1990; Mundy & Stella, 2000; Schreibman, Stahmer, & Pierce, 1996）。关键领域一旦习得，就可以促进患有 ASD 的个体获得广泛及普遍的进步。

到现在为止，研究已经得出了 5 大关键领域：动机、对多重线索的反馈、自我管理、主动发起以及共情（Koegel, Koegel, & Carter, 1999; Koegel, Koegel, Harrower, & Carter, 1999; Koegel, Koegel, & McNerney, 2001; Koegel, Koegel, Shoshan, & McNerney, 1999）。极为重要的一点是，干预需要所有相关人士的协调和共同努力（Carr et al., 2002），让干预在不同人群、场景和环境中得到一致和持续的执行。PRT 模型强调，父母要在 ASD 儿童的干预中起到主要执行者的作用。然而，为了确保模式的协调和综合性传递，其他所有与 ASD 个体有所接触的人员也被纳入了干预相关人士之列。这些人可能包括亲戚、教师和学校其他教职人员、顾问、心理学家、言语治疗师、特殊教育教师以及同伴。而对于青壮年的 ASD 个体而言，这些人可能包括教授、大学主管和教职人员、室友、雇主、同事等。

PRT 的主要目标是：（1）通过针对一系列广泛的行为来帮助 ASD 个体朝着典型的发展轨道前进；（2）增加机会，使个体能够在自然和融合的场景中过上有意义和可实现抱负的生活。为了实现这些目标，PRT 将使用干预的核心原则，集中针对几大关键领域。

PRT 干预的核心原则

PRT 基于一项根本原则：在学习动机高时，个体学习得更好。这一点适用于所有人，但对自闭症个体而言尤为重要。这一项原则适用于任何领域的学习：学业、行为和社交沟通，也适用于所有发展阶段。关于 PRT 的大量研究积累了很多支持将 5 大动机元素应用于促进学习的证据：

1. 为个体提供与学习活动相关的选择；
2. 穿插任务（例如，将简单和困难的任务穿插，或者将之前学过的任务与新任务进行穿插）；
3. 变换任务以避免千篇一律；
4. 使用自然强化物（例如，在儿童说了"饼干"后奖励他一块饼干）；
5. 奖励个体尝试做出期望行为或技能的努力，即使这些尝试并不完美。

敏锐的读者能意识到，在本书中，当我们讨论在不同背景下对 ASD 个体进行干预时，这 5 大动机元素会反复出现。动机元素至关重要，无论执行者是在与家庭合作教授婴幼儿说初语，还是在帮助成人大学生建立有意义的社交关系，或者所面对的个体正处于这两个年龄段之间。PRT 的 5 大动机元素将在第 1 章"发展历史和基本组成部分"得到详细阐述。它们能够有效减少破坏性行为，在前因或者预防性干预中起到很大的功效；它们可以配合自闭症的狭隘刻板兴趣进行使用；它们甚至可以帮助教学者、家庭以及干预者创造一个能够被 ASD 个体高度评价和接纳的社交环境。

PRT 还有其他几个原则被广泛应用于不同学习情境以及发展阶段之中：

1. 最积极的结果与早期干预相关；

2. 个体习得的行为或技能可以得到更好地泛化和维持与可在自然环境（例如，家、课堂和工作场所）中执行的干预相关；

3. 相对而言，让对应环境内的其他人员参与干预的执行是有帮助的：家庭成员、同伴、教师和学校教职人员、同学，或者之后的教授、同事以及其他相关人员。对于儿童和青少年而言，家庭的参与对保障干预的持续执行尤为关键。青少年以及成人可以学习自我管理策略来帮助管控自己的干预和学习。

这些核心原则与本书的第 1 版以及另一本相关的指南手册《关键反应训练掌中宝》中所讨论到的基本原则并无实质性差别。但是，在其他方面，本书作为第 2 版做出了不少重大的改变。

第 2 版的重大改变

在这一版中，我们更新了 PRT 的支持性研究。本书的作者们及其他团队在 PRT 干预及相关主题的研究中所获得的证据和深刻见解，均在本书中有所反映。尤其，我们还加入了支持 PRT 的其他研究以及随机分组的临床实验。我们还讨论了很多在主动发起领域执行的其他研究。这个版本还涉及改善青少年和成人社交的相关问题，以及如何让成人的大学和工作经历更加顺利的干预方法。

从某些角度来说，可以将本书视为，主要是为那些面对 ASD 群体的临床工作者以及其他干预者所写的。然而，我们希望任何参与干预执行的人员都能够从本书中获得有价值的信息和见解。因此，我们做了一些调整，使本书对家长、教师及其他教育专业人士，以及任何关心自闭症个体、想要了解 PRT 的人更友好，更通俗易懂。本书的新特色有：每章设有给读者的章节目标；在每个章节末列出了核心理念、简单的总结和学习提问；以及大量阐述 PRT 如何在儿童和青少年人群中应用的案例。

作为第 2 版，本书还在诸多重要主题中加入了新的内容或者说大量重写的章节：第 2 章"评估、设计干预计划和反馈"，第 4 章"对婴儿和学步儿的干预"，第 10 章"功能性行为分析和自我管理"；以及针对青少年的几个章节，第 11 章"提升 ASD 青少年和成人的沟通技能"，第 12 章"改善 ASD 青少年和成人的社交"，第 13 章"改善 ASD 成人的高等教育成果"，第 14 章"给 ASD 个体提供就业支持"。

此外，我们还按照发展阶段对本书进行了调整，章节被组合后分为 4 个部分。第 1 部分"概述：关键反应训练"，包含了要有效应用 PRT 所需具备的基础理解，这部分包括：第 1 章讲述了"发展历史和基本组成部分"；第 2 章介绍了"评估、设计干预计划和反馈"；第 3 章，在"生态文化理论和文化多元化"的背景下对 PRT 进行阐述。

第 2 部分"初始阶段：早期干预"，对接触年纪很小的孩子及其家庭的干预者提供了相关问题的指导。这一部分从第 4 章概述"对婴儿和学步儿的干预"开始。然后，在第 5 章陈述了"教学初语"的关键社交沟通目标，这对 ASD 个体的长期结果有着深远的影响。最后，第 6 章"扩展 ASD 儿童建立友谊的机会"帮助实践者与家庭合作拓展儿童的社交世界。

第 3 部分"儿童期：在家和学校的干预选项"，集中讨论了实践者、教育者以及家庭应该如何有效合作以促进儿童在学业、行为和社交上的积极成果。以第 7 章"关键反应训练的家长教育"为开端，我们讨论了家长在干预中的重要角色以及有效的干预方法和模式，以教授家长执行有效度的 PRT。第 8 章"融合教育"，呼吁自闭症儿童与一般发展的同伴一起在融合的情境中接受教育。第 9 章"动机与学业"，解释了如何使用动机元素来促进学业的投入并减少破坏性或回避性行为。

基于很多 ASD 个体已经成长为青少年和成人的事实，我们在本书中加入了大量与这些发展阶段关联的重要材料。第 4 部分"青春期和成年早期：迈向独立"，将向实践者展示如何帮助 ASD 个体学习从中学顺利转至成人期的行为、沟通和社交技能。这部分内容从第 10 章开始，探索了如何使用"功能性行为分析和自我管理"来促进适应性和亲社会行为的发展。第 11 章"提升 ASD 青少年和成人的沟通技能"和第 12 章"改善 ASD 青少年和成人的社交"，指导实践者帮助 ASD 青少年和成人探索其尚未扩展的社交世界，并提升责任意识。

第 5 部分"成人期：高等教育以及就业"，阐述了实践者可以用哪些方法帮助成年早期的 ASD 个体过上一个有收获也有成效的成年生活，其中包括满意的工作以及有意义的关系。成年早期的 ASD 个体在大学和工作场所会面临诸多新的挑战，这些内容会在第 13 章"改善 ASD 成人的高等教育成果"以及第 14 章"给 ASD 个体提供就业支持"中得到讨论。

最后一个要点：本书所描述的 PRT 是一种强有力的干预方法，是作者及其团队通过数十年的研究得以发展和提炼的。我们在阐述针对沟通、行为和社交的策略时，将它们彼此关联，同时也将它们与世界各地开展的许多研究项目相结合。贯彻本书，我们的目的在于阐述一个全面和综合的干预方法，其目标是极大改善 ASD 个体及其家庭的生活，帮助他们全面参与社区生活。并且，干预集中于他们的优势，使得他们可以被视为有价值的，对社会有所贡献的成员。

第 1 部分

概述：
关键反应训练

第 1 章

发展历史和基本组成部分

Robert L. Koegel, Lynn Kern Koegel

章节目标

目标 1 学习早期的应用行为分析（Applied Behavior Analysis, ABA）流程，以及应用行为分析是如何促使关键反应训练（PRT）发展的。

目标 2 学习 PRT 中的具体动机元素。

目标 3 学习 PRT 是如何对家庭互动产生积极影响的。

目标 4 讨论习得性无助及其与 ASD 的关联。

本章描述了 PRT 是如何初建雏型，并逐步发展为对 ASD 儿童及其家庭友好的干预方法。首先，我们将基于 20 世纪六七十年代用以干预 ASD 儿童的应用行为分析原则和技术对 PRT 进行追溯。其次，我们将探索 PRT 的核心动机元素。在本书讨论如何对 ASD 儿童和青少年执行干预以及 PRT 对家庭互动造成的影响时，这些元素会反复出现。最后，为了理解 PRT 的动机角色，了解习得性无助会对 ASD 个体的生活造成怎样的影响是极为重要的。我们将在本章的最后讨论这个主题。

历史：ASD 儿童的应用行为分析

PRT 是一种针对自闭症及相关障碍的核心或"关键"领域的干预方法。

研究证明，在早期针对这些领域进行系统性干预可以获得较大和较快的效果，因而可以帮助 ASD 儿童在行为、沟通和社交互动上取得显著进步。为了理解 PRT 以及这种方法的动机角色，首先讨论 PRT 的起源——应用行为分析——是必要的。

在 20 世纪六七十年代，基于应用行为分析原则的干预方法开始被用来有效改善 ASD 儿童的行为（Lovaas, 1977）。在这之前，家长被误认为是造成儿童出现 ASD 的原因，因此大多数干预都把家长与儿童隔离开（Bettelheim, 1967）。在那个时期，几乎所有的 ASD 儿童在很小的时候就进入了收容所，也几乎没有任何可以有效改善其行为的干预方法，因此，问题行为随着时间的推移更加恶化。

幸运的是，应用行为分析技术采用了领域内已建立完善的"刺激 - 反馈 - 结果"范式（Skinner, 1953），也就是给出指示（刺激），等待个体做出反应（反馈），然后提供结果（奖励或者惩罚）。这个范式应用于教 ASD 儿童学习新技能，减少问题领域，以及增加恰当行为。使用这个范式的临床试验以"回合式"的名义而逐渐为人所知，治疗师呈现一个指示或刺激，例如"摸鼻子"，接着等待儿童的反应，然后提供一个结果。比如，如果儿童摸了鼻子，治疗师可能会说"真棒"，并给儿童一个小的奖励。如果儿童的反馈不正确，治疗师可能会说"不对！"，然后开始一个新的回合。这个刺激 - 反馈 - 结果的教学范式被称为"离散式回合教学（discrete trial teaching, DTT）"。

在 20 世纪六七十年代，应用行为分析的研究主要集中在发展干预手段来创造行为的改变，而这些手段大都极度依赖于积极和消极的结果策略。由于干预大量使用了非常规的强化和惩罚，使得儿童无法对社交结果做出良好的反馈。例如，使用电击、喊"不可以"和隔离等结果策略来减少危险的行为、严重的发脾气以及自伤行为（Risley, 1968）。使用奖赏、食物以及积极的反馈来教学和强化积极的行为（Wolf, Risley, & Mees, 1963）。使用塑造和链接程序（chaining procedure）来教学行为以及沟通（Wolf et al., 1963）。其中，塑造程序指的是强化那些连续更加正确的反馈，而链接程序指的是将复杂或多步骤的行为或技能分解为离散步骤的过程。这些早期的干预流程实现了自我刺激和仿语行为的减少，并改善了沟通、游戏和社交（Lovaas, Koegel, Simmons, & Long, 1973）。与此同时，开始涌现一些研究表明家长不是 ASD 儿童的病因（Koegel, Schreibman, O'Neill, & Burke, 1983）。应用行为分析干预的研究结果与"养育原罪理论"存在矛盾，因为习得技能的泛化和维持仅仅出现在其父母接受了应用行为分析培训的 ASD 儿童身上（Lovaas et al., 1973; Koegel, Glahn, & Nieminen, 1978）。

虽然这些应用行为分析策略可以实现儿童能力的显著提升，但是整个干预过程相当枯燥，教学每个行为都需要很多次的回合。比如，针对无言语儿童建立了早期言语教学塑造程序的洛瓦斯（Lovaas, 1997）曾经报告过，可能需要花费大约 9 万次回合来教学一个词。此外，儿童看起来并不享受干预的过程，即使他们确实在进步。很多时候，儿童在尝试避免或者逃离干预环节，因此治疗师需要花很多时间设计教学程序来减少儿童的问题行为。这些局限得到了作者们的关注，致使他们开始思考，动机在以应用行为分析为基础的干预及回合式教学中的潜在角色。

动机在学习中的角色

作为参与早期应用行为分析干预研究的研究者，我们意识到，当儿童有动机时，学习是最有可能出现的。我们开始探索动机的概念是否可以得到行为上的测量，以及是否可以建立改善 ASD 儿童动机的程序。我们还考虑到了儿童在接受干预时不开心的情绪状况。综上，我们设定了双重目标：

1. 改进干预，使儿童不再出现破坏性的避免和逃离行为；
2. 将测量感受度的上升作为动机提升的行为学呈现。

对于有动机的学习，我们测量了反馈率、反馈的延迟时间、反馈正确率以及那些与积极学习无法共存的行为，例如破坏性的和开小差的行为。对于感受度，我们使用了李克特量表，测量了诸多相关因素，例如兴趣度、愉悦感、积极性和投入度。迄今为止，我们发现，在很多单参与者的实验设计以及随机临床试验中（Mohammadzaheri, Koegel, Rezaei, & Bakhshi, 2015; Mohammadzaheri, Koegel, Rezaee, & Rafiee, 2014），融入动机元素后干预效果更佳，儿童表现出更高程度的积极感受以及更少的破坏行为。因此，PRT 的动机元素俨然成为应用行为分析干预中极为重要的一环。

习得性无助、动机以及 ASD 儿童

在开始讨论 PRT 的动机元素之前，让我们先阐述一些理论，这样你能更好地理解 ASD 儿童是如何发展为动机缺乏状态的。从 20 世纪 70 年代开始，研究者开始研究重复暴露在无法被控制或逃避的事件中所造成的影响（Maier & Seligman, 1976; Schwartz, 1981）。该研究推出了习得性无助这个理论。这些环境状况教给了个体"无助"这个概念，因为他们无法逃离负面的情境。习得性无助理论认为，暴露在无法控制的事件中导致个体相信行为与行为的结果是相互独立的，从而对个体的动机、认知以及情绪造成影响（Maier & Seligman, 1976）。比如，研究发现，当参与者反复暴露于无法控制的事件（如电击、噪音）中时，他们通常都会在尝试逃离不良事件后，出现扰乱的现象（Abramson, Seligman, & Teasdale, 1978）。这些现象大多包括了无精打采和缺乏尝试。更令人担忧的是，习得性无助还会导致抑郁症，有抑郁症的个体在习得性无助的状态下比没有抑郁症的个体表现更差。比如，如果给学生出了无法解决的问题，那么他们在之后任务中的表现也会更差；如果他们同时还表现出抑郁的症状，则表现更差（Klein, Fencil-Morse, & Seligman, 1976）。

习得性无助的另外一个元素是归因，也就是个体将困难归为什么原因。将困难归结于自身（内部归因）的个体（比如，觉得自己不够聪明，所以无法在测试中得到高分或者解决某个问题），会比那些将困难归结于外部因素（外部归因）的个体（比如认为测试或者问题太难了），表现出更为严重的习得性无助症状（Alloy & Seligman, 1979）。此外，习得性无助还会受到个体是否将困难或缺乏控制从环境上升到整体的影响，是归因为整体还是有限制的因素（例如，"我不聪明"对比"我在数学上有困难"），是稳定和无法改变的因素还是暂时的状况（例如，"我又笨又不协调"对比"我绝对不可能学会如何跳这个舞步"）。

　　现在，在你阅读托马斯的案例史时可以思考，习得性无助是如何体现在 ASD 个体身上的。

案例史——4 岁托马斯的习得性无助

　　托马斯是一个 4 岁的 ASD 儿童，在很多领域都存在困难。他的沟通存在严重的迟缓，虽然他学会了使用大约 30 个词，但大多数词还是他在提要求时对自己最爱物件的命名。他的刻板和重复行为干扰了他的日常生活和活动，并且他对其他人很少表示出兴趣。他经常出现发脾气或者崩溃的情况，尤其当他要离开电视机或者 iPad[1] 时。这样的生活对整个家庭造成了不小的困扰。学前班在早上 8 点开始上课，而托马斯父母的上班时间与之十分接近。为了避免他出现崩溃的状况，托马斯的家人在早上会帮他穿衣服，确保他上学不会迟到，并且家人可以按时上班。有时候，当他开始发脾气后，家人会让他拿着 iPad 上车来避免时间被拖延。因为他在沟通上存在困难，而他的父母通常都知道他想要什么，所以就会代劳告诉其他人他想要什么。总而言之，托马斯在一天内只参与很少的社交言语沟通以及非常有限的自理行为。结果，他变得很没精神，只会等着别人给自己穿衣服，或让他人来帮助自己使用日常生活技能。他能够进行言语的沟通，却极少这么做，因为只要他出现破坏性行为或只需要等着就总能得到自己想要的东西。

　　托马斯表现出了习得性无助的状态。请对比习得性无助对托马斯和莎拉日常生活的影响。

---

[1]　美国苹果公司出品的平板电脑。——译者注

▌▌▌ 案例史——13 岁莎拉的习得性无助

莎拉是一个被诊断为亚斯伯格综合征的中学生。她的父母都有硕士学位。她没有兄弟姐妹，非常开朗，但是因为在课堂中注意力不集中而在学校内表现较差。她经常不交家庭作业，并且在父母尝试帮助她写作业时煞费苦心地做出很多逃避行为，比如开玩笑，做鬼脸，开和作业有关的玩笑，猜答案直到父母告诉她对了为止，躺在地上，或者要求喝水等。她的父母是非常善良的人，非常在意她的感受，会竭尽全力满足她的每一个需求。而实际上，他们甚至帮她穿衣服和脱衣服，在她看电视的时候把晚餐放在托盘上给她，每天晚上都和她坐在一起帮助她写作业。父母每次都感到筋疲力尽，但又觉得没有其他的办法。莎拉已经到了自己只做很少的事情而只等着他人来帮忙的状态。有时候，她甚至会打响指来对父母提要求。

习得性无助的发展可以是复杂的，这取决于不可控环境条件的程度，也会因其他因素而加重。然而，如果个体将自己失败的归因从控制环境条件上升到了全局，比如认为自己是一个糟糕的沟通者或不够聪明，那么这可能会让个体感受到无助。因为好心的成人总是会"帮助"ASD 个体，这就营造了习得性无助的环境。一旦这个情形得以持续，缺乏关联结果的负面影响将会随着时间的推移而变得更为严重，并且出现在各个情境中（稳定归因）。打破习得性无助的方法就是创造出能让 ASD 个体自行体验成功，将自己的行为和结果联系起来的情境。为了实现这一点，我们需要激励习得性无助个体做出反馈的行为。

关键反应训练的动机元素

为了提升教学环节的动机，我们建立了许多循证的具体程序：为个体提供使用材料的不同选择，将之前习得的任务和新的任务进行穿插，任务变换，使用自然强化物，以及奖励对任务的尝试。

提供选择

简单来说，如果个体能够自己选择在教学环节中使用的教学材料，那么他就会表现得更好。很多研究发现，提供选择对于改善儿童诸多领域的表现都极为重要，其中包括（但不限于）学习初语（Koegel & Koegel, 1995），语言结构的习得（Carter, 2001），与玩具的互动（Reinhartsen, Garfinkle, & Wolery, 2002），以及清晰发音和言语清晰度（Koegel, Camarata, Koegel, Ben-Tall, & Smith, 1998）。儿童的选择（child choice）对问题行为的减少也有帮助，比如重复性行为（Morrison & Rosales-Ruiz, 1997）和破坏性行为（Moes, 1998）。很多时候，教师和治疗师会不考虑儿童的兴趣而提前自己决定了教学材料。或者，如果家长发现了一个有趣的玩具，他们可能会尝试引导儿童玩这个玩具，不管儿童是否对此表现出兴趣，或者儿童是否正在兴高采烈地玩着其他玩具。可以通过观察儿童正在玩的活动，询问儿童喜欢玩什么，以及时刻留心儿童试图参与的活动来提供儿童的选择。

值得记住的一点是，喜好与儿童的选择是不一样的。你可能有一大堆儿童喜爱的玩具，但选择在每一天和每一分钟内都会发生变化，你需要在儿童喜爱的众多物件中不断地提供选择（Carter, 2001）。有时候，提供选择似乎是无法实现的。假设在全纳教育中，教师布置了一项家庭作业，比如一份打印好的数学题纸，这是儿童必须完成的。然而，即使在这个情境中，儿童仍然可以选择自己想要坐在哪里来完成家庭作业，他想要使用哪种类型的书写工具，想要先做哪些题目，以及使用哪种颜色的纸等（Moes, 1998）。选择也可以在青少年和成人的社交活动中呈现（Koegel, Ashbaugh, Koegel, Detar, & Regester, 2013），也可以用以改善社交对话（Koegel, Dyer, & Bell, 1987）。

提供选择很重要。跟随儿童的引导，保持细心和敏锐。在教 ASD 青少年和成人如何自我引导对话时，也可以适当加入他们的兴趣，围绕他们喜欢的主题设计社交活动。这将给参与度、学习、恰当行为以及愉悦感带来改变。

任务穿插

没有人会喜欢一直不停地重复练习，尤其是面对困难任务时。在过去，我们设定了目标，接着就朝着这个目标进行反复的、没有变化的练习。但是，研究表明，将之前已经掌握的（维持性）任务与目标（习得性）任务进行穿插后，学习速度更快，破坏性行为更少，满意度更高（Dunlap, 1984）。这似乎与我们的直觉是相违背的。有人可能会觉得，在穿插了维持性任务后学习速度会变慢，因为教学习得性任务的回合减少了。事实却与之相反。当学业任务大多数都是简单的，学生在之后呈现的困难任务上表现出更大的进步，也更少出现问题行为。其原因可能是这种情境制造了行为惯性，或者简单来说就是，我们在获得一些成功后会表现得更好。

任务变换

一遍又一遍地做同样的任务可能令人感到沮丧、单调乏味和无聊。很多时候，作为特殊教育者，我们觉得自己必须在尽可能少的时间内完成更多的任务，因而一遍又一遍地专注于同样的任务上。然而，在任务变换后，教学的结果更佳。也就是说，当目标任务呈现得不那么频繁后，儿童表现出更好的行为，学习速度更快。比如，治疗师可能会选择 5 个活动进行教学，但是每一项新任务连续出现不超过两次，而不是在单个目标行为上重复教学（Winterling, Dunlap, & O'Neill, 1987）。

重申一遍，虽然有人可能会觉得任务变换会减缓学习速度，但它实际上加速了学习的习得。因此，总的来说，我们观察到，当任务穿插和任务变换被纳入教学环节后，ASD 个体表现出更感兴趣、更愉悦以及更开心的状态。与此同时，他们习得目标行为的速度更快，出现的重复和扰乱行为也更少。

使用自然强化物

不久之前，本领域的研究大多数还集中于如何执行奖励上。比如，在本书作者的凯格尔自闭症中心开展的研究表明，混合使用不同奖励比持续使用同一奖励来得更有效（Egel, 1980, 1981）。在开展这些研究时，我们还在使用卡片教学，并以食物作为奖励。我们发现，与其每次都在儿童回答正确后给一块糖果，不如改变奖励的方法，也就是交替着给薯片、饮料或糖果的做法，能使反馈得到改善。之后我们发现，若给的奖励与儿童反馈更直接相关，就能得到更好的学习效果（Williams, Koegel, & Egel, 1981）。比如，如果我们在教儿童打开午餐盒，那么将糖果放在午餐盒内不仅可以为其行为提供一个暂时性奖励，还能够让儿童因为自己的行为直接得到奖励。这个奖励是随着儿童的行为自然发生的。

你可以将这类自然强化物应用于任何行为。比如，生活自理行为。如果儿童正在学习如何穿衣服，那么让他在比较冷的房间内穿上外套就可以得到自然强化。与之类似，摆放餐具后得到吃饭的奖励，也是一个应用自然强化物的例子。在沟通领域，让儿童说出想要物件的名称来获得该物件也属于自然强化。自然强化物甚至可以用来教学学业技能。比如，在教学读写技能时，让儿童写出或读出寻宝游戏的线索，或者给自己最爱的亲人写信都可以得到自然强化，这些方法比单纯练习的教学来得更有意义，也更有趣。因为我们提供的是自然强化物，所以不必再担心要选择哪些特别的物件或者活动作为奖励，也不需要考虑如何执行奖励的流程。通过注意儿童的选择，然后以自然的方式提供儿童最喜欢的物件或者活动，我们就可以收获更愉悦和更积极的学习者。

奖励努力

最后，奖励所有切实的努力（或尝试）对动机的提升也十分重要。在 ASD 的早期干预历史中，研究者和临床执行者认为自闭症儿童需要非常清晰以及毫不含糊的反馈，干预需要在一个严格的塑造范式背景中执行。因此，如果儿童的努力没有达到与上一次反馈同样的水平或者更好，就无法给予奖励。更糟糕的是，当儿童的反馈不够好时，我们经常会告诉儿童"不对"，即使儿童已经很努力了。早期干预的大部分内容集中在教学初语上，但早期，只有极少数的孩子学会了如何讲话。实际上，即使得到了最好的干预，也仅有将近一半的孩子学会了表达性言语沟通（Prizant, 1983）。随后，我们发现如果对儿童做出的任何清晰的尝试都给予强化，那么即使他们的发音不完美，或者反馈不如上一次那么好，他们也可以更快获得言语沟通能力（Koegel, O'Dell, & Dunlap, 1988）。这项研究显示，除了奖励正确的反馈之外，确保儿童的每一次努力都得到强化也十分重要。因此，在我们的干预中，你不会听到我们的治疗师在儿童参与和尝试的时候说"错了！"或者"不对！"即使反馈并不正确，只要儿童付出了努力，我们就会说"尝试得好"或者"你有努力呢！"

不过，我们有一点警告：不要混淆努力和正确的反馈。如果儿童给出了正确的回答，但是他没有努力，他正在开小差或出现了扰乱行为，那么他不应该得到奖励。因为我们针对的目标是动机，我们需要确保所有的奖励都只在 ASD 个体真正付出努力时给出，用以强化合理的努力或者正确的反馈。

动机程序包的综合使用

到现在为止，我们已经描述了 PRT 的 5 大动机元素，那么现在我们就来讨论一下如何将这些动机元素综合在一起。当 5 大动机元素综合使用时，其效果是强有力的。

综合动机策略教学表达性沟通技能

在动机部分的第一项研究中，我们针对的群体是那些在学习表达性沟通上遭遇巨大困难的学前班后期及幼儿园的 ASD 儿童（Koegel, O'Dell, & Koegel, 1987）。我们先使用了没有加入动机元素的传统应用行为分析干预方法，并将此作为基线。在整个教学期间，儿童基本保持无言语的状态。也就是说，他们可能偶尔模仿了一个词或者接近词的发音，但属于极少数的情况，而且是在好几个月的时间范围内。然而，一旦动机元素被加入教学范式中，儿童就开始在模仿说话和模仿的延迟上出现改善，这意味着即使没有言语示范提示，儿童也会开始使用语言。在该项研究中，我们还检验了自发性的言语。当动机成分被融入干预后，儿童开始在干预场景之外展现出大量的自发性言语，使用的词语也颇具多元化。这项针对沟通的研究第一次系统地使用了包含所有动机策略的综合干预方法。

在 20 世纪 80 年代，以非结构化的方式执行行为干预是闻所未闻的。当时，有效的干预都是在免去干扰物的房间内进行的，以一种非常临床化和反复操练的模式。在那个时候，我们一般使用卡片来教学初语。对于那些还不会说话的孩子，我们会从获得他们的眼神接触开始（例如，"看着我！"），有时候我们会单独设置一段时间只是为了教学眼神接触。对于那些完全不会说话的孩子，我们一般会从单独的音开始教，比如，提示他们"说 m"，然后奖励他们的模仿。之后，我们会加入第二个音，比如，"说 a"。一旦儿童可以模仿并区分两个音后，我们会把这两个音合起来，使用类似于"说 ma"这样的提示，然后再拓展变成"说 mama"。当然，我们教给儿童的很多词与他们想要的物件名称并不相关，过了眼神接触以及模仿的阶段后，卡片教学的阶段就开始了。因此，整个过程并没有那么有趣，儿童做出很多以回避和逃离为目的的问题行为也非常常见。不过，他们的确是在学习。虽然儿童的确在进步，但是过程很慢，慢到令人痛苦。也因此很难在相关领域中找到有人愿意对这些儿童进行工作。大多数专业人士认为，干预中付出的大量努力与获得的微小成效无法对等，这使得干预变得不受欢迎。这个现象发生在自闭症诊断高峰期之前，在我们发展出具体的动机程序之前。

让我们回到 1987 年的那个实验，当时我们集中在干预沟通上使用动机元素。那是一个神奇的状况，之前从未开口说话的孩子迅速学会了语言。有一些儿童的学习速度非常快，有一些则慢一些，但大部分都学会了说话。而在这之前，有大约 50% 的自闭症儿童其无言语状态会持续一生（Prizant, 1983），因此这是一个巨大的进步。请继续阅读，下面是该研究中一个儿童的成长案例。

▍▍▍ 案例史——查理以及他的初语

我（琳恩）还记得对 5 岁的查理进行干预的那一天。之前他从未开口说过一个字。我们用卡片反复练习了一年，但他的进步非常微小。之后，当我们集中进行动机干预时，我带来了他最喜欢的饼干——巧克力片。我没有再使用卡片，而是拿着饼干，示范"饼干"这个词。他看起来非常费劲，但很努力地慢慢说出了"饼——干"的音。虽然有点慢，但是他完美地发出了这个音。这是他的初语。当然，我立刻掰开了一块饼干递给他作为自然强化物。在我们多次重复了这个过程后，他在发"饼干"的音上就不存在困难了。隔天，我带来了另一个他非常喜欢的食物——苹果。同样，他缓慢但是肯定地说出了"苹果"。我们终于步入正轨了！儿童在学会了大约 10 个词后，他们才会了解到每个物件都有其对应的名称，在这之前，有一些儿童可能会使用相同的词或音来表达不同的意思。不过，查理没有出现这种情况。他在之后接连学会了很多个词。也就是说，并不是我们没有努力去教他开口说话，只不过我们的教学方法不正确而已。之前他无法将使用话语和这种沟通性行为可以导致的积极结果联系起来。而你看，动机策略给查理带来了多大的改变。

关于 5 岁前后儿童的数据对比也很有意思。无言语的孩子在 5 岁之后开始说话的比例较少，即使加入了动机元素这个比例也依然少。如果我们在儿童 3 岁之前开始对他进行干预，那么大约有 95% 的孩子可以学会使用言语沟通；在 3—5 岁接受干预的孩子，能学会言语沟通的比例有所下降，为 85%~95%；而 5 岁之后，如果儿童在此之前完全无言语（意味着他们甚至从未做出言语尝试），则仅有约 20% 的孩子可以学会使用表达性言语沟通（Koegel, 2000）。因此，早期干预极为关键。此外，请牢记两点：（1）有少量的孩子即使在 5 岁之前接受了干预，也没有学会说话；（2）有一些儿童即使在 5 岁之后接受干预，也学会了说话。

自然语言范式以及 PRT 的发展

因为教学沟通的动机性干预看起来十分自然，也与一般的语言学习者学习沟通的过程非常相似，所以我们将这个干预过程称为"自然语言范式"（The Natural Language Paradigm, NLP）。此后不久，我们便认识到，动机元素可以

应用于其他一系列行为，因此我们将其重新命名为"关键反应训练"，简称
PRT。（PRT 也可以指代"关键反应治疗""关键反应教学"，这 3 个名词可以
互换使用。[1]）我们使用"关键"这个词是出于一个重要的考量。当动机元素
与干预结合后，我们看到了其他诸多未被针对的行为也获得了积极的提升。
对于 ASD 个体而言，有太多行为和社交上的问题需要得到处理，尤其是如果
我们想让他们朝着正常发展的轨迹前进，这一点就很关键了。

　　现在，回到我们的研究上。加入动机元素似乎对儿童表达性沟通的发展
起到了很大的作用，于是我们决定记录其对个体其他行为的影响。在随后的
一项研究中，我们选择了 3—4 岁的学龄前孩子（Koegel, Koegel, & Surratt,
1992）。对无言语的孩子，我们的干预目标为初语教学；对有言语的孩子，目
标为进一步的语言教学。实验采用了重复逆转设计，交替使用无动机元素的
标准应用行为分析沟通干预，以及 PRT 干预。我们评估了学龄前儿童干扰沟
通技能教学的问题行为，包括转身离开教师、尖叫、哭闹、喊叫、（盖过教
师教学的）吵闹重复性行为、拍打、抓取、将材料从桌上推下去、在桌子或
椅子下爬、躺在地板上等。我们发现，在不使用动机元素的情况下执行应用
行为分析干预时，这些问题行为出现的比例非常高。与之相对，每次我们加
入动机元素后，这些行为出现的比例就比较低。有一个没有在发表的文章中
出现但是我们记忆犹新的细节，那就是教师的行为。实验中的教师对实验假
设一无所知，我们只是告诉他们在每个环节要干什么。在进行了几个回合后，
教师在每次被告知接下来需要使用标准应用行为分析干预后就开始唉声叹气。
他们完全不清楚实验设计，却在每次不能使用动机策略进行教学时显得十分
困扰。

PRT 以及家庭互动中的养育压力

　　教师的这些反馈并不是独有的。在之后的研究中，我们调查了家庭互动

---

[1]　训练（Training）、教学（Teaching）、治疗（Treatment）的首字母都是 T，因此这里的 3 个名词的英
文首字母缩写都是 PRT。——译者注

中的养育压力（Koegel, Bimbela, & Schreibman, 1996）。在其中一个环节里，我们教会了一组 3—9 岁 ASD 儿童的家长如何执行无动机元素的应用行为分析干预方法，同时教会了另外一组家长加入动机元素的干预方法。之后我们在以下几个类别上对他们的家庭互动录像进行打分：快乐、兴趣、压力和沟通。研究结果显示，在干预前，所有参与者在所有领域的打分均处于类似的水平。随着无动机元素的应用行为分析干预的进行，所有家长在家庭互动中的打分都保持着与之前类似的水平。而使用 PRT 进行干预后，家长在快乐、兴趣和沟通类别上都得到了改善，并且压力有所下降。实际上，在用 PRT 对家长进行了教育后，所有家长的家庭互动分值都从中性变为了积极。这项发现对长期承受高度持续性压力的 ASD 儿童家庭而言十分重要。它强调了一件重要的事情，干预在对儿童产生积极影响的同时，也可以降低家长的焦虑指数，因为需要在 ASD 儿童醒着的时间持续为他们提供干预环境。对于大部分家长而言，提供这种环境绝对不是一项简单的任务。而在干预中加入动机元素可以将整个过程变成愉快的体验。这些连带效应对家庭系统而言十分重要。

PRT 在其他目标行为上的应用：学业和社交技能

除了早期在沟通领域的干预之外，我们还集中研究了 PRT 在教学其他目标行为上的应用。比如，我们发现动机元素可以轻松融入学业活动中（Koegel, Singh, & Koegel, 2010）。这些技巧将在第 9 章中详细讨论。

我们发现，动机元素还可以融入社交活动中。在这项研究中，我们选择了那些在所有或者大部分午餐和休息时间都处于社交隔离状态的 ASD 小学生作为研究对象（Baker, Koegel, & Koegel, 1998）。我们采访了每位儿童的教师和家长以了解他们的狭隘兴趣，这些我们也许能够用作动机元素——提供选择。然后，我们设计了社交游戏，使 ASD 儿童可以与一般发展儿童一起进行，其主题以 ASD 儿童的狭隘兴趣为基础。狭隘兴趣被融入后，ASD 儿童立刻积极参与到了社交活动中。并且在其他时间，ASD 儿童与一般发展同伴的社交互动也有所增加。请阅读下面的例子。

▎▎▎ 案例史——大卫和他的"州"

　　大卫是一个二年级学生，他在所有的休息和午餐时间都会坐在滑梯的顶端看着车来车往。他从未跟同伴开口说过一句话，也没有对参与活动表现出任何兴趣，即使给他提出建议后，也依旧如此。不过，他对美国很感兴趣。他学会了美国每个州的名字以及在地图上对应的位置；每个州的政府、官方旗帜、花和动物；每个州的州长（包括州长的家庭信息）。他的这个兴趣从幼儿园时就开始了，他可以迅速拼出美国的拼图，即使图片被翻过来，只有各州的形状作为线索。碰巧，他就读的小学操场上有一幅很大的美国地图。于是，我们利用他的这个兴趣设计了一个"州政游戏"，让一个人发布指令，叫出某个州的名字以及一种移动方式（比如，单脚跳、双脚跳、跑、走），然后其他人都要根据指令行事。当指令发布者说"跑到佛罗里达"，所有的孩子都要立刻跑到地图对应的方位上。最后一个到达的学生会成为下一轮的指令发布者。

　　大多数二年级学生搞不清楚大约 90% 的州的方位，于是大卫成了整个游戏最有价值的玩家。其他学生在弄不清楚州的位置时都会看向他。大卫兴高采烈地参与了整个游戏，并且在一天中更频繁地与同伴进行了互动。在一份对大卫同班同学的调查问卷中，同学们都给出了类似"我们都不知道大卫这么聪明"及"和大卫玩很有趣"的评论。

　　从实践的角度来说，我们知道狭隘兴趣非常具有挑战性，因为 ASD 个体经常会沉迷其中，并在要离开时出现问题行为。然而，依据狭隘兴趣设计社交活动，通常能够给个体最高层级的强化，使得社交对 ASD 儿童而言更愉快、更令人享受。此外，得益于他们对该主题细节的积累和大量的知识储备，这些儿童经常会被认为是朋友中最具价值的成员。

　　其他研究实验室的成果表明，PRT 可以用来改善社交行为的其他领域。比如，可以教一般发展同伴在游戏中使用 PRT 策略，因为这样可以带来更高的投入度、更多主动发起的游戏、更长时间的游戏互动，以及与 ASD 个体之间更多的社交对话（Pierce & Schreibman, 1995）。同样，PRT 的方法还被用来增加 4—9 岁 ASD 儿童的象征性游戏的复杂度（Stahmer, 1995）。此外，通过使用 PRT 对象征性游戏进行针对性教学后，儿童的创造性象征性游戏和互动技能都能随着象征性游戏的发展而有所提升。

总的来说，PRT 动机元素带来的积极效果体现在初语、语言、游戏、社交、生活自理和学业上。PRT 的一个重要考量是，它使用了前因积极行为支持策略。也就是说，如果干预是以动机的方式执行的，那么就可以将之概念化为一种前因干预手段，创造一个可以使问题行为减少甚至消除的环境。这类策略的使用减少了对反应性行为干预计划的需求。

PRT 的动机元素是我们研究的第一个关键领域。在这些研究之后，我们还发现了其他几个领域，包括儿童的主动发起、自我管理、对多重线索的反馈以及共情，它们都对其他未被直接针对的领域存在广泛的积极影响。这些内容接下来会进行讨论。

核心理念：关键反应训练的组成部分

动机在 PRT 中至关重要，它包含了以下几个元素。

- **儿童的选择**：关键是，要仔细观察儿童，对他的兴趣进行评估，并在干预环节中使用儿童喜爱的物件和活动作为刺激材料。
- **任务的穿插**：将之前学习过的（维持性）任务与新的目标（习得性）任务进行结合可以提高动机。
- **任务变换**：变换活动而不是在目标行为上让儿童反复练习，可以加快学习速度。
- **自然强化物**：当行为的结果与该行为本身建立了本质上的联结后，就能实现更快的学习曲线。
- **奖励努力（或尝试）**：不管反馈是否正确，当所有清晰的努力都得到奖励后，ASD 个体的学习速度更快。

在对 ASD 学生使用的以下策略中，动机是核心。

- **减少问题行为**：当动机元素被融入干预之后，问题行为会减少或消失。
- **使用前因干预**：将动机元素加入干预过程中会减少逃避和回避行为，考虑其功能可将其视为前因干预，这也是一种积极行为支持策略。
- **利用狭隘兴趣**：选择 ASD 个体的狭隘兴趣作为聚会或活动的主题，可以改善活动及其他时间的社交。
- **创造有价值的成员环境**：当选择 ASD 个体的优势活动作为社交背景后，他们通常可以被认为是同伴中有价值的成员。

总结

　　PRT 从 20 世纪六七十年代用以干预 ASD 儿童的应用行为分析原则和技术中演变而来。PRT 建立在有着诸多重要影响力的行为研究之上，其依据是刺激–反馈–结果范式；在那个时候，回合式教学是一种用来帮助 ASD 个体学习目标行为的方法。早期的 PRT 研究探讨了动机在学习中的角色，以及习得性无助对学习和感受度的负面影响。在多项早期研究后，最终确定了 5 个关键动机元素：儿童的选择、任务穿插、任务变换、使用自然强化物以及对努力尝试目标行为给予奖励。这些元素作为 PRT 动机干预的核心，可以帮助实践者减少 ASD 儿童的问题行为，使用前因干预，以积极的方式应对狭隘兴趣，并且创造出一个可以将 ASD 个体视为有价值成员的环境。

学习提问

1. 什么是一个"有动力"的个体的行为学测量要素？
2. 列出 5 个被实证研究证实可以改善动机的干预要素。

3. 将动机元素加入干预后会出现哪些连带效应?

4. 描述动机元素对焦虑的家长的影响。

5. 讨论当动机元素加入干预过程后,家庭互动中出现的改变。

6. 举例说明,如何在对沟通、生活自理及言语进行的干预中加入自然强化物。

7. 列出几个具体方法,可以创造出一个环境,使 ASD 个体可能会被认为是同伴中有价值的成员。

8. 列出至少 5 个在加入动机程序后表现有所改善的技能领域。

9. 提供一个使用动机程序教学初语的例子。

10. 讨论有哪些元素使狭隘兴趣难以被干预。

11. 描述习得性无助理论,以及它是如何在 ASD 儿童身上被营造出来的。

第 2 章

评估、设计干预计划和反馈

Lynn Kern Koegel

章节目标

目标 1 了解与 ASD 评估相关的议题。

目标 2 了解与标准化测试相关的议题。

目标 3 描述一个基于优势的评估方法。

目标 4 讨论关于给家长提供诊断反馈的议题。

目标 5 讨论将评估与干预手段进行结合的方法。

本章讨论有关评估 ASD 儿童的几个关注点，包括做出最初的诊断以及与儿童家庭分享该信息时的考量。首先，我会讨论当儿童被诊断为 ASD 后，家长通常会体验到的情绪和实际压力，这对于每一位有效干预者理解与家庭的合作都是至关重要的。接下来，我探讨了不同类型的评估方式（标准化测验、自然观察）、它们各自的优势和局限，以及在评估时执行者需要注意的几个具体问题。本章建议使用基于优势的评估方法，并对该方法的理念以及要素进行了讨论。整章在评估、设计干预计划以及为家庭提供有效的反馈与支持这3 个环节之间建立了联系。

关于评估和干预之间的联系，有一个注意点：你可能会问为什么这个章节会讨论干预的内容。因为有太多的报告只是告诉家长、教育者和照顾者什么是错误的，但却没有提及如何解决问题。一次好的评估应该可以给出干预目标，并且能够对如何实现这些目标提供建议。如果可以，评估应该包含多种途径来处理手头的问题。比如，大多数行为问题并不会在一次干预后就消失得无影无踪。总的来说，整个家庭需要同时执行多个干预项目。同样，对于社交困难，同步执行一组干预方法极为重要，因为没有一种干预技巧可以独自实现社交障碍全面突破。好的评估应该可以确定目标行为并且给干预提供建议。评估应该为个体现阶段的行为水平提供综合信息，并且对干预过程中出现的改变也能够提供对比。这一点对评估干预的有效性极为关键。

儿童被诊断为 ASD 后，家长所面临的挑战

ASD 个体的家长报告，孩子的确诊是他们人生中最重大的事件之一。他们清晰地记得那个瞬间、地点以及那句话："你的孩子有 ASD。"通常，伴随这句话的是对未来的悲观。很多家长说，诊断表明孩子所患的障碍是伴随终生的；他很有可能不会有朋友、婚姻或工作；可能会一辈子需要依赖家长。然而，这些都与事实相去甚远。家长应该要知道，干预方法一直在发展，大多数 ASD 儿童都能够获得显著进步。在接受了适当的干预后，许多 ASD 个体的症状将不再明显。毋庸置疑，这将需要家长以及与儿童相关的较大群体付出巨大的努力，但是这些努力都是有价值的。除了家庭可以抱有希望的这个事实之外，我们还知道 ASD 个体的家长会体验到更多的压力。不幸的是，社会并没有给出支持机制来缓解这些家庭所承受的负担。因此，让我们先讨论一下当孩子被诊断为自闭症后家庭所面临的一些问题。

负面情绪：焦虑、害怕和内疚

虽然所有的家长都会焦虑，但是养育自闭症儿童所带来的挑战和生活的改变使家长遭受更多的焦虑（Koegel et al., 1992）。此外，自闭症症状越明显，带来的焦虑指数越高（Hastings & Johnson, 2001）。也就是说，无法与自己的孩子建立联系或轻松互动的家长会表现出更多的焦虑。儿童的社交能力水平以及重复性问题行为的严重程度也会显著加剧家长的焦虑（Davis & Carter,

2008）。此外，ASD 儿童社交技能的迟缓和缺陷也会给父母双方带来巨大的压力（Davis & Carter, 2008）。

与此同时，家庭还面临着未知的恐惧。被诊断为自闭症的孩子中存在广泛的差异性；家长经常会上网搜索关于诊断的信息，对那些最差的案例感到忧心忡忡，虽然这些案例可能并不适用于自己的孩子。每个儿童都是不一样的，虽然没有人可以预知未来，但是我们知道干预正在持续进行改善。家长需要抱有希望才能有效地面对自己的孩子。压力和抑郁会阻碍有效的养育。

最后，当儿童被确诊后，家长总会责备并质疑自己。常见的质问有，"我是不是在怀孕的时候做错了什么事情？""这些行为是不是因为我做了什么才出现的？""我是不是一个不称职的家长？""我有一些自闭症症状，我的孩子是不是从我这边遗传的？"虽然我们知道自闭症与种族、社会经济状况以及其他条件无关，它可以出现在任何人身上，但是这仍然无法阻止家长对自己的谴责。不过，我们已经知道自闭症与基因是相关的，因为自闭症在同卵双胞胎和男孩身上出现的比例较高。我们还非常明确，自闭症并不是家长的错误，而且家长是康复过程中必不可少的一部分。

实际困难：对行为的担忧以及有限的支持

家长总是对儿童的表现存在诸多担忧，这些担忧可能是关于语言发展、睡眠困难、缺乏社交行为（包括缺少用手去指和眼神接触）以及问题行为的（Midence & O'Neill, 1999）。重要的是，要倾听家长的心声，并及时针对他们的忧心之处。由于早期干预的重要性，儿童的问题需要尽可能早地被针对。"等等再看"这种策略可能会浪费儿童人生中几个月甚至几年的宝贵时间。更甚的是，家长对儿童行为的担心会因为可行性社交支持的缺乏，以及迅速获得儿童所需服务的困难而雪上加霜。

缺乏社交支持

社交支持包含多个维度，涉及多种提供协助和安抚以帮助个体应对问题的方法。我们都有一个在自己感觉沮丧或焦虑的时候可以寻求安慰的朋友或者亲人。然而，自闭症的诊断以及随之而来的孩子行为问题可能会制造出独特的焦虑类型，使得对其社交的支持出现空缺的现象（Boyd, 2002）。社交支持十分关键，比如，得到较少社交支持的妈妈体验到更多的焦虑和愤怒（Gray & Holden, 1992）。社交支持可以由伴侣、亲人、其他有类似情况的孩子家长，以及（尤其是）治疗师提供。庆祝小的进步，向家长展现积极乐观的一面，教学与独立相关的内容，并且提供其他有效且循证的直接服务，都可以实现儿童的进步，也能够帮助家长减缓焦虑。

排队和服务的缺乏

在诊断过后，很多家长面临着服务缺乏以及排队等候服务的窘境。对于很多住在偏远地区的家庭来说，根本没有任何服务可言。家长意识到了早期密集干预的诸多好处，但却无法得到这些服务，因而变得更焦虑和沮丧。

评估的作用：家长需要知道什么

在了解了 ASD 儿童家庭可能会面临的诸多压力事件后，你很可能在思考自己可以如何帮助家长开启复杂的寻求评估和干预的过程。

首先，ASD 并不存在基因检查。目前，其症状的诊断依据是美国精神病学协会的《精神障碍诊断与统计手册》（第 5 版）（DSM-5；APA，2013）。当个体在跨多个场景中表现出持续的社交沟通与社交互动缺陷时，就可以思考该个体是否患有 ASD。其中包括以下几方面的缺陷：社交情绪互惠，社交互动中使用的非言语沟通，发展、维持并理解关系。除此之外，个体还必须表现出狭隘和刻板的行为模式、兴趣或者活动（通常被称为重复刻板行为）。这个类别中包含了"刻板"这一项，也就是坚持相同或死板的日常行程或仪式化的行为模式，以及狭隘或过度迷恋的兴趣。重点是，所有的 ASD 儿童和成人都会展现出上述的某些行为。当它们干扰到个体的日常功能，或者让个体因此受到非难，那么接受评估就非常重要了。研究表明，针对自闭症的前语言症状进行干预可能会有所帮助，因此就应该对儿童早期的亲社会行为、语用困难，或者刻板行为模式进行评估。此外，评估还应该针对 ASD 个体所需的支持水平，这个要点我们会在本章的后半部分再行讨论。如果儿童有可能被确诊，那么你需要考虑，家长可能会因此而感到惊讶、受到冲击和倍感压力。如果被确诊的是家庭中的第一个孩子，没有其他儿童可以用来对比发展里程碑的情况，那么整个情况可能会更糟糕。

　　总结一下，对家长而言，了解到儿童被诊断为自闭症或者其他相关障碍都是充满焦虑和困难的情境。评估、诊断以及提供反馈的临床手段会影响家长的压力体验和应对。记住这一点后，我们现在可以来讨论评估和诊断的具体手段了。

对 ASD 个体的测试：标准化测试的限制

　　现在你已经理解了对于家长而言，听到自己的孩子被诊断为 ASD 后会多么痛苦，接着我们来讨论一下对 ASD 儿童的相关测试。一些诊断中心和治疗师只依赖于或大部分依赖于临床环境中的观察以及诊断过程中的标准化测试。而本书的作者发表过一项研究，表明对许多 ASD 儿童而言，标准化测试可能并不准确，它们可能会低估儿童的真实能力（Koegel, Koegel, & Smith, 1997）。

　　具体来讲，我们选择了 6 个学龄前和小学儿童在 44 个不同测试环节进行评估。在这项研究中我们有 2 种条件：一种是标准化测试，一种是在测试中执行动机与注意力干预。在标准化测试的条件下，我们根据测试手册中的指示主持了语言和智力测试。也就是说，在小桌子上放置了测试材料，在小桌子的两侧各放了一把椅子，每个儿童都被要求坐在桌子旁边。根据手册的建议，我们在呈现初试环节的物件时会提供反馈，然后儿童就会被测试。如果儿童能很好地坐着并接受测试，那么他就可以得到言语赞美和糖果的奖励。

　　在另一个条件中，动机和注意力因素被认为可能会影响测试的准确度。于是，测试的情境就针对这些元素进行了调整。当然，这些元素在每个儿童身上都是不一样的。因此，我们对每个儿童进行了观察，并对每位儿童的家长进行了访谈，确定了那些可能会干扰测试的行为。掌握了这些信息后，我们根据每个儿童的需求对标准化测试进行了调整。请注意，为了避免影响到儿童反馈的正确性，每个测试的提问都是原封不动的，传达方式也是标准化的。只是针对那些可能会干扰恰当测验的目标行为问题进行了调整。比如，一个儿童在标准化测试中出现了反复使用动画角色的声音进行交谈的行为。因此，为了提升他的动机，我们根据他对测试刺激的反馈提供了可预见的休息时间，在休息时间他就可以用动画角色的声音重复动画的台词。另一个儿童的注意力并没有集中在测试刺激物或任务指示上。因此，我们要求他复述测试的指示。比如，在词汇量测试的时候，我们没有让测试人员说"指一下球"，而是说"你能说球吗？"在儿童重复了"球"后，我们会说"现在请指一下球"。第三个儿童出现了重复和干扰的刻板行为，于是在他给出任务反馈后就允许他进行刻板行为。第四个儿童在每次被告知要来到桌边并坐下后都会出现问题行为。因此，我们给她提供了选择，让她自己选择坐在哪里，然后再把测试材料带给她。另一个儿童带了几本书，一直在不停地翻页，并且在书被拿走时大发脾气。因此，我们在他回答了测试提问后，就提供了休息机会，他可以在休息的时候翻页。最后一个学前班的孩子在母亲离开测试房间后出现了问题行为，因此，我们邀请母亲在测试过程中坐在房间内（但是不能以任何可能改变他反馈的方式进行互动）。

这项研究的结果显示，在加入动机和注意力元素之后，无论不同测试中给儿童的测试顺序是如何，儿童在所有 44 项测试中都获得了更高的分数。在所有的语言和智商测试中，标准化测试中的分数都更低。在某些案例里，在标准化测试中被评定为严重障碍的孩子在加入动机和注意力技巧后的测试中的得分处于平均水平。

这项研究是非常重要的，其重要性体现在以下几点。首先，它表明很多 ASD 儿童可能存在对测试表现有负面影响的行为。如果没有确保儿童的动机和注意力得到针对处理，儿童的能力可能会被低估。其次，儿童的教育项目通常以标准化测试的结果为依据。如果项目依据的是不精确的分数，那么设置的课程可能就会低于儿童的实际水平。因此，将特殊的强化加入测试情境中似乎对 ASD 儿童尤为重要，尤其是那些出现问题或者开小差行为的。儿童得到没有自然强化物的任务后经常会出现躲避和逃离行为，这些步骤很有可能会减少这些行为，从而提高测试的准确度。

行为评估：获得一个更完整的构图

在多个情境中对儿童进行评估是很重要的，包括评估儿童在日常生活场景中的功能。如果测试人员只是执行了标准化测试，没有在自然环境中进行任何直接的观察，那么测试人员很可能没有很好地完成工作。我们可以通过观察自然环境学到非常多无法被测试的信息。比如，我曾经遇到过家长带着孩子来到我的办公室向我展示游戏行为，那个孩子表现得跟一般发展的儿童完全一样，但是家长又告诉我孩子在家里非常刻板，有很多重复行为。之后我在家庭环境里观察该儿童，发现的确如此。例如，我有一些全新很酷的玩具，可能是儿童之前从未见过的，于是在一个小时的游戏环节中儿童一直都在玩，但这是恰当的。然而在家里，儿童只是选择一个玩具重复地玩，拿走这个玩具就会导致完全的崩溃。而且也很可能发生相反的情况，一些儿童来到我的办公室，在一个小时内不停地出现问题行为，但是在学校和家里的日常行程中，他们的行为就很完美。

给家长的建议

基本要求是：建议家长确保儿童在自然环境中得到观察。如果家庭住的地方离评估中心很远，家长可以携带或者发送儿童在自然环境中的代表性视频录像。接下来，家长应该确保测试人员能观察到儿童与年龄相仿的同伴的相处过程。ASD 包含了社交沟通领域，因此儿童需要被观察与同伴的互动以测试所需领域的能力。一些 ASD 儿童在与成人社交时远比与同伴相处时表现得更好（甚至非常优秀）。同伴之间的关系相比成人与儿童之间的关系有很大的不同，这一点很重要。本书的作者目睹了很多 ASD 儿童可以与成人良好地互动，但是他们在与同伴玩耍、进行社交对话以及遵循多组不同规则时存在困难。重申一遍，如果测试人员无法进入儿童的学校、游乐场或者其他有同伴在的地方，那么应该建议家长为测试提供样本视频或音频。如果因为儿童从不与同伴互动而没有机会观察，那么这一点也需要让测试人员知道。同时，我们建议家长一定要确保样本的"代表性"。如果测试人员能够同时看到儿童最好的以及最有挑战性的行为，那么对评估总是有帮助的。比如，曾经有一个青少年来到我们的中心。该家庭之前递送过视频，那个少年在视频里看起来像一个完美的天使，但是等他到了之后，他却大发脾气，几乎打破了我们中心的每个物件（电视机、灯具和任何可以被破坏的东西）。所以我们看过的那个视频就不属于有代表性的，其有效性受到了限制。因此，家长应该确保收集的样本能够制造具备代表性的记录，使得测试人员可以准确评估儿童并且有所准备。

对行为进行自然观察的具体建议

现在我们已经了解了自然观察的重要性，让我们讨论一下具体的方面。行为的实时观察或者录制，需要满足以下标准：

1. 应该足够长，可以传达儿童的典型行为表现；
2. 应该包含儿童社交语言使用的样本；
3. 应该包含儿童感受度的评估。

这些标准会在本章的后半部分得到更深入的讨论。

准确传达儿童的典型行为表现

首先，确保观察或视频足够长，可以准确传达儿童的典型行为表现。我遇到过家长给我发送了很短的视频，里面只展示了儿童出现的最好行为状态，之后我们才发现这个儿童在一天中的大部分时间里都在做相当扰乱性的行为，与视频相反的情况才是真实的。我也曾经遇到过家长发给我儿童出现问题行为的视频，看起来非常严重和持久，而在我们见到儿童后，却发现他表现得比较得体，极少参与问题行为。因此，记录每一个不恰当行为的持续时长是十分重要的，包括重复性行为、扰乱行为，以及任何其他可能需要干预的领域。

其次，在不恰当行为出现和没有出现时都要进行观察。我最近观察了一个在学校里出现扰乱性刻板行为的孩子，比如他每次在无聊的时候（大部分时间）就会哼唱和发出噪音。然而，当他在阅读或参与有趣的任务时，就会处于完全安静的状态。教师对此感到十分恼怒，但实际上是因为她的教学风格非常慢，还大量使用了言语教学，所以孩子才会觉得很无聊。而且，那孩子在大部分学业领域中的表现都远超班里的其他学生。他在有趣的任务中更常出现好的行为，这个发现使教师理解了自己需要使用更吸引人的教学策略。教师的这种改变还帮助了其他所有的学生。

彻底和详细的观察可以确保设置正确的干预计划。我们经常讨论对问题行为的功能性分析，也就是对问题行为的原因进行评估以了解其为什么出现，并提供同等功能的替代行为。这个过程适用于任何行为，而不仅限于问题行为。总的来说，对每个行为进行详细描述，收集行为需要针对性干预的频率和持续时长的信息，并确定是否有影响行为的环境因素。然后，针对这些行为设计干预计划。

加入一个语言样本

接下来，从一位受训过的言语治疗师那里获得一个语言样本，用以分析自然对话互动，这样可以对儿童的发音清晰度、语言结构、韵律、社交互动、语用学（pragmatics）以及许多其他领域进行分析。因为做一个语言样本是比较冗长乏味的，所以言语治疗师可能不会主动提供，但这份样本对 ASD 儿童非常有帮助。确保收集至少 50 个词句，这很重要。如果孩子在一段合理的时间内没有出现 50 个词句，那么样本可以短一些，但这些信息对评估团队依旧十分重要。

加入儿童感受度的评估

另外一个重要但经常被忽略的评估领域是儿童的感受度。需要考虑的问题包括：儿童在什么活动中看起来是快乐和感兴趣的？儿童在什么活动中看起来是无聊和不感兴趣的？邓拉普（Dunlap, 1984）设计了关于感受度的 6 分制量表，该量表被许多文章使用。具体来讲，他让打分者给儿童的热情、兴趣、愉悦以及综合行为进行打分。分数可以大致归为 3 类：消极、中性和积极的感受度。这有助于给 ASD 个体在各项任务和活动中的感受度水平进行评估。比如，思考一下，打分者会如何给感受度的其中一个方面——儿童对某特定安坐类活动或任务的热情度——进行打分。消极的热情（打分为 0）意味着儿童尝试离开房间、发脾气、踢打、尖叫、扔东西、把任务推开，或者哭泣。如果儿童仍然坐在椅子上，但是并没有参与到任务中，而是出现刻板行为、打哈欠，或者做出与任务无关的噪音或动作，打分者可能会打 1 分。下一个类别是中性的热情度（打分为 2），这种情况是，儿童总的来说是遵循指示的，但是出现烦躁不安、不集中注意力、玩学习材料以及扭来扭去的情况。如果儿童是顺从的，但是执行任务时不情不愿，只是偶尔集中在任务或教师的身上，那么打分为 3。积极的热情度（打分为 4），这种情况是儿童乐意并频繁地执行了任务，而且注意力集中。如果儿童集中于任务，并在关注和做出与任务相关的其他行为时恰当地微笑和大笑，就可以获得 5 分。类似的打分机制也可以用来给教师与家长的感受度做评估。围绕儿童想要的、被评为高感受的活动设计教学活动，对儿童和与其合作的成人双方而言都是非常重要的。如果家长或教师不喜欢这些活动，对与儿童的合作也并不热情，可能会影响儿童的反馈率。这份量表还对如何让家长和教师协助教育提供了一个理念。如果家长和教师享受某个活动，那么他们很有可能会更频繁地参与这个活动。

基于优势的评估的重要性

传统的评估倾向于聚焦个体在社交、认知、生活自理、沟通以及行为领域方面的缺陷。而实际上，大多数的临床培训项目就是教学生评估那些在干预中需要针对的缺陷领域。这种方法导致了个体所有的缺陷都被确定并描述了。这些结果可能会摧毁那些深爱着孩子并看到其积极面的家长。实际上，研究显示，大多数家长报告在儿童被诊断为 ASD 之后得到的是一份非常消极的预后分析（Nissenbaum, Tollefson, & Reese, 2002）。基于优势的评估作为 ASD 个体的一个可行性选项正在被讨论（Cosden, Koegel, Koegel, Greenwell, & Klein, 2006）。

基于优势的评估，其目标在于明确被测试个体、家庭以及更广泛的环境背景中的优势。与此同时，相关目标是提供一个积极的态度，使家长、教育者和照顾者对个体能力的认知可以得到提升，并创造对儿童未来和潜力的希望。毕竟，相比那些相信儿童可以学习和成功的家长和教育者，陷在儿童缺陷和病理中而倍感抑郁的家长和教育者所提供的干预就不会那么有效。在文献中，通常将与之相关的领域描述为积极心理学，其目标就集中在构建积极品质的希望和乐观上，而不是被待修复的缺陷所占据（Seligman & Csikszentmihalyi, 2014）。考虑到伴随诊断而来的压力和不确定性，这种积极的态度可能对 ASD 儿童而言尤其重要（Koegel, Bimbela, & Schreibman, 1996）。

基于优势的评估的具体实行

科西登等人（Cosden et al., 2006）描述了基于优势的评估在 ASD 个体上实行的 4 种方式。第一，ASD 个体及其家庭的积极特质可以被用来协助干预计划的设计和执行。比如，与 PRT 一致，成人执行干预计划时可以使用儿童喜爱的物件和活动来鼓励儿童参与不那么喜欢的活动。正如第 1 章中所述，这也可以减少不被期待的行为，增加期待的行为。第二，基于优势的评估可以以一种系统的方式针对个体及其背景资源进行。比如，测试者可以在测试中探索家庭的兴趣与参与情况，学校的优势以及社区的资源。第三，通过提供希望，创造积极协作的环境以及培养乐观的心态，基于优势的评估的结果能够改变家庭、评估者、教育者以及 ASD 个体的态度。第四，同样重要的一点，基于优势的评估可以鼓励教育者和干预者在设定目标以及推荐干预时不再局限于修复缺陷，而是集中在那些可以给 ASD 个体带来更好生活质量和长期结果的，以及在社交上有重要意义的目标之上。

基于优势的评估的其中一部分：喜好评估

　　基于优势的评估还应该包含一个喜好评估。每个人都有喜好，但是由于ASD个体经常缺乏参与社交的动机，所以我们认为他们可能会想要的奖励（例如社交赞美、微笑、贴纸）其实并没有强化作用。最终，评估应该包含个别化的喜好建议，这也可以在干预方法中得到应用。开展喜好评估可以使用多种方式，包括直接的观察、访谈以及问卷调查。

通过直接的观察评估喜好

　　喜好评估可以通过直接或在线实时观察的方式对吸引个体的活动和物件进行分析。偶尔，个体对任何物件或活动都毫无兴趣，只想离开房间。这也是重要的信息，因为逃离也可以被当成强化物。一些儿童的初语是"拜拜"或"完了"，因为他们想要结束干预的环节。这也是可以的，毕竟这些也是话语！在开展喜好评估时，记录最具吸引力的活动很重要，有时候这些活动可能涉及躲避或逃离某种形式的命令。在喜好评估中使用直接的观察有一个好处，就是它可以独立于语言的层次。即使个体无法用言语表达对自己最具强化作用的物件和活动，直接的观察也可以帮助你了解到这些信息。

通过访谈评估喜好

　　访谈对于喜好评估也是有帮助的。我们曾经遇到过一个看起来没有任何强烈强化物的小学高年级儿童；我们对她的母亲进行了访谈，她说这个孩子可以在从学校回来到上床睡觉的时间内一直看旧电影。掌握了这个信息后，我们就能够设计一个社交干预计划，在其中加入孩子十分喜爱的旧电影主题。访谈对象可以是儿童熟悉的任何个体——家长、照料者、教师，甚至保姆。我们评估过一个学前班的孩子，他不会说话、不停地发脾气，而且看起来对任何事情都不感兴趣。然而，保姆提及他喜欢玩水和洗澡的时间，他在浴缸中总是很冷静，表现也较好。于是，我们使用了包含水的活动来开始对他的干预项目。这里的重点是，集齐每个人的信息。有的时候，需要一个团队的努力才能真正地了解某个人的动机。

如果 ASD 个体是有语言的，那么他也可以帮助你进行喜好评估。有的时候，他们会提出一些你永远无法猜到的事物。比如，本书的作者遇到过一位极其聪明的、患有亚斯伯格的研究生，他最爱的科目是物理。他的个人卫生问题比较严重，这也是他的自我管理目标中的一个问题。在选择作为他完成自我管理目标的奖励时，他选择了教治疗师学习物理。虽然这不是治疗师最爱的活动，但这是 ASD 个体所选择的，也是鼓励他发展目标行为的活动。

通过问卷调查评估喜好

第三个评估喜好的方式就是问卷调查。比如，可以在网上找到《严重障碍个体的强化物评估量表》(Reinforcer Assessment for Individuals with Severe Disability; Fisher, Piazza, Bowman, & Amari, 1996)，并分享给教师、家长或照料者。除了事物和其他活动外，该量表还列出了许多 ASD 个体特有的领域，比如声音、气味和视觉性物件（例如，镜子、旋转的物件和闪亮的物件）。记住，ASD 个体的喜好可能每一天都会发生变化，而其喜好会随着时间进行改变这一点很重要。因此，定期重新评估很重要。同时，正如在第 1 章以及贯穿本书一直反复提及的那样，任务变换是 PRT 的一个关键部分。变换喜爱的物件很重要，这可以让儿童在某个偏好上不会得到过度满足，从而不让活动变成反复练习。

评估引导干预目标的设定

现在，我们已经讨论了评估，接下来就讨论一下评估之后的事宜。ASD 儿童的家长在治疗和干预上经常会得到一系列无比混乱的推荐。临床工作者、教育者和照料者可以帮助家长评估干预方法的潜能，从而为儿童选择正确的干预方案。

《儿科》(Pediatrics) 期刊上发表的一篇文章（Johnson & Meyers, 2007 ）警示家长在遇到以下状况时应该寻求额外的信息：

1. 干预方法基于过度简化的科学理论；

2. 治疗师声称某种干预对多种不同的不相关状况或症状都是有效的；

3. 声称儿童会被治愈或对干预有强烈的反馈；

4. 干预是基于案例报告或轶事报告数据，而不是依据详细设计的科学研究；

5. 缺乏同行审阅的研究来支持干预，或者治疗师否认需要对照研究；

6. 声称治疗不存在任何潜在或不良的副作用，这一点对于那些不标准的以及没有研究支持的治疗师而言是重要的考察因素。

　　让我们依次检验上面的每一点。首先，基于过度简单化的科学理论，这样的治疗在处理儿童行为问题上是不充分的。行为是复杂的，也经常会随着时间发生变化。实际上，我最近见到了一个语言能力很好也很聪明的孩子，她被治疗师告知，她之所以不顺从、有攻击行为以及拒绝在厕所大小便，是因为她不喜欢任何必须要她自己做的事情。这与事实相去甚远。她的行为是复杂的，而行为问题的功能可以有很多。与之类似，没有"一个"治疗可以解决所有的行为问题。如果有人承诺家长有一个干预方法可以解决儿童所有的问题，那么这个 ASD 儿童的技能很可能不会得到提升。同时，在给家长建议可行性干预方法时，请强调确保干预是循证的重要性。这意味着研究被发表在有同行审阅的期刊上。家长应该可以随时就文章的内容来询问你或其他与儿童相关的实践者，以确保实验中的参与者与他们的孩子情况是类似的。此外，家长还需要确保干预的安全性，评估者需要提醒他们潜在的副作用。比如，很多药物存在副作用，可能会导致行为比原来的更严重。其他无科学记载的干预方法可能对个体的健康存在潜在的危害；比如，不含酪蛋白的饮食（常被作为无麸质饮食进行推荐）被发现会导致低骨密度，并且有一系列研究显示，节食对 ASD 的症状或行为并无积极的影响（cf., Elder, Shankar, Shuster, Theriaque, Burns, & Sherrill, 2006; Hyman, Stewart, Foley, Peck, Morris, Wang, & Smith, 2016）。

整合：评估、诊断和干预

本章描述了，在对表现出 ASD 症状的孩子进行评估和诊断、设定干预方案以及在整个过程中与家长有效合作时涉及的复杂和相互联系的因素。让我们重新回顾一下你和他们在该过程中的角色，并进行总结。

作为评估者

正如之前所提及的，DSM-5 把 ASD 归类为持续在不同场景中存在社交沟通缺陷和社交互动缺陷，以及狭隘和刻板的重复行为、兴趣或者活动模式的状况。当这些特质和行为显著影响了儿童每天的功能或导致儿童受到非难时，将该儿童评估为 ASD 就是合理的。早期 ASD 的标志，如早期的亲社会行为、语用困难以及行为的重复模式，都应该被评估并得到针对性干预，因为研究表明对这些自闭症的前语言症状进行干预是有帮助的。

接下来，应该评估这些症状的严重程度。现阶段，DSM-5 给出了 3 个层次的建议（APA, 2013）。第一层的个体需要支持；第二层的个体需要大量的支持；而第三层的个体需要非常大量的支持。我们建议对所有领域都进行行为学的定义和量化。比如，如果儿童把一辆玩具卡车翻过来并转动它的轮胎，而不是合理地玩玩具，那么你就需要报告该行为并测量个体出现该行为的时长。是一段时间的 100%，还是只占 5%？如果是 5% 的时间，那么其余 95% 的时间内儿童是怎么玩的？如果是 100%，那么你打断该活动或尝试重新引导儿童合理地玩玩具的时候，他是如何反馈的？确保你为这些分析具体化一个时间段和场景。行为在不同场景中会出现变化。一些儿童对教师喋喋不休，但是从不和同伴说一个字。这种情况需要被记录。同样，一些儿童在无聊或者遇到困难任务的时候会出现各种重复行为，但是在参与有趣的活动时，他们的行为看起来就十分恰当。确保这些区别被记录在你的评估中。同时，详细的行为观察和记录对评估干预计划的有效性也是有帮助的。很多时候，干预项目都需要进行调整、改变或加强，并且你的基线数据也能为日常场景中的行为提供重要的信息。这些类型的分析可以通过 ASD 的每个症状得以实现。

DSM-5 还建议道，评估者应该表明 ASD 个体是否伴有智力障碍和语言障碍（APA, 2013）。记住，被测试的个体有足够的动机，这一点至关重要。不要只依赖标准化测试，因为这些测试可能会低估儿童的智力和语言能力，尤其是那些出现问题行为的个体（Koegel, Koegel, & Smith, 1997）。

另外一个最近被加入 DSM-5 的类别是社交（语用）沟通障碍（APA, 2013）。当个体出于社交目的进行沟通时，出现无法配合场景改变沟通内容，难以遵循对话和故事叙述规则，并且难以理解没有被明确阐述的内容的情况，那么就很可能患有该障碍。总而言之，一个言语治疗师，尤其当其专业方向为 ASD 时，可以提供关于言语、语言、语用、韵律以及其他沟通领域的重要信息。

对于十分早期的诊断，其挑战在于诊断的准确性和稳定性。因此，建议诊断评估加入个体的发展历史，家长对儿童日常行为和活动的描述，以及对沟通、认知功能和适应性功能的评估（Charman & Baird, 2002）。因为在幼龄组的很多儿童都是无言语的，所以评估对社交定位、互联注意、模仿、游戏和情感等行为的注意力也很重要（Charman & Baird, 2002）。

家长的角色以及基于优势的报告

尽管尽早诊断和干预可以对长期结果产生显著的差异，ASD 儿童的家长仍然可能遇到让人沮丧的延后确诊。由 700 多个家庭反馈的问卷调查表明，在孩子被延后确诊为自闭症的家长中，有 15% 的人在儿童第一年生日之前就有所担心了，并且超过一半的家长在儿童 2 岁生日之前开始担心（Howlin & Asgharian, 1999）。几乎有 1/3 的家长报告被儿科医生、儿童精神病医生、心理咨询师或其他专业人士告知："没问题"或"不用担心"。那些家长不断地努力尝试理解儿童的行为，而大部分在 1~3 年后的第二次或第三次会诊时被确诊。也就是说，在确诊之前很可能有很长的一段时间白白流逝了（Howlin & Asgharian, 1999）。亚斯伯格综合征儿童的家长报告，他们体验到更多的挫折感，他们的孩子大多都是到第三次会诊时才被确诊的（Howlin & Asgharian,

1999）。结果导致家长更有挫折感和评估过程更加迟缓，并且他们在干预启动前要浪费时间去寻找更深入的咨询。即使初步的评估无法实现，专业人士也有责任仔细观察儿童，处理家长报告的任何担忧之处，与同年龄的一般发展儿童进行对比，然后提供可以帮助应对养育问题的干预项目。家长需要知道一切皆有希望，为儿童提供恰当的干预是有用的，尤其是如果他们可以立刻开始进行干预。

当儿童被诊断为 ASD 后，家庭可能面临信息量不足的情况。另一项问卷调查表示（Mansell & Morris, 2004），超过一半的家长在儿童被确诊为 ASD 后觉得，测评中严重缺乏关于信息来源和治疗、应对策略和将来结果的内容。家长不希望也不应该得到一个渺茫的预后评估，因为许多被诊断为 ASD 的孩子进步十分明显。虽然告诉家长没有人可以预测未来并没有错，但是让他们知道在正确的干预下，很多 ASD 儿童能够取得稳定和迅速的进步，也很公平。这一点尤为重要，虽然很多家长在得到诊断结果后有所释怀，但是他们同时也报告自己的担忧更多了。超过 40% 的家长面对诊断结果时是"震惊""生气"和"感觉被摧毁"的，尽管他们已经猜测过自己的孩子存在某种障碍（Mansell & Morris, 2004）。重申一点，这意味着社会在给 ASD 进行诊断的过程中以及在诊断后的支持上还有很长的路要走。

核心理念：在评估、诊断和早期干预中与家长合作

为了能够与已经或可能很快就要被诊断为 ASD 的孩子的家长有效合作，理解他们所体验到的压力是非常重要的。

- **比任何人都更早开始担心；感觉不被理会**：家长总是第一个对儿童发展有所担心的人。这些担忧应该得到立即处理，并且被认真对待。早期的干预极为关键，有太多家长报告自己最早的担忧被无视了。
- **感到焦虑、恐惧和内疚**：这些都是家长在得知孩子被诊断为 ASD 后常见的情绪体验。

- **在确诊后感到"孤独"**：很多家长都有被隔离的感觉。朋友、家庭和专业人士可能对家长在儿童被确诊为自闭症后所感受到的压力不理解，或者无法感同身受。在确诊后为家长提供社会性支持是非常重要的。
- **排队等候**：排队机制很常见。大多家长数都希望能够尽快开始干预，但却经常遭遇需要排队等候很长时间的情况。在诊断的同时提供一些初步建议是有帮助的。

同时，理解不同评估类型的优势和限制并将其解释给家长很重要。

- **目前 ASD 是根据行为特征进行诊断的**。并不存在基因或者医学的测试可以诊断 ASD。行为特征需要在不同情境中被测量。
- **标准化语言和智力测试可能会低估儿童的能力**。如果儿童有任何可能会干扰测试的行为，就需要引起注意，测试的分数可能是不准确的。
- **加入行为评估**。为了了解个体功能的真实水平，在自然环境中进行观察十分重要。这个数据对于接下来评估干预项目中的改变也是有帮助的。
- **寻找并报告 ASD 个体的优势**。优势能够帮助我们设计一个集中于个体现存技能的干预项目，因此这些需要在评估中得到测评和讨论。
- **很多 ASD 的标志可以在出生后的第一年就被观察到**。早期的探查可以帮助干预尽可能在最早时间点得以执行。

总结

ASD 的诊断要求区别性诊断，当同时存在社交沟通困难以及狭隘、刻板的行为模式时，可以得到确认。这些要素可能以多种不同的方式呈现，在严重程度上也有所差异。在自然环境中进行的孩子行为评估对于测评跨环境稳定性（或不稳定性）、行为严重程度以及每个行为的持续时间而言极为重要。尽管每个人都多少会表现出 ASD 的一些症状，但是只有在其症状干扰到日常生活时才会被确诊。记住，几乎所有的家长在儿童被确诊为自闭症后都会立刻体验到极大的压力。社区还没有发展出支持家庭的方法使他们的压力可以完全被消除。

学习提问

1. 讨论儿童被诊断为 ASD 后，家长可能感受到的几种情绪。

2. 描述 ASD 儿童可能呈现的一些早期症状。

3. 描述 ASD 个体常见的行为困难或问题。

4. 列出可能会干扰 ASD 儿童标准化测试的一些行为问题。

5. 讨论在标准化测试中可能会提高 ASD 儿童反馈率的干预策略。

6. 列举行为评估的执行方式，并且讨论行为评估的重要性。

7. 什么是基于优势的评估，为什么它很重要？

8. 列出评估可以引导治疗目标的方式。

9. 描述收集 ASD 症状数据的方法。

10. 描述综合评估方案。

11. 讨论向家长报告 ASD 评估和诊断的方法（提示：基于优势的）。

第 3 章

生态文化理论和文化多元化

Sunny Kim, Lynn Kern Koegel, Robert L. Koegel

章节目标

目标 1 理解生态文化理论的基本原则。

目标 2 理解文化上的考量和敏感之处。

目标 3 学习个人主义和集体主义文化之间的区别。

目标 4 理解将文化信念和价值观融入干预的重要性，并且可以就如何用生态文化的考量进行干预设计提供几个例子。

目标 5 在家庭可能会遭遇的与生态文化因素相关的经历中，能够讨论其优点和缺点。

目标 6 理解服务提供者与合作家庭及儿童享有同样的文化和语言背景的好处。

　　本章讨论了与文化和语言多元化家庭及来自此类家庭的 ASD 个体进行合作的相关议题。我们首先介绍了生态文化理论的原则，将此作为本次讨论的框架。接下来，为了在与文化多元化的 ASD 个体合作时可以时刻铭记于心，并且能够对 ASD 个体及其家庭抱有文化敏感度，我们讨论了总体的文化考量。这部分内容包含了对个人主义和集体主义文化的区别性讨论，尤其是这些区别对个体在障碍、教育和治疗态度上的影响。之后，我们讨论了实践者将文化价值融入治疗的方法，在承诺使用有效和循证的干预方法的同时，对文化差异的敏感性进行平衡。最后，我们总结了文化和语言多元化可能给 ASD 儿童的家庭带来的好处和坏处，并讨论了服务提供者与家庭享有同样文化背景的好处。

生态文化理论的宗旨

从生态文化的角度来看，文化在儿童的发展过程中起着极为关键的作用（Weisner, 2002）。生态文化理论强调在设定目标以及干预方案时将家庭的观点（例如，他们的目标、价值观以及需求）纳入考量范围的重要性（Bernheimer, Gallimore, & Weisner, 1990; Gallimore, Weisner, Kaufman, & Bernheimer, 1989）。博恩海默等人（Brenheimer et al., 1990）提出生态文化理论有 3 个关键部分：

1. 要求从家庭的角度理解儿童的障碍（参照家庭的目标、价值观和需求）；
2. 结合了家庭的日常行程，因为这些日程调解了生态文化对家庭与其他相关人士互动的影响；
3. 确保了对所有文化背景的家庭提供服务的可实现性以及供给性。

生态文化理论还指出，儿童成功的意义应该与家庭的价值和信念相关，适合儿童自身的特点，并且具备跨情境持续性（Bernheimer et al., 1990）。

为了让教育和治疗的经历对来自不同文化背景的 ASD 个体变得有意义，融入生态文化理论的这些关键面十分重要。评估综合的文化概要可以给所有家庭提供有帮助的信息，此外评估过程还可以加入对家庭的工作圈、经济基础以及家务工作量和育儿任务的了解，这些也可以进一步按照性别、年龄和其他因素分解后对劳动力的分工进行了解。除此之外，了解家庭的健康和人口学特征；家内和社区安全问题；还有父母的婚姻角色和关系也很重要。同时，了解儿童的同伴和游戏小组也是有帮助的。最后，社区在人际网络、支持、文化影响、养育信息来源以及社区异质性程度这些重要领域上对家庭的影响，组成了儿童及其家庭的"生态文化环境"（Bernheimer et al., 1990）。

文化的考量和敏感性

很少有研究集中在文化和民族多元化的 ASD 个体上（Starr, Martini, & Kuo, 2016; West et al., 2016），并且语言和民族多元化群体获取 ASD 服务的渠道还未达标准（Amant, Schrager, Peña-Ricardo, Williams, & Vanderbilt, 2017; Khanlou et al., 2017）。比如，怀尔德等人（Wilder, Dyches, Obiakor, & Algozzine, 2004）全面检验了美国国家研究委员会（National Research Council, 2001）发布的执行摘要，这份文件至今仍被广泛应用，它明确了针对 ASD 群体的有科学依据的干预方法。他们发现，这份文件中并没有给如何应对多元文化提供建议，却要求服务者以文化敏感的方式进行服务，还建议深入研究多元化是如何影响为文化和民族多元化的 ASD 个体所提供的服务的。对该主题的研究数量很少，这表明多元文化的 ASD 个体所遭遇的问题可能是成倍的，因为很多 ASD 个体都存在文化差异和语言不同的情况，并因此出现很多问题行为（Wilder et al., 2004）。

跨文化背景下自闭症的认知

怀尔德等人（Wilder et al., 2004）指出，虽然 ASD 的症状具有普遍一致性，但是不同文化背景下的人对它的认知会存在差异。比如，在很多亚洲文化中，个体回避与大人的眼神接触以及悄声回答大人的提问都是常见的情况（Lian, 1996）；在纳瓦霍文化中，年幼儿童经常练习自我刺激行为（Connors & Donnellan, 1998）；在印度文化中，人们认为男孩出现语言迟缓是正常的，因为他们认为男孩开始说话的时间比女孩更晚（Daley & Sigman, 2002）。虽然这些行为在西方文化中都会被认为是 ASD 的早期征兆，但是它们却在其他文化中分别被认为是正常的。因此，本书作者强调，服务提供者在为民族和文化多元化的 ASD 个体进行分类和设定干预目标时，需要把文化因素纳入考量范围。

个人主义和集体主义文化

　　理解个人主义与集体主义文化在不同方面的差异尤为重要。这些体现在核心文化价值观中的差异会影响到沟通、教育方法和目标、对障碍的态度、学业动机以及对压力的反馈等。

核心价值观的差异

　　个人主义文化重视和强调独立性、个体成功以及个人成就（Greenfield et al., 2006）。总的来说，独立学习、积极参与以及赞美都是个人主义文化教育儿童的常见手段。在沟通上，来自个人主义文化背景的孩子被教学要提问，要把自己的思考和感受用语言表达出来。在个人主义文化中，竞争非常常见。

　　与之相对，集体主义文化重视和强调集体的成功。集体主义文化背景中的个体倾向于将个人目标与群体中其他成员的目标进行匹配（例如，大家庭、宗教、其他重视的群体）。总的来说，在群体内工作、观察其他成员以及接受建设性反馈是集体主义文化教育儿童的常见手段。在沟通上，来自集体主义文化背景的孩子被教学要遵循指令并且使用非言语的沟通技能（Greenfield et al., 2006）。相对于作为整体的成功而言，群体中成员之间的相互竞争是不予强调的。

　　法弗等人（Farver, Kim, & Lee, 1995）开展了一项研究，他们调查了西方文化（个人主义价值观）和韩国文化（集体主义价值观）中的教学目标和价值观差异。他们发现韩国的教师更强调学业技能、对任务的毅力以及对学习的被动参与，而美国的教师则强调独立思考、问题解决以及对学习的积极参与。

在障碍、教育和治疗上的方法差异

　　每个 ASD 个体都有其独特的需求。然而，当这些个体及其家庭面临着使用不同的语言，或者当其文化价值观和信念体系与西方价值观和教育次序有所冲突时，他们可能会面对额外的挑战和压力。当正式及非正式的支持无法提供给家庭时，这些困难可能会被进一步扩大（Starr et al., 2016）。梅耶（Meyer, 2010）指出，虽然个人主义和集体主义文化价值观都可以给有障碍的孩子提供协助，但是西方个人主义文化对障碍群体营造的是一种以权利为基础的手段。比如，帕克和特恩布尔（Park & Turnbull, 2011）对有障碍儿童的韩裔美籍家长开展了一项研究，调查了他们对儿童在美国接受的特殊教育服务的认知、满意度以及忧虑之处。一方面，虽然韩裔美籍家长对儿童接受的特殊教育服务的某些方面是满意的，但是他们却不太乐意将儿童放置在一般教学课堂中。这是因为在集体主义文化的韩国，教师是被高度尊重和信任的，被认为是儿童教育的专家。因此，该实验中的家长担心将儿童放在全纳课堂后不能得到教师足够的关注（Giangreco, Edelman, Luiselli, & MacFarland, 1997; Marks, Schrader, & Levine, 1999）。另一方面，该研究中的家庭对于自己可以作为团队中平等的一员来给儿童设定教育目标的理念感到很满意，而这是为家庭和有障碍的孩子赋予权利，属于西方的个人主义文化视角。

　　为了进一步阐述不同文化存在着怎样的不同优势，秋等人（Cho, Singer & Brenner, 2003）对两个韩国母亲群体进行了研究，一个是从韩国移民并居住在美国的韩裔母亲（个人主义文化），另一个是居住在韩国的韩国母亲（集体主义文化），研究对两个群体的养育观念和对儿童期障碍的适应度进行了对比。该研究发现，总体而言，居住在韩国的有障碍儿童的韩国母亲表现出的抑郁程度、压力指数和自杀念头都比从韩国移民的母亲高。在韩国的母亲对养育一个有障碍的孩子有着更多的消极体验，这一点可以归结于韩国文化对有障碍儿童的接受度不如美国文化高的缘故。该研究中，有一个韩国移民的母亲清晰地阐述了美国对障碍的积极认知。这位母亲还提到，美国社会提供了很多免费服务，例如去学校的交通、教育以及行为干预服务。她还表达了自己对在一个不会对障碍个体有很多歧视的社会中养育孩子的感激之情。大多数的韩国移民母亲都对给儿童提供的免费教育服务表示满意，而在韩国这些服务都不是免费的，很多韩国的家长不得不承担私下资助儿童教育的责任，这给这些母亲带来了巨大的负担（Cho et al., 2003）。

在西班牙家庭里，其他一些因素与学业领域的动机相关联（Arzubiaga, Rueda, & Monzó, 2002）。尽管这项研究并不是针对 ASD 儿童进行的，但结果显示，随着家务劳动量的增加（比如家里添加了年幼的手足后，家务活和育儿需求会增加），动机有所降低。同时，家庭成员聚在一起的时间似乎也与学业动机是相关的。同样，经济较差的拉丁美洲家庭中，年幼儿童的社交能力差距可能更大（Galindo & Fuller, 2010）。从理论的角度来看，生态文化的要素与社会经济状态、工作量和养育都是相关的，因此，为了拉丁美洲 ASD 儿童的最佳预后结果，这些因素都需要被针对处理。也就是说，面临经济和育儿困难的家庭可能需要对这些问题采取措施才能够取得更好的结果。其他可能影响拉丁美洲家庭获得服务的文化因素包括语言障碍、交通、对"障碍"的认知，以及质疑"权威人物"的意识（Santarelli, Koegel, Casas, & Koegel, 2001）。在那篇论文中发现，拉丁美洲家庭总是担心缺乏西班牙语的服务，尤其是那些只说西班牙语的家长。其他家庭发现去往治疗中心的交通是一大困难，尤其是当家庭没有车时；因此，在家中提供服务是必要的。对"障碍"的认知，很多拉丁美洲 ASD 儿童的家庭及其延伸的大家庭对儿童的症状没有表现得那么焦虑，也并不总是觉得需要着急针对缺陷进行干预。因此，与整个大家庭一起对目标和干预进行协调是有帮助的。最后，很多拉丁美洲家庭不是很乐意质疑"权威人物"，比如第三支付方、学校团队和特殊教育者。因此，他们接受的服务很可能更少，或者强度较低。所有造成差异的这些文化和民族领域都需要被针对。

与之相对，在西方文化中，拥有一个有障碍的孩子会给整个家庭带来巨大压力，被认为是消极人生事件（Connors & Donnellan, 1998）。这使得家庭会积极并且大力寻求服务。然而，戴切斯等人（Dyches, Wilder, Sudweeks, Obiakor, & Algozzine, 2004）的研究表明，不同的子文化并不一定将养育 ASD 儿童作为消极和焦虑的人生事件。比如，在一些文化中，家庭对养育一个 ASD 儿童有着积极的评价，ASD 儿童也被认为是社区中有价值的一员。与之类似，一些文化认为养育 ASD 儿童是上帝赐予的礼物，是上帝为了让自己成为更好的人而给出的挑战。不过，仍然有一些文化认为 ASD 是一个诅咒，会给整个家庭带来深深的烙印（Fong & Lee, 2017）。戴切斯等人还表示，很多来自多样文化的家庭（例如，夏威夷本土人、非裔美国人和西班牙人）会依赖大家庭以及社区成员的社会支持来抚养自己的 ASD 儿童，这有助于减少这些家庭压力。从某些人的角度来看，这些因素可能会为家庭提供社会支持，然而，如果没有为他们提供服务，那么他们可能还会将儿童置于一个不利的位置。

将文化信念和价值观与干预结合

　　所有的文化都有其优势和劣势。应用不同文化的优势可以为干预加入非常积极的混合方法。依据主流文化的价值观和信念，不同的文化强调了不同的教育和治疗目标（Rosenthal, 1999）。因此，儿童的发展可以被视为一种文化的产物（Kessen, 1979），整合不同文化价值观的积极面可以促使为这些儿童开发更合适和更有意义的教育和治疗目标。

　　威尔特林和拉吕（Welterlin & LaRue, 2007）发表了一篇文章，关于为移民家庭的 ASD 儿童设计干预计划时，嵌入生态文化理论的关键方面的重要性。由于美国的教育和治疗手段大部分反映了个人主义的意识形态，所以他们建议教育者和服务提供者在面对文化和民族多元化的 ASD 个体时，要有文化敏感性，而不同的文化对有效的干预方法有着不同的意识形态和信念。比如，一些文化可能会使用一些替代治疗法（比如，植物、动物、按摩、供奉、祷告、草药疗法），而这些在美国被认为是无实证支持的（Welterlin & LaRue, 2007）。

惩戒措施中的文化差异

　　不同的文化对儿童的惩戒方式也会有所不同。在一些亚洲文化中，肢体惩罚是可以接受的（Ho, 1990），而这类惩戒方式在美国文化中被视为虐待，是被劝阻的。告诉这种文化背景中的家庭不可以使用惩罚的方法很可能让他们觉得十分不安，然而允许家庭使用高强度的肢体惩罚可能会让他们被举报为虐待儿童。

乍一看，这是一个无法解决的困境。然而，初步的研究表明了这种情况是可以得到解决的（Wang, McCart, & Turnbull, 2007）。也就是说，不管文化和民族多元化的家庭中使用的是什么替代疗法和惩戒方式，都必须告诉家庭存在哪些有充分实证支持的治疗方法，并且解释一些替代干预的方法（例如，那些缺乏实证支持的）对儿童是有害无利的。几乎所有的家庭都会选择最有效的方法，一般来说困境就能得到解决。

对文化多元化的家庭使用积极的行为支持

积极行为干预和支持（positive behavior intervention and support, PBIS）领域对非厌恶性干预的应用有着扎实的实证支持（Koegel, Dunlap, & Koegel, 1996）。王和他的同事（Wang et al., 2007）发表了一篇文章，表明积极行为干预和支持作为一项在美国广泛使用的干预手段是基于美国的文化价值观，而专业人士可以让 PBIS 在文化和民族多元化的家庭中得以应用。比如，PBIS 的其中一个关键原则就是使用功能性行为分析来确定行为的原因。除了功能性行为分析之外，融入 PBIS 中的价值观还包括如何看待障碍或问题行为、个人主义、未来的改变和进步，以及行动和成就的科学理性。与之相反，传统的中国文化在对障碍的看法、家族的发扬和对干预有效性的怀疑上都比较重视精神理念。王和他的同事指出，响应文化的专业人士应该遵循以下几点：

- 对融入 PBIS 的文化价值观有清晰的理解；
- 对文化有具体的认知，而不是对其他文化价值观存在刻板印象；
- 清晰认识到文化信念和价值观中存在变化。

该研究指出，当这些元素被纳入考量后，PBIS 就可以变为对中国家庭而言受重视且有效的干预方法，否则他们很可能对这种方法没有兴趣。

匹配服务提供者与家庭的文化

随着越来越多文化和语言多元化的孩子被诊断为 ASD（NAEYC, 2009），对于文化匹配的服务提供者的需求也在不断增长（Delgado & Strawn, 2014; Welterlin & LaRue, 2007）。文献表明，与干预家庭有着一致的文化和语言背景的服务提供者可以帮助文化和语言多元化的 ASD 儿童设定更具文化意义的目标。比如，乔普拉等人（Chopra et al., 2004）开展了一项质性研究，调查了小学和初中学校里专业辅助人员的角色及其作为家庭和学校环境之间的联结者的能力。共有 49 位专业辅助人员志愿参加了集中的小组访谈，其中有接近一半的人为双语者（主要为英语和西班牙语），有 34 位居住在与其学生相同的社区中。在集中的小组访谈中，提纲包括询问：专业辅助人员与儿童及其家庭的关系，他们在代表社区面对学校时所处的角色，以及他们代表学校在面对社区时的角色。研究者在其中发现了一个共性：专业辅助人员报告自己与学生及其家庭之间的关系要比案例主管和教师们更为亲密。研究者还注意到，在大多数案例中，专业辅助人员报告家长在与自己沟通时更加自然，因为他们大多都说着同一种语言，住在同样的社区中，一般来说也更容易接触到。许多专业辅助人员解释道，很多家长会在学校场景之外依赖于向他们寻求帮助，通常包括获得社区的相关信息以及对儿童可能有用的其他资源。

同样，恩斯特－斯拉夫和温格（Ernst-Slarit & Wenger, 2006）调查了双语专业辅助人员在教育少数民族学生中的角色。该研究发现，因为与少数民族学生存在相似的民族和语言背景，他们更能够理解学生所遭遇的学习困难。比如，研究中的一个专业辅助人员提到，少数民族学生在应对种族主义言论或者找借口请假的时候是如何向自己寻求建议的。另外一位专业辅助人员与学校的图书管理员一起寻找多元文化的书籍，这些书的主要角色和作者来自相同文化和民族背景，使得少数民族的学生更有动力去阅读。研究者指出，因为专业辅助人员和少数民族学生有着相似的生态文化和语言背景，他们作为学校的教职人员可以帮助教育变得更有意义，也更有可能融入与文化相关的教授方法。

虽然这些研究阐述了雇用与客户有着相似民族和文化背景的服务提供者有诸多好处，但是主要针对与来自多元文化和民族背景的 ASD 儿童合作的服务提供者开展的研究数量还是比较少的（Wilder et al., 2004）。不过，从生态文化的角度来看，有着同样文化和语言背景的服务提供者能够更好地协助儿童及其家庭选择合适的服务，并为这些儿童的学习模式提供宝贵的见解（Miramontes, 1991）。

▌▌▌案例史——与 11 岁的杰克合作时的文化考量

杰克是一个 11 岁的 ASD 男孩，他的表达性语言非常有限。他出生在韩国，在 7 岁的时候移民美国。在移民美国之前，他被安置在韩国一个特殊的全天班项目中，直到移民后在美国接受评估时才被诊断为自闭症。另外，因为杰克是家庭中的第一个儿子，父母希望他只是发育迟缓，之后可以赶上来；因此，他们并不着急想要得到诊断。他们说，在韩国障碍就像一种烙印，这也是他们没有寻求确诊的另外一个原因。虽然杰克说完整英语句子的能力是有限的，但是他可以用韩语沟通完整的句子（比如，五六个字的陈述）。

在家庭干预环节中，杰克的妈妈把客厅区域清理出来让杰克和治疗师能有一对一干预的环境。在干预环节结束时，治疗师会与杰克的妈妈检查并回顾该环节的干预目标。注意，在韩国文化中，家长坚持让教师或治疗师来领导教学的情况是非常常见的（Cho et al., 2003）。这是因为教师或治疗师被视为儿童教育的专家。据说，杰克的妈妈会与韩裔美籍治疗师分享个人信息，十分信赖她，也会在学校和健康信息上寻求指导。这可能是因为杰克的妈妈能够与韩裔治疗师用母语（比如韩语）自在交谈文化敏感的问题。比如，当杰克生病时，他的妈妈坚持让他服用韩国的草药（比如，韩药）以帮助免疫系统的恢复。韩裔治疗师是能够理解的，因为她本人也是成长于传统韩国家庭，是喝韩药长大的。

在学校服务中，杰克的妈妈希望在韩裔驻家治疗师的支持下参加杰克的个别化教学项目会议。她总是会在签署任何法律文件之前先咨询韩裔治疗师的意见。因为韩国文化非常强调学校系统主要集中于学业教育上，杰克的妈妈希望学校能够提供一个全面的学业项目（例如，一个有着数学、阅读和写作目标的学业项目）。虽然杰克的妈妈认为社交技能是一项重要的发展领域，但这不是她的首要目标。在家庭干预环节，她从来没有要求或者尝试组织杰克与年龄相仿的同伴一起玩，因为她认为杰克的弟弟和堂兄妹们就可以充分担当同伴示范的作用。

在设定行为目标时，杰克妈妈的首要目标为学业。还记得 PRT 的其中一个动机成分是任务变换吗？然而，由于韩国的文化，杰克的妈妈希望学业是以重复和反复操练的方式进行教学的。比如，她坚持杰克通过不断解那些没有做对的题来记住数学知识。韩裔治疗师能够在尊重杰克妈妈要求的同时加入 PRT 的动机元素——把简单的数学题和困难的数学题进行穿插。治疗师还通过使用不同的数学概念来对任务进行变换，比如解算术题、认识形状、阅读文字问题和写数字。通过这种方法，妈妈的文化价值得到了尊重，治疗师也仍然加入了循证的 PRT 流程。他们设计了能让杰克在当地超市里购买他最喜欢的食物的项目，最终，杰克能够在自然环境中应用数学技能。

核心理念：应对文化和语言的多元化

在与来自文化和语言多元化背景的 ASD 个体及其家庭合作时，请牢记以下几个原则和方法。

- **考虑文化**：对家庭的文化保持敏感，包括家庭的目标、价值观和需求，将之作为测试和干预的重要考量因素。
- **理解重要的生态文化问题**：与家庭以其独特的文化视角看待障碍的方式保持一致十分关键。理解家庭的日常活动很重要，因为它传达了与其他重要相关人员互动的生态文化效果。此外，学生的成果的意义应该是与家庭的价值观、信念以及学生本身独有的特征相关的，并且这些成果应该在不同情境中也能得以持续（Bernheimer et al., 1990）。

- **理解综合的文化概要**：综合的文化概要可能包含家庭的工作模式、经济问题、家务和育儿任务的分工、健康问题、婚姻角色、同伴网络等方面。这些概要可以在为儿童和家庭设计干预项目时提供有帮助的信息。

- **理解个人主义和集体主义文化的差异**：个人主义文化尊重和强调独立性、个人的成功以及个体的成就（Greenfield et al., 2006）。与之相对，集体主义文化重视和强调集体的成功。需要尊重家庭的文化，设定多元化的目标，这些目标在文化中是有用并且可以被接受的，是将儿童置于自身文化的优势之上的。

- **协调并教育**：一些文化的干预可能与西方文化价值观并不相符。当差异出现时，教育家庭并相互协调创建一个相互接受的干预项目是非常重要的。

- **匹配家庭与治疗提供者**：当家庭与治疗提供者有着相同文化背景时，成果和消费者满意度都有所提升。相同文化背景的前提为家庭提供了以母语沟通的机会，并且对家庭而言，与理解自己文化价值的治疗师合作可能是很重要的。

总结

从生态文化学角度来看，逐渐积累的研究表明在设计和执行干预计划时，理解、融入并对家庭的社交与文化环境、信念与价值观的关键部分保持敏感势在必行。通过加入文化和语言多元化 ASD 个体的独特信念和价值观，服务提供者更有可能帮助个体做出对家庭而言有意义的进步。因此，对服务提供者可以如何得到培训以结合核心文化价值观这一点进行集中调查迫在眉睫。

学习提问

1. 列出几个在与多元文化群体合作时需要考虑的生态文化领域的例子。

2. 描述可能导致对 ASD 症状理解不同的文化差异。

3. 讨论个人主义和集体主义文化之间的差异，并举例说明这些差异可能会如何影响目标设定和干预。

4. 列出几个可能需要满足文化多元化家庭需求的干预流程例子。

5. 列举几个可能需要用与西方文化兼容的干预方法对家庭进行教育的情形。

6. 列举几个在西方价值观和其他文化之间可能存在的文化差异的例子。

7. 为什么为家庭匹配相似文化和语言背景的治疗师很重要？

8. 概述对家庭的文化传统和价值观保持敏感并予以考虑的重要性。

第 2 部分

初始阶段：
早期干预

第 4 章

对婴儿和学步儿的干预

Jessica Bradshaw, Lynn Kern Koegel

目标 1 了解 ASD 的早期症状，以及高风险婴儿和学步期儿童表现出的危险信号。

目标 2 熟悉干预过程中对前语言阶段婴儿使用的适应性措施和策略。

目标 3 学习如何教学家长对婴儿和学步期儿童执行改编关键反应训练（PRT）的策略。

目标 4 熟悉为家长提供婴儿和学步期儿童 PRT 教育所带来的积极成果。

目标 5 学习如何对婴儿和学步早期儿童使用动机策略。

本章描述了出现在儿童早期的 ASD 症状和危险信号，并且讨论了与高风险婴幼儿及其家庭有效合作的方法。早期干预对 ASD 儿童的长期结果有着积极影响；家长在孩子的婴儿期和学步期与之有大量相处的时间，他们可以学习执行从 PRT 干预中改编而来的策略。

早期诊断的指南

ASD 是一种神经发展学障碍，通常在个体出生后的前几年有所展现。正如第 2 章中所提及的，ASD 的诊断特征被归为两大类：（1）社交沟通和社交互动上的缺陷；（2）狭隘、刻板的行为模式、兴趣或活动（American Psychiatric Association, 2013）。在婴幼儿期，这些特征可以由心理咨询师、言语治疗师或其他有资格的个体进行评估，包括直接的诊断测试，对家长进行有关孩子行为的访谈，以及对发展、语言和社交沟通的标准化测量（Saulnier & Ventola, 2012）。婴幼儿期的社交沟通和狭隘兴趣或重复行为还可以由临床工作者通过行为测试进行评估，比如《自闭症婴儿观察量表》（Autism Observation Scale for Infants; Bryson, Zwaigenbaum, McDermott, Rombough, & Brian, 2008），《自闭症婴儿诊断观察表》（Infant Autism Diagnostic Observation Schedule; Lord et al., 2012），以及《沟通和标志性行为量表》（Communication and Symbolic Behavior Scales; Wetherby & Prizant, 2002）。此外，像《马伦早期学习量表》（Mullen Scales of Early Learning; Mullen, 1995）或者《贝利婴幼儿发育量表》（Bayley Scales of Infant and Toddler Development; Bayley, 2005）等认知测试也可以帮助评估婴儿或儿童对比同龄同伴的总体发展阶段，包括非言语的问题解决、粗大与精细动作技能，以及表达性与接受性语言。开展一项综合的评估，并直接观察婴儿或儿童在所有相关场景中的表现，对于评估其症状对日常生活的影响十分关键。虽然对不足 24 个月的婴幼儿进行ASD 的诊断并不总能实现或得到保证，但是由经验丰富并且有着 ASD 相关专业背景的临床工作者开展的综合性评估，可以为儿童的优势以及弱势领域提供深刻的见解，而对于这些领域就可以使用 PRT 的策略进行针对性干预。对于诊断和治疗 ASD 高风险婴幼儿而言，了解社交沟通技能如何在一般发展儿童身上萌芽，以及与 ASD 相关的早期社交沟通及其他行为极为关键。

一般发展婴幼儿社交沟通的萌芽

在美国，ASD 确诊年龄的中位数在 4—5 岁（自闭症发展障碍监控网络检测 2010 年主要研究者，2014），然而社交沟通能力的萌芽可能早在 2 个月的时候就开始了（Malatesta, Culver, Tesman, JShepard, Fogel, Reimers, & Zivin, 1989）。社交沟通被广泛定义为，个体使用语言和非语言策略与他人进行互动的能力。社交微笑在 2 个月左右萌芽，是与社交沟通相关的首批发展里程碑中的一个。到 6 个月的时候，婴儿在与成人的互动过程中持续出现相互分享的积极感受和有来有往的社交微笑（Parlade et al., 2009）。在家长—婴儿互动中，婴儿的感受度很高，他们有至少 20% 的时间会对着父母微笑（Fogel, Hsu, Shapiro, Nelson-Goens, & Secrist, 2006; Messinger, Cassel, Acosta, Ambadar, & Cohn, 2008）。在大约 9 个月之后，婴儿开始使用咿呀学语的方式进行沟通，用姿势协调眼神接触和社交微笑。这个年龄阶段的婴儿可以在协调眼神接触的同时伸手去够想要的东西，在社交互动时看着照顾者并微笑。这个阶段的咿呀学语不仅是语言发展的重要前兆，还能够促进社交互动，比如一来一回的模仿活动。在 12 个月的时候，婴儿的沟通主要以协调的姿势、眼神接触以及初语的萌芽为特征。这个年龄阶段常见的姿势包括，婴儿给照顾者某样物件以寻求帮助或进行分享，给照顾者展示某个物件以寻求关注，看着照顾者的同时去够或指某个物件。婴儿还能够理解并对成人的姿势做出回应，例如跟随他人指的方向，并在成人伸手的时候给出物件。他们还能够对语言做出反应，比如，在叫到自己名字的时候会看过去，能够识别熟悉的词汇。

　　在 1—2 岁，婴儿的社交沟通和游戏技能会以惊人的速度增长。在语言发展方面，一般来说，婴儿会在 18 个月的时候说大约 10 个有意义的词；在 21 个月的时候组词；并且在 24 个月的时候能够说简单的三字句子，可使用的词汇至少有 50 个。在他们最初的核心词汇中，社交提问以一种原始的方式萌芽，比如发出"哒"的音来示意父母命名物件，并从中学习词汇。婴儿的游戏也会在这个阶段得到爆炸似的扩展。6 个月时简单的一来一回社交互动游戏（比如躲猫猫和唱歌），会在 2 岁的时候扩展为复杂的物件假扮游戏，例如给玩偶宝宝喂食。

与 ASD 相关的早期社交沟通特征

　　调查自闭症高风险婴儿的前瞻性研究，在孩子 12—24 个月的时候发现了一些可能的早期标志。在社交互动中，ASD 婴儿较少出现眼神接触、微笑、愉悦的表情，并比一般发展的同伴表现出更少的社交兴趣（Bryson et al., 2008; Ozonoff et al., 2010; Rozga et al., 2011; Wan et al., 2013; Zwaigenbaum et al., 2005）。12—24 个月的 ASD 婴儿还更少注意到环境中的社交元素，比如人物，反而会将人物的注意力引到物件上。

当表达性语言的里程碑（比如，咿呀学语、初语和组词）没有按时出现时，社交沟通就会成为 ASD 婴儿家长最初的也是最大的担忧（Turygin, Matson, Williams, & Belva, 2014）。姿势，像递给或用食指指，也可能没有在 24 个月之前出现。一些 ASD 婴儿确实可以使用字词和姿势进行沟通，但是他们的沟通似乎只是出于非社交性目的，比如要求一个想要的物件，而不是主动发起一次社交互动。语言的即刻重复，也被称为"仿语症"；或者反复复述之前听到的话语，也被称为"脚本言语"，都是异常的婴儿语言特征，有时候也会出现在 ASD 儿童身上。接受性语言发育迟缓的信号也很常见，包括对自己的名字没有反应，以及不会追随照料者用手指的行为。

狭隘兴趣和重复行为的早期标志

ASD 的第二大诊断类别为狭隘兴趣和重复行为，通常在儿童早期阶段会更为强烈地表现出来，但仍然可以在婴儿期被观察到。在 12 个月的时候，婴儿可能会对物件表现出强烈或者"极度专一"的注意力，贴近物件进行视觉检查，或者出现对玩具和物件的重复性行为。

不过，请注意，我们刚刚描述的一些婴儿期 ASD 特征也可以是非常规性发展的一部分。比如，婴儿是通过重复成人说的话来学习语言的。同样，婴儿也是通过重复性行为来探索物件的，比如敲打和掉落。即使是抖手，也是正常发展婴儿的常见行为。因此，对自己的婴儿有所担忧的家长应该寻求有 ASD 专业背景的专业人士的引导，这是非常重要的。

图 4.1 列出了儿童在 2 岁前表现出的可能被认为是早期预警的特征和行为，这意味着儿童并没有按照一般发展的路径成长，可能有很高的风险被诊断为 ASD。

ASD 的早期预警	
6 个月	• 较少的社交微笑 • 不频繁的发声
9 个月	包含以上全部内容，外加： • 没有或很少出现一来一回的咿呀学语 • 在双方互动中，积极感受缺乏或者较少 • 没有或很少对姓名有反应
12 个月	包含以上全部内容，外加以下内容（其中有些可能会更早被注意到）： • 在眼神接触上有困难 • 比起人物，对物件更有兴趣 • 对物件有"极度专一"的注意力 • 没有或很少模仿（例如，拍手） • 在沟通中较少出现积极的感受 • 没有或很少对名字有反馈 • 对语言的反馈率有所降低 • 较少或没有发声或咿呀学语 • 使用姿势的次数不频繁（例如，给、指和展示） • 没有主动发起或者对互联注意的反馈
24 个月	包含以上全部内容，外加以下内容（其中有些可能会更早被注意到）： • 没有假扮类游戏 • 对语言和姿势的反馈率降低 • 语言的迟缓 • 总体的沟通减少，尤其是出于社交目的 • 仿语症 • 重复性行为（例如，鼓掌） • 对物件小的部件有兴趣，而不是整个物件（例如，汽车上的轮胎）

图 4.1　2 岁前 ASD 的早期预警

早期诊断和干预的重要性

ASD 的尽早诊断对认识个体弱势领域并尽可能快地开始早期干预十分关键。图 4.2 描绘了之后被诊断为 ASD 的幼龄儿童与一般发展同伴在发展轨迹上的不同。

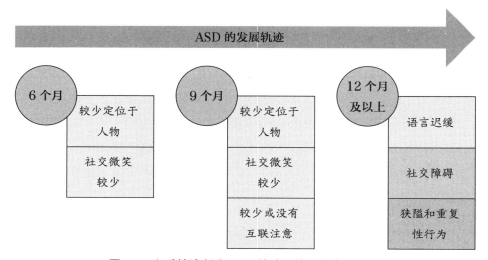

图 4.2 之后被诊断为 ASD 的孩子的一般发展轨迹

更早的干预能够带给 ASD 儿童更好的预后，那些在 24 个月被确诊的 ASD 儿童到 4 岁时获得了显著的进步（Chawarska, Klin, Paul, Macari, & Volkmar, 2009）。出于这些原因，我们对 PRT 进行了多方面的调整以应对那些出现 ASD 特征和行为的婴儿的需求。PRT 的动机策略对所有儿童都是有益的，不管他们有没有自闭症。因此我们推荐对任何有患自闭症风险的，或者对即使没有被诊断为自闭症，而只是在社交参与或社交沟通上有困难的婴幼儿使用这些动机策略。

对婴儿和学步儿的干预

最新涌现的一些研究表明了在出生的第一年和第二年进行早期干预的可行性以及有效性。从理论上来讲，如果实践者可以在很早期就瞄准非典型性行为，那么我们也许能够帮助婴幼儿在更小的时候进入更好的发展轨迹。但是，值得注意的是，这类研究仍然是少量的。婴幼儿的气质和行为存在极大的可变性，因此我们一般会集中于那些在一段时间内的重复测试中都稳定表现出 ASD 早期预警的婴幼儿。我们的研究还表明，6 个月大的婴儿在与父母互动中的低积极社交参与度并不能作为 ASD 的预测指标，但是它与总体的低社交反馈率有关（Bradshaw, 2015）。如果社交反馈率在一段时间内都很低，这会是 ASD 的一个早期预警。因此，早期婴儿社交行为的重复观察，外加标准化测试，可能可以帮助区分表现出 ASD 早期预警的婴儿与一般发展的婴儿（Bradshaw, Koegel, & Koegel, 2017）。

另外一个需要考量的因素就是，语言发展正常者一般在出生第一年也不会出现初语。因此，第一年的干预应该集中在前语言技能上，而非表达性语言沟通本身。也就是说，干预可能会集中在改善社交互动、积极的参与、互联注意，以及其他重要的前语言行为之上。在第二年开始时，干预可以针对意图性沟通进行，例如初语和近似初语。

在针对 24 个月或更小的有 ASD 风险或已有诊断的婴幼儿进行干预的文献综述中，布莱德肖等人（Bradshaw, Steiner, Gengoux, & Koegel, 2015）描述了在改善早期症状上显示出有效性的干预程序，其中只包含了那些有系统性和实验性研究设计（例如，单一实验设计、随机对照实验和准实验设计）的研究（个案历史研究被排除在外）。大多数的有效干预都是从之前被证实对年龄稍大一些的 ASD 儿童有效的行为程序中改编的。我们希望大家清楚的是，接下来的这些有效干预方法都坚持了本书在第 1—3 章中介绍的 PRT 中心原则，虽然这些具体的策略都经过了一些改编或调整以适应于这个年龄的群体。还需要注意一点，在对婴幼儿的干预中，家长的角色有着极为关键的作用。

在婴幼儿自然环境中以父母为中介的干预好处

有趣的是，对小于 24 个月的婴幼儿的有效干预都趋向于以父母为中介（Bradshaw et al., 2017）。也就是说，家长不仅要学习干预的流程，还被鼓励在干预环节之外执行。此外，大部分的家长教育环节都在婴幼儿的自然环境中执行，大多数都使用了"练习—反馈"的模式，也就是由家长执行干预，然后从 ASD 的专业人士那里获得反馈。家长与专业人士的这种合作关系对教学儿童自然技能有着极为重要的好处，使得这些自然的技能可以很容易地在日常环境中使用，以消除对困难且耗时的综合策略的需求，例如需要在多个不同环境中教授目标行为。此外，以父母为中介的方法可实现性也非常高，因为从专业干预的时间及花销上看，这通常都很有效率。换句话说，在前几年内，ASD 儿童与其同伴之间的行为差异较小。我们的目标是在儿童很小的时候针对这些需求，使这些差异不至于增加或者扩大，并且不会发展出相关的行为问题。大多数的干预文献都在探讨建议自闭症儿童所必须接受的干预小时数，而其结果为，干预一般需要每周 25~40 小时（请看 Lovass, 1987; Scheinkopf & Siegel, 1998 的建议）。这个总成本对很多家庭而言都是不堪重负的。然而，通过家长教育模型，家长可以在儿童醒着的所有时间段内执行干预。因此，这种类型的干预可以有效泛化习得的技能并降低成本。大多数情况下，针对婴幼儿的家长教育环节的执行时间是每周 1~2 小时。有了家长的积极参与，这种类型的模式会减少与泛化相关的问题，并为婴幼儿提供持续的治疗环境。

对前语言期婴幼儿使用调整后的 PRT 的好处

许多研究都显示了对婴幼儿使用调整后的 PRT 干预的有效性。其中一项研究对 4—9 个月的前语言阶段的婴幼儿使用了调整后的 PRT 干预，这些婴幼儿在与父母的互动中持续表现出低或不稳定的参与度、对姓名无反馈、较少的眼神接触以及平淡或中性的感受（Koegel, Singh, Koegel, Hollingsworth, & Bradshaw, 2013）。这项研究包含了下列几部分：

1. 用基于优势的方法评估引起婴幼儿积极感受的活动，并确定哪些活动是儿童喜欢的；
2. 家长在最初的干预环节中让婴幼儿进行儿童喜爱的活动，并且做到任务变换；
3. 将儿童喜爱的活动与那些引发中性反馈的活动进行穿插，以提升婴幼儿在这些活动中的感受度和参与度。

这项研究中的构成部分以及结果将在下面进行描述。

基于优势的评估方式

PRT 的干预方法使用了基于优势的积极行为方法，评估那些能够引发婴幼儿积极感受的领域（Koegel et al., 2013）。在这项研究中，我们首先对与儿童玩耍的家长进行了录像，之后对家长引发儿童积极感受的次数进行计数。大多数情况是，婴幼儿对大多数活动的反馈都是平淡的。然而，有一些活动却引发了婴幼儿的积极情绪，比如微笑。引发积极或中性感受的特定活动对每个儿童而言都是不一样的。比如，一位妈妈在玩类似于躲猫猫的游戏，她亲吻和轻揉宝宝，并发出类似于动物的或其他的声音，婴儿对所有这些活动都没有积极的反应，保持中性或不感兴趣的状态。然而，有 3 个活动引发了婴儿的微笑和眼神接触，分别是妈妈说"我要来抓你啦"，妈妈扮鬼脸，以及妈妈轻轻地咬宝宝的脚趾和手指。另一个婴儿，在妈妈唱歌、玩拍手游戏、躲猫猫和做鬼脸的时候，都表现平淡。但是，当妈妈把他提起来说"哇"，给他挠痒痒，震动嘴唇发出声音，以及一边说"快快走，小马！"一边抱着他在大腿上跳时，婴儿出现了眼神接触和微笑。因此，能够引发高感受度的活动在每个婴儿身上的差异性非常大，必须做个别化的决定。一旦我们确定了每个儿童有反馈的三四个活动，我们就将它们称为"儿童喜爱的"活动。

在儿童喜爱的活动中进行有任务变换的亲子互动

在开始干预的时候，我们会让家长只参与那些儿童喜爱的活动。显示可以改善动机的第二个部分——任务变换——也被融入其中。我们要求家长短暂（大约 10 秒）进行每个儿童喜爱的活动，然后循环这些活动共持续 5~7 分钟，之后再带儿童简单散步。因为婴幼儿在不参与活动的时候，会习惯性将注意力集中在物件上（例如，天花板上的风扇），散步可以让我们有机会给家长提供反馈，而不让儿童有额外的时间把注意力放在物件上。我们不希望这些没有活动的休息时间给儿童提供机会，让他们将注意力集中在无生命物件上，这可能会被解读为对不社交的奖励。与家长的散步可以在每个干预循环后为儿童提供社交性休息的机会。此外，我们还希望留意，家长与婴幼儿双方保持积极感受度和高度被唤起状态的时长。在临床环节中，这整个过程每周都会重复进行一个小时，建议家长能够在一天中穿插进行这些活动。

在一周的家长教育后，婴幼儿在干预环节中的积极感受度展现出了极大的进步。也就是说，他们在干预之中以及之后都显示出了更多的兴趣，也表现得更快乐。具体来说，他们在活动中更为投入、更警觉，也更积极。此外，数据显示，他们在干预之中以及之后微笑和大笑的次数都有所增加。

将儿童喜欢的活动与中性活动进行穿插

当婴幼儿在连续 3 组游戏活动中都表现出高感受度后，我们开始将中性活动穿插其中。穿插的目标是进行条件性训练，在儿童展现出积极感受度的活动中扩展他们对更多活动的接受度。逐渐并系统地，让更多的中性活动加入进来，直到儿童在整个环节中的感受度都得到了改善。这项研究的结果表明，在干预后，婴幼儿的反馈率、对活动的注意力以及投入度都得到了提升。同时，婴幼儿在亲子互动中微笑和大笑的次数变得更多，并且在叫到自己的名字时，眼神接触和反馈度也都有所改善。在家长教育环节结束 2~6 个月之间收集的追踪数据证实，干预的积极效果会延续。这项研究为第一年干预执行的效度和成功提供了保障。

对学步早期儿童使用调整后的 PRT 的好处

其他研究主要集中在对 12 个月大的婴幼儿进行 PRT 干预上。比如，斯坦纳等人（Steiner, Gengoux, Klin, & Chawarska, 2013）选择了一些出现 ASD 相关的早期症状（例如，缺乏对指向的反应、较少的眼神接触、较少的发声、重复性行为等）的学步期儿童作为参与者。学步期儿童在《自闭症诊断观察表——学步期儿童模块》（Autism Diagnostic Observation Schedule-Toddler Module, ADOS-T）上的打分范围是：从中等或严重，到很少或没有担忧。所有的参与者都有被诊断为 ASD 的兄弟姐妹。这项实验集中在教学意图性以及功能性沟通尝试上，比如眼神接触、姿势（例如，展示和递给）和发声。PRT 包含以下几个部分：

1. 遵循儿童在刺激材料上的选择；
2. 为沟通提供清晰的提示；
3. 穿插维持性和习得性任务；
4. 使用自然强化物并立即给出；
5. 奖励有目标的沟通尝试。

家长参加每周的练习和反馈环节，期间他们会给婴幼儿提供沟通的机会，并在他们使用了功能性沟通后提供喜爱的物件。重申一遍，目标是让家长在环节中执行整个流程。这项研究的结果显示，所有的孩子都在眼神接触、发声和姿势上有所提升。

同时，家长也报告了对干预的高满意度。他们还报告道，项目对学习如何让儿童玩耍和反馈很有帮助。这一点很重要，因为很多针对 ASD 群体的干预方法都对家长的执行要求颇为严苛，使家长变得更加焦虑。

对学步后期儿童使用调整后 PRT 的好处

另一项 PRT 研究集中在了如何对 15—21 个月大的学步期儿童教学表达性初语之上（Bradshaw, Koegel, & Koegel, 2017）。这些学步期儿童都在沟通上展现出严重的迟缓，只能使用 2~4 个表达性词汇。此外，他们还出现了重复性行为、发脾气以及社交困难。这项研究也要求每周对家长进行一个小时的督导，总项目共持续 12 周。这些干预环节都是在自然环境中执行的，比如儿童的家里或小区附近的公园，在此期间家长被教授了 PRT 的核心动机元素。具体来说，他们被教授了：

1. 遵循儿童的引导；
2. 获得儿童的关注；
3. 为表达性词汇提供清晰和准确的提示；
4. 将儿童已经在使用的词（维持性任务）与新词汇的提示（习得性任务）进行穿插；
5. 对于儿童出现的任何言语尝试或清晰的词汇表达，给予强化物奖励。

在这项研究中，家长使用了儿童喜爱的物件；家长被教学通过命名儿童喜爱的物件进行语言示范，然后在给出物件之前先等待儿童的反馈。类似的手段也被用在维持性词汇上，但是对于这类词汇，成人并不会主动提供语言示范。而只是拿着儿童想要的物件，提供大约 10 秒的延迟，等待儿童在没有提示的情况下对物件做出反馈。如果儿童没有反馈，那么家长会给出词汇的示范。

在 PRT 干预之后，所有的家长都在提示新言语沟通的次数上出现了很大的增长。与此同时，儿童在使用词或近似词来要求获得自己喜爱的物件的次数上也有了极大的增长。实际上，在基线的 10 分钟样本试探中，所有的孩子都在与父母互动时使用了 10 个或更少的词或近似词。在干预后，学步期儿童在 10 分钟样本试探中，使用了超过 50 个词或近似词。此外，他们的自发性言语也在干预后有所增加。

然而，参与这项研究的家长仍然对儿童的自闭症诊断表现出焦虑的情绪。（似乎这些焦虑并不会得到显著降低，直到自闭症的干扰性症状可以被消除。）不过，家长均报告自己在干预执行过程中感受到了焦虑减缓，也就是当干预是容易执行的，自己能够在干预环节之外使用 PRT 的策略，并且 PRT 的训练改善了他们与儿童的日常互动时。他们还报告在帮助儿童与自己进行社交和沟通时变得更有自信了。这些早期成效显现的事实表明了，成人在儿童 2 岁之前针对处理其症状所具有的好处。

案例史——利用动机来提升丹尼的社交参与度和感受度

在丹尼 5 个月的时候，他的妈妈开始对他们之间的互动困难有所担心。丹尼是家里的第二个孩子，所以妈妈注意到了丹尼与他哥哥之间的巨大差异。他的哥哥会微笑、大笑、轻声细语并且渴望关注。但是丹尼不一样。他总是盯着风扇或婴儿床上的电话。当妈妈叫他的名字时，他很少回应，而是更喜欢继续盯着自己选择的物件。当狗路过时，他也很少关心。挠痒痒和拥抱都很少给他带来情绪变化。虽然他是一个很好照顾的宝宝，很少需要关注，但是妈妈知道这里面存在问题。

丹尼在 6 个月的时候来到了我们的诊所。我们让他进行了《自闭症婴儿观察量表》中的一些任务。我们尝试获得他的关注，但是他更喜欢看着非人类的东西。当我们朝他微笑时，他没有回应微笑。当我们叫他名字时，他也没有看向我们，而是重复玩一些简单游戏，而像躲猫猫之类的游戏却完全无法吸引他。当我们挠他的肚子时，他表现得毫不在意。当我们将一些物件放在桌上时，他抓起了每个物件并放进了嘴里。总的来说，他的感受度和社交参与度始终都很低。丹尼的妈妈非常担忧，询问我们是否可以为丹尼提供一些早期的干预。

我们收集了几周的视频录像并进行了分析。我们的目标是找到任何可以引起丹尼积极的反应和高感受度的活动。我们寻找的是任何微笑或大笑以及眼神接触的瞬间。在丹尼和妈妈进行的多个活动中，我们找到了 3 个引起他轻度兴奋的活动。第一个是妈妈轻轻咬他的脚趾，第二个是她抱着他在膝盖上弹跳，第三个是妈妈发出有趣的声音时，他会有所注意并大笑。我们将这些活动选择为丹尼喜爱的。

我们在调整后的 PRT 干预中包含了让妈妈与丹尼一起短暂地进行 3 个活动（每个活动大约 10 秒），然后循环这些活动以提供任务的变换。通过这种方式，我们能够让丹尼带着高的感受度和好的眼神接触参与更长时间的互动。

　　我们还注意到在妈妈与丹尼互动后，她把丹尼放在了地板上，而他很有可能会盯着天花板上的风扇看。为了确保看风扇不会被作为丹尼的强化物，我们开始让妈妈带着他在儿童喜爱的游戏环节后进行简单的散步。在这些休息的间隙，我们会与妈妈谈论丹尼的行为、感受以及妈妈对干预流程的执行情况等。不久之后，丹尼开始每次都能在儿童喜爱的活动中表现出好几分钟的高感受度，因此我们开始逐渐并系统地加入一些中性的活动（有证据显示他在这些活动中展现出较低的感受度）。换句话来说，我们将那些丹尼没有出现微笑、大笑或眼神接触回应的活动视为习得性任务。我们将这些活动与儿童喜爱的活动进行了短暂的穿插，我们发现，丹尼开始对这些搭配的中性活动展现出更高的感受度。久而久之，我们逐渐加入越来越多的中性活动，丹尼逐渐开始更频繁地微笑、咯咯地笑并且出现更多的眼神接触，即使在他参与的是之前的中性活动时。我们鼓励丹尼的妈妈在一天中穿插进行这些活动，妈妈也教了丹尼的看护员如何执行这些流程。

　　在几个月内，丹尼在一系列的活动中都展现出了高的感受度。随着他的成长，丹尼表现出越来越少的 ASD 早期症状。在后期的追踪会议中，我们没有看到丹尼出现任何令人担忧的行为。虽然丹尼没有被确诊为 ASD，但是他很明显出现了 ASD 早期症状，并且在干预开始后有所缓解。理论上来说，很有可能是干预导致中性活动在经典条件操作下变成了积极的活动。通过这些初步的措施，这种类型的简单家长教育项目产生的减缓效果以及有效性可能对减少早期社交沟通症状有帮助，如果没有得到针对性处理，这些症状可能会被加剧。

核心理念：与婴儿、学步儿及其家庭进行有效合作

　　为了对婴儿和学步儿使用调整后的 PRT 策略并与其家庭实现最有效的合作，请记住以下几个原则。

- **家长的参与**：家长在婴儿和学步儿的自然社交对象中是第一位的，这使他们成了执行 PRT 自然教学策略的最佳人员。此外，家长与孩子相处的时间很长，因此他们可以成为儿童发展早期的"变革驱动者"。他们也能帮助其他人学习干预的流程，从而促进儿童在感受度以及恰当的言语和非言语沟通上的进步。很多 ASD 儿童在不能沟通的情况下会出现问题行为，因此尽早学习可替代的方法也许可以减少这些问题行为。

- **个体差异性**：婴儿的气质存在非常大的个体差异性。在评估婴儿的时候，临床专家重复进行测试是很重要的。如果在重复测试中婴幼儿都表现出了早期的症状，那么就需要确定干预的实施。

- **使用儿童喜爱的活动**：有效的干预研究都集中于孩子的优势。在面对婴儿和学步儿时，关键的首要步骤就是评估其喜爱的，也就是能够最大化社交互动的活动。

- **使用自然强化物**：选择儿童喜爱的物件和活动，让他们在做出目标行为后能有机会接触这些物件和活动。比如，研究显示 PRT 对初语和非言语意图性沟通的教学，可以通过有条件地给儿童提供喜爱的物件进行诱发。

- **变换任务**：反复尝试进行那些一般发展儿童通常都比较喜欢的活动，可能不适用于出现早期预警的婴儿和学步期儿童。确保变换任务，使得他们不至于被过度满足，以避免反馈的减少或问题行为的出现。社交互动中的休息也对改善觉醒机制颇为重要。

- **穿插维持性和习得性任务**：确保婴儿和学步期儿童体验到成功是尤为重要的。在提供一个有挑战性的任务（"习得性任务"）之前，可以先给出多达 7 个的简单任务（"维持性任务"）。

图 4.3 总结了对婴儿和学步儿使用 PRT 的目标和原则。

对于婴儿的关键反应训练

干预目标
- 增加亲子互动中的积极感受和社交兴趣

干预手段
- 家长教育
- 有反馈的练习
- 在干预环节之外，每周有 60 分钟的持续干预

PRT 策略
- 儿童的选择
- 任务变换
- 穿插中性和儿童喜爱的活动
- 强化

图 4.3 对于婴儿执行 PRT 的目标、干预以及策略总结

总结

　　总的来说，对于大多数后期被确诊为 ASD 的婴儿和学步期儿童而言，早期预警在他们出生的头两年内开始浮现。虽然婴儿的气质个体差异性极大，有一些可能偶尔看起来像是出现了早期的社交困难，但是当这些症状持续出现时，对 ASD 的担忧就会变得有根据。这个领域还需要更多的研究。不过，如果症状有所显现，那么 PRT 的干预可以帮助改善婴幼儿的感受度，并习得初语和沟通性的肢体语言。

　　大多数对高风险婴幼儿的干预都极为依赖家长的参与，以在婴幼儿大段醒着的时间内进行干预。总的来说，专业人员与家长每周定期合作，随后家长在整周内继续跟进使用干预流程似乎对提升社交参与度、感受度以及早期沟通都很有帮助。很重要的一点是，使用的干预方法需要既对婴幼儿而言是有效的，又要能减缓家长的焦虑。随着越来越多的研究涌现，对新生儿这个

群体的最佳干预手段也会持续进行发展。

学习提问

1. 为什么认识婴儿和学步儿的 ASD 早期预警很重要？

2. 哪些早期症状预示着婴幼儿在后续被确诊为 ASD 上存在很高的风险？

3. 作为一名实践者，你会如何区分某个早期预警是气质上的差别还是非常规发展的一部分？

4. 对于小于 12 个月的高风险婴幼儿，潜在的干预目标是什么？如果是大于 12 个月的婴幼儿呢？

5. 哪些 PRT 要点可以用于前语言阶段的婴儿？

6. 如何评估婴儿喜爱的活动？

7. 如何对婴幼儿使用任务变换？

8. 习得性和维持性任务的穿插概念可以如何应用于对婴儿的干预中？

9. 为什么教家长如何对婴幼儿执行干预非常重要？

第 5 章

教学初语

Lynn Kern Koegel，Daina Tagavi

章节目标

目标 1 学习一般发展儿童语言发展和词汇习得的相关内容。

目标 2 理解 ASD 儿童在语言理解和生成上存在的独特发展延迟。

目标 3 理解言语发展对 ASD 儿童在以后的青少年期以及成人期结果的重要性。

目标 4 熟悉 PRT 这项可以用以教学 ASD 儿童初语的循证干预方法。

目标 5 学习教学无语言 ASD 儿童初语的具体策略。

本章讨论了沟通在 ASD 儿童以及一般发展的语言学习者身上的差异。我们集中在发展早期显现的征兆上，也就是那些应该出现却没有出现的沟通性里程碑指标。我们还阐述了如果早期沟通性里程碑没有达到，发展后期可能会出现的潜在问题。最后，我们还描述了 PRT 针对初语的干预以及干预所预期的结果。虽然并不是每一个 ASD 儿童都能够学会将言语作为沟通的主要方式，但如果可以在学前期开始干预，大多数儿童都应该可以做到。PRT 的动机元素能够极大增加习得初语和表达性言语沟通的 ASD 儿童数量，这一点将在本章后半部分进一步描述。

理解早期语言的发展

儿童早期是社交和言语沟通发展的关键期。对还没有习得初语的孩子来说，随着年龄的增加，言语沟通将会变得越来越困难。在 5 岁之后，完全无言语的孩子中学会说话的比例很低。因此，意识到 ASD 的早期症状使得针对社交沟通和语言生成的干预可以尽早执行，这一点非常重要。在一般发展儿童的身上，语言发展以及沟通性行为的征兆最早在一周岁生日之前就开始萌芽了。在这个年龄阶段，一般发展的语言学习者喜欢参与各种非言语形式的沟通，例如通过社交微笑来表示自己对词语的理解，或者用姿势来获得家长的关注。这些早期的参与、关注和沟通不适，与最终赋予词汇特征的情绪、思绪和要求是一致的（Carpenter, Nagell, & Tomasello, Butterworth, & Moore, 1998）。在第一年后，更多功能性的接受性语言的习得开始逐步出现。大约 12 个月的时候，婴儿开始理解简单的词组并说出自己最初可以辨识的词。有时候，在沟通的发展上，男孩会比女孩慢一些，但是一些语言往来的形式，即使是咿呀学语或"喔啊"声，也应该是非常清晰的。在 12—18 个月之间，一般发展儿童的表达性词汇持续逐步发展，社交沟通的某些方面，例如叫家庭成员的姓名以及问候，也在此时开始出现。

到 18 个月时，没有言语迟缓的孩子一般都能够使用大约 12 个或者更多的表达性词汇，不需要提示和哄骗。在这个阶段，言语学习开始呈几何增长，这通常被称为"词汇迸发"或"字词爆发"（Fenson et al., 1994; Tager-Flusberg et al., 2005）。这个阶段的语言发展是独特和核心的，儿童开始理解字词的象征性和实用性本质，与此同时，他们开始使用词汇收集信息并对周围的世界做出推测和判断（Nazzi & Bertoninci, 2003）。在 2 岁左右，一般发展的语言学习者能够习得大量的词汇并开始将字词结合成简单的、一两个字的词组，其中大多数的言语表达都是围绕物件和人物及其相关的行为和互动（Tager-Flusberg et al., 2005）。

这个学习现象奠定了儿童早期语言的发展，因为其极有组织性和适应性的过程影响了幼龄儿童的思考方式，以及他们认为重要的事物。语言的学习过程因此变得不再随机，通过在非言语和言语沟通以及帮助学步期儿童顺利度过儿童期的不同功能之间形成清晰的联结，以促进个体的持续发展。如果没有这种发展模式，儿童会出现严重的短板，并在没有针对性干预时持续影响个体之后的发展和功能性生活。

ASD 儿童的早期沟通和初语

对家长而言，初语习得的延迟是最普遍和明显的 ASD 症状之一（Herlihy, Knoch Vibert, & Fein, 2015）。即使那些被确诊为 ASD 的孩子在非言语智力测试上的分数处于平均水平，他们说话的时间也通常比较晚，平均在 38 个月时才开始使用字词（Howlin, 2003）。虽然家长，尤其是那些之前已经有过其他孩子的，会报告儿童在许多领域的行为异常，包括社交互动、重复行为、缺乏游戏、无法理解他人等，但是大多数儿科医生和专家都不愿意在儿童出生的第一年就给出诊断（Oswald, Haworth, Mackenzie, & Willis, 2017）。然而，如果家长报告孩子的表达性语言没有出现时，一般都会被建议对孩子进行干预。

直至今日，对这些早期的前语言沟通异常进行系统检查仍旧是非常困难的，因为这个领域的大多数研究都依赖于家长的追溯报告，或者关于儿童的不持续家庭记录视频。不过，ASD 儿童的兄弟姐妹中约有 20% 的比例发展为 ASD，因此越来越多的研究开始检验这个高发群体的早期语言发展轨迹（Ozonoff et al., 2011）。通过研究高危人群，米切尔等人（Mitchell et al., 2006）发现，对比控制组和没有被诊断为 ASD 的兄弟姐妹，最终发展为 ASD 的孩子在早期语言和沟通上显示出显著的迟缓。早在 12 个月的时候，这组之后发展为 ASD 的孩子所能理解的字词和词组都显著偏少，非言语姿势也更少，偏离了语言的一般发展轨迹。此外，在 18 个月的时候，最终确诊为 ASD 的婴儿能够理解的词组和字词更少，表达的词汇更少，做出的代表性姿势也更少（Mitchell et al., 2006）。总体而言，这项研究以及其他前瞻性研究确认，儿童出现非言语沟通的迟缓，包括语用学缺陷、缺乏理解、低反馈率、不恰当姿势的使用，以及缺乏在一般发展儿童早期通常能观察到的用手指点和其他社交姿势，那么将最终发展为 ASD。（这些因素被呈现在图 5.1 中。）因此，未来的研究和实践可能有助于强调早期个别化监测的重要性，探寻非言语社交沟通模式和初语发展的迟缓，而这些也是 ASD 最早也最明显的标志之一。

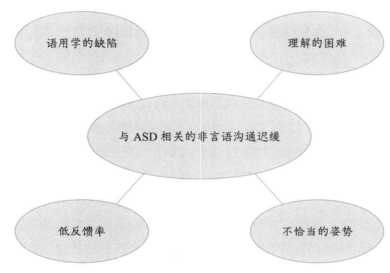

图 5.1　与 ASD 相关的非言语沟通迟缓

一旦幼儿被诊断为 ASD 后，研究发现他们的言语和沟通发展似乎与成人期结果存在直接的相关性。很多年前人们就知道，在早期非言语和言语上无法得到发展和进步的个体，在其一生中都有极大的风险出现更严重的障碍（Koegel, Koegel, Shoshan, & McNerney, 1999; Venter, Lord, & Schopler, 1992）。报告显示，在之前的几十年里，即使接受了干预，也仍旧有大约 50% 的 ASD 儿童没有发展出语言（Prizant, 1983）。此外，到学龄期仍旧没有如期使用言语沟通的孩子，在学校与同伴相处的独立化和集体化上都显示出了较差的结果（Howlin, 2005）。从更广的角度来看，霍林等人（Howlin, Mawhood, & Rutter, 2000）发现，与被诊断为接受性语言障碍的孩子对比，ASD 儿童早期的语言发展与成人期的社交功能存在更为显著的相关性，展示了这种迟缓对个体一生可能造成的广泛影响。

随着早期监测、诊断和干预的进步，报告显示如果在 5 岁之前（最好在 3 岁前）接受了高质量的（循证的）干预，大部分被诊断为 ASD 的孩子都有潜力将表达性言语作为他们最主要的沟通模式（Koegel, 1995; Koegel & Koegel, 2006, 2012; Koegel, Koegel, Harrower, & Carter, 1999）。因此，专业人士继续发展并改善针对婴幼儿早期语言发展的干预方法迫在眉睫，此外，还应该集中并广泛地传播和执行这些方法，让大部分存在早期沟通迟缓的孩子能够拥有更多机会获得人生的成功。

引出初语的干预方法：简单历史回顾

自从针对 ASD 群体的行为干预方法建立后，许多研究都集中在言语沟通的教学上（Hewett, 1965; Lovaas, 1966, 1977）。从 1970 年开始，这些干预的本质发生了变化。历史上，最早的干预集中在回合式教学上，这些方法最初在执行上非常费时费力。随后，它们逐渐朝自然化的方向进化，最终吸收了 PRT 强有力的动机元素，促进了言语和语言的快速发展。

早期干预：离散式回合教学

早年有效的干预方法使用的是回合式教学，通过一系列旨在帮助儿童模仿干预者言语的步骤性言语指导，教儿童注意成人并给出反馈（Lovaas, 1966, 1977, 2002）。其步骤包括，提示儿童模仿手部动作、口部动作和发音行为（通常是单个音节或元音辅音的组合），然后最终模仿完整的句子。虽然这种方法是有效的，但是它需要相当长的时间，花费上百次甚至上千次的回合来习得几个字。洛娃（Lovaa, 1977）在这个领域的早期开创性研究展示了两个要点：首先，对无言语的 ASD 儿童教学言语沟通是可以实现的，而之前他们都被认为是没有希望的；其次，语言的教学是一项艰巨的任务，有时候需要 9 万多次回合才能教会初语。

以自然主义干预为基础的 PRT

随着时间的推移，研究显示在这些早期行为干预中加入具体的动机程序能够促进沟通的快速习得，并且可以在教学环节中改善儿童和治疗师的感受度。也就是说，新的干预程序能够促成更快速的言语习得，还能够让儿童、家长和治疗师更快乐。

比如，一项早期的研究使用了应用行为分析中的离散式回合形式（传统的刺激 – 反馈 – 结果），但是与传统的应用行为分析不同的是，这个干预在自然和互动的场景中执行，并且使用了具体的动机元素（比如，儿童选择的任务）帮助促进行为的改变（Koegel, O' Dell, & Koegel, 1987）。具体而言，干预对个性化的学习情境做了独特的强调，其途径为：

- 儿童引导的互动；
- 自然和直接的强化物；
- 在已经习得的反馈之间穿插新教学的互动；
- 除了正确的字词外，强化儿童对沟通的努力；
- 集中于技能跨场景、活动和人物的泛化与发展（Koegel & Koegel, 2012; Rogers et al., 2006）。

在这项早期研究中，我们将 PRT 干预的前身称为"自然语言范式"。这些研究以及干预程序成了 PRT 的基础。

使用关键反应训练引出初语：具体的要素

针对初语的动机程序包括以下几个元素：（1）提供儿童的选择；（2）示范物件的言语命名；（3）变换任务；（4）使用自然和直接的强化物；（5）奖励对言语沟通的努力和尝试。这些在图 5.2 中列举的元素将会在接下来的内容中一一阐述。

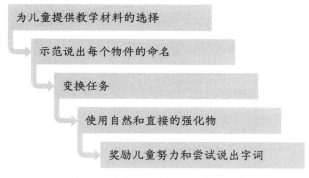

图 5.2 引出初语的 PRT 动机元素

提供儿童的选择

不是使用家长、教师、治疗师或其他提供者提前决定的教学材料，而是让儿童能够从他们极其渴望的、在自然环境中常见的一些物件或活动中进行选择。对于儿童的兴趣予以细致的关注，使得这些物件能够在干预环节得到使用。记住，喜好在每个干预环节，甚至在同一个干预环节中都有可能发生改变。因此，治疗师需要密切关注儿童，确保在儿童厌烦某个物件或活动时能够进行变换，使得儿童的爱好得到持续的评估。

示范物件的言语命名

当治疗师确定了儿童选择的物件或活动，接下来就应该示范儿童想要的物件或活动的命名。比如，你可以拿起物件并言语示范你希望儿童使用的命名（例如"薯片"），或你希望儿童想要参与的活动的名称（例如"秋千"），在提供儿童选择的物件或活动之前先让儿童进行仿说。确保整个流程非常清晰，儿童只需要简单说一个字即可。有的时候，成人可能会趁机加入很多额外的词，比如"看这里，看我拿到了什么。是你很喜欢的东西呢，你能说薯片吗？我知道你能说的。"而这很可能会对正在学习初语的 ASD 儿童造成混淆。此外，从我们临床的经验来看，使用肢体辅助引发初语的成功率并不高。也就是说，尝试用手塑造处于正确位置的、儿童的构音器官并不能帮助他们发出正确的音。与之相对，在最初只是简单地示范我们想要儿童学习的单个词是最有帮助的策略。与此同时，儿童很有可能会在开始言语沟通前先尝试过去所有曾经有效的沟通性行为，其中可能包括哭闹、抓和尖叫等问题行为，对此我们需要有所准备。你也可能会看到消失爆发的现象，也就是在儿童发觉那些不恰当行为不再可行之前，不恰当行为会变得越来越差。教学的最终目标在于让儿童学会，不恰当的沟通行为是无效的，而言语表达性词汇是有效的。

变换任务

混合起来。任何人都会对重复做一件事情感到厌倦。这一点对学习初语尤为重要，对于那些还没能在言语及其确保的强化物之间建立强有力联结的ASD儿童而言，大部分的学习状况都是令他们沮丧的。任务变换可以与强化努力联合进行。有时候，集中于少量词汇进行教学，比给儿童想要的每个物件都提供机会更有帮助。不过，需要注意的是，不要强化儿童的不恰当行为，比如用抓取行为来代替对教学回合做出的恰当反馈。为了开发儿童最大的潜能，你需要在保持他们高动机的同时，利用其喜爱的物件提供足够的教学机会，让儿童学习每个物件都有命名。因此，变换刺激物以满足儿童随时变换的兴趣可以减少干预的重复性，保持儿童的高动机。

使用自然和直接的强化物

建立反馈与强化物之间的直接关联。如果你同时还与儿童选择的物件相结合，那么该物件可以被用作自然的奖励。大多数幼龄的 ASD 儿童都能学会通过言语提要求（或者尝试用言语提要求）来获得想要的物件。当儿童在尝试用言语要求物件时，请立刻满足。这样，用言语提要求和获得极为渴望的物件或活动的积极结果之间的联系就会让儿童更有动机在将来再次使用言语。干预目标不仅是教学手头的具体任务，还需要让儿童知道自己的反馈与其结果是存在关联的。这将会增加儿童对任务反馈的总体动机水平。

奖励努力和尝试

有一些儿童在初次尝试时就能够说出清晰的词，但有一些儿童的初语就没有那么清晰。重点在于强化儿童任何尝试用言语进行的反馈，而不是在这个学习词汇的早期阶段要求完美的正确反馈。过去，回合式教学或传统教学方法要求通过一个严格的塑造范式进行系统的奖励，只对那些在朝向成熟的完美用语上有所进步的反馈进行奖励。然而，研究显示这些初始的言语学习步骤非常脆弱，如果儿童在言语沟通上付出了努力，他们就应该得到奖励。奖励尝试和努力的有效性在凯格尔等人（Koegel, O' Dell, & Dunlap, 1988）的研究中得到了阐述，具体内容也将在接下来的章节中出现。在给出奖励时，确保只有目的性的努力和尝试才可以得到奖励，除非儿童的反馈是清晰地以目标为导向的，否则无法得到奖励。

加入动机元素的研究支持

在关于初语的早期研究中，我们发现使用传统教学法教学时（没有前面所提及的动机元素），很多儿童在干预环境之外并不会自发性说话。也就是说，即使他们已经开始说话了，他们也没有在任何自然的情境中使用学习到的词汇。然而，加入了 PRT 的元素之后，当所有自然的和引发儿童动机的物件到位时，他们的自发性言语数量和频率在教学环节之中和之外都开始增长。在这些成果中，最为重要也是最为独特的一个方面是，习得的内容能够泛化到新的场景中，使得动机元素对儿童总体的功能和幸福感产生有力而强健的效用。这些发现强调，针对动机这个关键领域促成年幼无言语儿童高效且有效地发展出初语是十分重要的。实际上，这些成效并不局限于目标言语，还对其他言语、语言、感受度、社交行为的增加，以及问题行为的减少产生了连带效应。干预中的动机元素似乎针对的是自闭症的一个关键和核心的领域，因而带来了极为广泛的进步，这些进步不仅体现在针对的具体目标行为上，还有自闭症的总体症状。这也是为什么我们最终将这种干预程序命名为"关键反应训练"的原因。

正如我们之前所提及的，奖励言语沟通的尝试和努力是很重要的。凯格尔等人（Koegel et al., 1988）发现，坚持完美构成的词或至少与儿童之前的努力一样好的、近似的词可能并不是让儿童使用初语的最佳方法。在 PRT 的干预中，治疗师会强化儿童在发音时做出的任何努力，只要努力是目的性的，以任务为导向的，不管这个努力是不是完美的正确发音，也不管这次的努力是否比上次更好。比如，如果治疗师在儿童坐在秋千上的时候提示儿童说"秋千"，那么只要儿童（1）将身体或脸朝向治疗师，（2）发出任何正常音量的声音意图沟通自己想要荡秋千的意愿，治疗师就可以提供一个自然强化物（例如，帮儿童推秋千）。治疗师给儿童的发音提供了强化物，并没有要求发音必须完全与目标词汇相似，或者这次的发音比上一次要好。这种强化努力的独特方式不仅可以激励儿童发更多的音和发更近似的音，还可以增加儿童在快乐、兴趣和愉悦领域上的感受度分数。也就是说，当所有集中于词汇的努力（还有他们正确的反馈）都得到奖励时，儿童表现出更高水平的投入度，笑得更多，更感兴趣，并且出现更多的恰当行为。就像大部分的反馈都早已存在儿童的技能范围内，而我们的任务就是把这些词引导出来，而不是枯燥乏味地塑造每个动作反馈。

值得注意的是，在 4 年后的追踪调查中发现，年龄较小的孩子（从 3 岁 3 个月到 11 岁 9 个月）在接受了 4 年集中于强化言语努力和尝试的治疗后，都有了较好的言语能力。在持续 10~20 分钟的短暂对话试探中，这些儿童都说了 75~122 个词。与之相对，接受了 4 年传统回合式运动语言教学法的孩子，基本上还是无言语的，在对话试探中没有说话。也就是说，传统离散式回合教学法可以帮助儿童在干预环节中学会使用词汇，但是他们并没有在干预之外的自然对话互动中使用这些新习得的词汇，因此从功能性上讲仍旧是无言语的。

这些发现强调了，奖励 ASD 儿童的努力以影响动机这个核心领域的必要性，并且其重要性并不局限于针对儿童的初语教学，对其他所有的行为都是适用的。实际上，后续的研究显示，PRT 带来的广泛言语和语言收效仅仅是冰山一角，这一点会随着你深入阅读本书的其他章节后会有所体会。动机在干预中的地位尤为关键，有大量的证据显示儿童在接受 PRT 干预后，在言语、语言、社交行为上都有巨大和广泛的成效，问题行为也得到了减少。

为言语沟通创造充足的机会

当 ASD 儿童开始使用词汇后，为他们继续使用词汇创造足够的机会非常重要。除了之前已经描述过的具体动机元素之外，还有两个极其重要的元素需要谨记：家长和照料者在治疗中的角色以及行为惯性的效用。

家长和照料者作为干预的中介方

除了具体的动机元素之外，干预的其中一个关键点就是将家长或照料者作为干预传达的中介方。尤德和沃伦（Yoder & Warren, 2002）的一项研究发现，将家长教育元素——旨在教家长如何在家为儿童提供学习机会——与自然主义沟通方法相结合，能够极为有效地教 ASD 儿童发展出初语。这种专业干预方法和家长后续行动的结合甚至还能促进泛化，使儿童能够在新的环境中进行自发性的言语沟通。

行为惯性的力量

崔欧力等人（Tsiouri, Simmons, & Paul, 2012）在这些发现的基础上，尝试通过利用行为惯性的概念来增强已经加入动机元素的标准回合式教学的干预成效。行为惯性指的是"拒绝改变或强化的行为"（Nevin, Mandell, & Atak, 1983）。获得初语的第一步通常都是模仿词汇，因为 ASD 儿童大多都在模仿上存在困难，所以学习的过程可能是极具挑战性和令人沮丧的（Rogers, Hayden, Hepburn, Charlifue-Smith, Hall, & Hayes, 2006）。行为惯性的原则认为，教儿童一系列"简单"行为可以制造出惯性，用以提高他们掌握一个更困难的新行为的动机。将这个概念融入干预的初始阶段后，能够强有力地保持儿童的动机和参与度，使他们即使在遇到困难任务时仍旧可以享受干预，并且更有可能给出反馈。

更深入的研究显示，那些获得最多成效的 ASD 幼儿与两大要素有关。一个是确保家长正确执行了 PRT 的动机元素；另一个是家长给儿童提供足够多的机会让他们练习说话（Hardan, 2017）。因此，为了实现最佳效果，家长需要学习独特的 PRT 策略帮助 ASD 儿童学习用词，与此同时，在一天中向儿童提供多次练习机会。

PRT 干预的有效性和泛化性都强调了家长参与干预过程的重要性，在针对初语进行干预时，需要教家长有效度地执行 PRT 程序并确保他们给儿童提供了足够的言语练习机会。让家长成为其孩子所采用干预方法的"准专家"可以确保干预得到持续和自然的实施，使儿童在言语上得到更为迅速和强有力的进步，以获得该领域最佳的预后结果。

针对没有反馈的孩子

虽然 PRT 的干预在许多研究中都显示出了有效性，但仍然有一小部分儿童即使接受了密集的干预，依旧没有发展出言语（Koegel, Shirotova, & Koegel, 2009）。对于这些儿童，我们发现使用定位线索、嵌入式词组，以及利用已经在儿童技能范围内的发音可能会有帮助。

定位线索

除了动机的问题之外，似乎还有另一个十分重要的关键领域：定位线索。也就是说，一些儿童在初语干预中并没有集中注意力，或者没有定位在重要的相关线索上。为了针对这组极为抗拒、顽固的孩子，作者及其同事尝试在给出言语示范的即刻之前使用先行的个别化定位线索，以帮助儿童将注意力从治疗环节中的无关线索上重新引导回来（Koegel et al., 2009）。干预方法为 PRT。不过，在示范目标词汇之前的 1 秒内，治疗师会使用个别化的动机定位线索将儿童的注意力引到自己的身上，比如击掌、拥抱或示范动作。与 PRT 动机程序一致，治疗师在儿童出现任何目的性和以任务为导向的发音或正确词汇后，立刻提供自然强化物。加入定位线索后，儿童在干预后的功能性词汇习得开始增长，并且在 6 个月的追踪数据中仍显示了持续增长的趋势，其证据如下：

- 第一个孩子在基线 29 周没有语言，但在追踪时开始使用完整的句子。
- 第二个孩子在基线 17 周只有极少的进步，在追踪时开始使用两三个字的词组。
- 第三个孩子在基线没有语言，在追踪时开始使用一些字词。

这些都是之前接受了多个月的干预仍旧对 PRT 没有反馈的孩子，但当他们的注意力集中于相关线索后，言语反馈就开始出现了。此外，大多数儿童在接受了仅仅几个月的定位线索干预后，就能够从之前常规的干预程序中持续受益，因而没有必要继续使用定位线索。看来，一旦儿童学习到相关的线索来自教师后，他们就可以不需要额外的提示继续定位在教师身上。这些发现不仅为教学初语无反馈者提供了非常有希望的技术方法，还对理解如何促进 ASD 儿童的整体干预反馈率这一重要领域有帮助。

使用嵌入式词组以及儿童技能范围内的发音

对于那些难以通过基本 PRT 策略学习初语的孩子，我们在临床上发现了其他两个有帮助的方法：使用嵌入式词组以及儿童技能范围内的发音。使用嵌入式词组涉及给儿童提前演练一系列词汇：

- 治疗师说"预备，开始"，然后推儿童坐着的秋千，多次重复这个流程后只说"预备……"，等待儿童完成词组。
- 治疗师说"1、2、3"然后放开小汽车让它沿着儿童最爱的玩具轨道冲下来，多次重复这个流程后只说"1、2……"

使用完整的嵌入式词组多个回合后，治疗师就可以空出最后一个词，暂停，给儿童一个说出最后这个词的机会。任何嵌入式词组都适用（即使是像"一闪一闪亮晶晶"这样的歌和"咿呀咿呀哟"，后者可以将"哟"空出作为嵌入式词组）。通常儿童都需要这样的练习和势头来完成词组。

另外一种方法涉及将儿童技能范围内的发音与有意义的词汇做一个联系。比如，如果儿童随机说了"bi"，家长就可以在听到这个发音后立刻给儿童一口最爱的饼干。多次练习后，儿童可能会学习到发音（此处为"饼干"）可以用来沟通意图。

对婴幼儿使用关键反应训练

PRT 在经过调整后还可以适用于年龄更小的孩子。比如，斯坦纳等人（Steiner, Gengoux, Klin, & Chawarska, 2013）表示，PRT 可以用于 12 个月大的前语言阶段的自闭症婴儿，他们有已被确诊为 ASD 的兄弟姐妹（在《自闭症诊断观察表——学步期儿童模块》中被评为中度或重度担忧），并且显示出与 ASD 症状一致的沟通迟缓以及行为上的症状。该研究教家长执行 PRT 来针对功能性沟通，包括眼神接触、姿势、展示、递给和发声等沟通方式。每周进行一次家长教育环节，持续 10 周。所有家长都在使用 PRT 策略上有所成长，并且对项目有较高的满意度。同时，所有的孩子都在使用功能性沟通上得到了改善。因此，结合自然主义的干预（包括 PRT），对一系列年龄群体均有效，包括那些接受极为早期的干预的婴幼儿（Bradshaw, Koegel, & Koegel, 2017; Coolican, Smith, & Bryson, 2010; Koegel, Singh, Koegel, Hollingsworth, & Bradshaw, 2013; Koegel & Koegel, 2012）。此外，在干预早期，家长可以成为成功的"变革推动者"，从而减少专业人士执行干预的小时数——专家的干预较难获得，也比较昂贵。随着确诊年龄的提前，诸如此类在出生第一年进行早期干预的项目变得越来越重要。

案例史——使用 PRT 教学初语

不久之前，我们教 ASD 儿童初语还是通过发音训练。一般来说，我们会结合一个辅音（比如"m"）和一个元音（比如"a"）。在最早期建立的离散式回合程序中，我们会辅助儿童说出我们示范的音（"说 m"或"说 a"），并给出强化。如果儿童给出了正确的反馈，我们就会奖励小的零食；如果没有，我们就会将儿童的嘴唇调整到正确的形状来发出目标音，比如轻轻碰嘴唇发出"m"的音。整个过程冗长乏味，大多数儿童都没有学会说话，即使是那些学会说话的孩子也并不喜欢干预过程。如果我们一遍又一遍地示范发音，一些儿童能够模仿发音，但是当我们将顺序打乱后，他们就无法在两个音之间作区分。即使有少部分的孩子学会了不同的音，我们还需要示范如何将音组合成音节（例如"ma"），然后变成词（例如"mama"），而儿童却不明白这个词的意义。儿童不仅没有将字词与意图联系起来，他们对干预环节也毫无兴趣；一些甚至做出了躲避或逃离的问题行为以离开干预环境。

之后，我们开始使用有趣的玩具和儿童非常渴望得到的物件来进行实验。我们还记得之前干预过的一个非常可爱的 5 岁红发男孩，他接受了多年的教授发音模仿的传统回合式教学干预，但仍然没有说过一个字。对他而言，饼干是最爱，因此治疗师经常使用饼干作为发音的非自然强化物。在一次干预中，我们尝试使用饼干来辅助沟通，而不是用作奖励。我们拿起饼干，然后示范"饼干"。出乎我们意料的是，他慢慢地发出了每个音节："bing"，然后"gan"。这种快速的转变让我们十分震惊和兴奋。在第一个干预环节，他就说了 20 多次"bing-gan"。虽然这只是干预中的一个微小调整，却改变了他的整个世界。这个小男孩以及其他存在相同状况的孩子帮助我们打破了通过严格而单调的塑造范式来教学初语的壁垒。在学前期应用这些自然主义关键反应程序，能够极大地增加可以进行言语沟通的孩子的数量。

核心理念：发展儿童的初语

在面对还没有发展出表达性言语沟通技能的孩子时，请牢记以下几个核心理念。

- **儿童早期的语言技能存在个体差异性**：很重要的一点是，虽然大部分最终被确诊为 ASD 的孩子都出现了语言习得的迟缓或异常的语言发展状况，但是这些发展轨迹在每个儿童身上的体现都有比较大的差异性。因此，极为重要的是，根据每个儿童独特的技能和具体的迟缓领域，设定并使用个别化和个性化的筛查、评估和干预。

- **使用自然交互的环境和强化物**：研究持续显示，最有效的干预是在自然环境中执行的，使用的是自然强化物，这种方法可以提高儿童的动机，并且反过来增加目标行为的泛化性。

- **强化任何目的性的努力和尝试**：通过强化每一次在说话上的目的性努力，家长和专业人士能够开始促进早期言语技能的发展，甚至进一步提高自然语言范式的有效性。

- **利用动机的关键领域**：研究显示，针对动机这个关键领域进行干预是实现 ASD 儿童最佳结果的核心。这一点可以通过使用儿童喜爱的活动、自然强化物、强化尝试或努力以及变换干预中呈现的任务得以实现。

- **在无反馈者的干预程序中加入新元素**：即使接受了密集的干预，一些 ASD 儿童仍旧没能发展出语言。研究发现，使用新的手段让儿童参与整个干预环节，例如定位线索、利用已经在技能范围内的发音以及嵌入式词组，能够有效地引出这个群体的初语。

- **家长的参与**：理想的情况是，尽可能多地让家长（或其他照料者）积极地参与并执行干预，这样可以确保 ASD 儿童最佳的预后。教给家长在家中引发行为改变或减轻 ASD 症状的方法，这样能够帮助确保更持续和自然的干预，实现语言快速和有力的改善。

总结

ASD 幼儿最重要的一项预后指标为早期的语言能力，现在这一点已得到了文献的广泛接受（Koegel, Koegel, et al., 1999; Schreibman, 1988）。一般发展的儿童在出生第一年就开始使用非言语的语言，并且在不久之后习得大量的初语，而最终被确诊为 ASD 的孩子在初语习得上出现迟缓，并且在整个儿童期持续在言语沟通技能发展上存在困难。研究显示，在早期非言语沟通和言语技能的发展和成长上出现障碍的个体，存在极大的风险在所有人生阶段的各个领域都出现严重的损伤（Venter et al., 1992）。

为了应对这一点，众多帮助前语言阶段的 ASD 儿童发展初语的干预方法逐渐出现。这些方法最初只是通过教授儿童，对一系列步骤式的言语指导进行回应来注意成人，从而帮助儿童模仿成人的话语。这些技术经过了延伸，加入了自然和交互的干预环境，还使用了儿童喜爱的任务，极大地增加了幼儿早期语言技能的泛化和维持。早期语言发展的迟缓会造成糟糕的长期结果，因此研究者和临床治疗师不仅需要继续发展、测试和完善教学初语的干预方法，还需要研究如何有效传播和执行这些实证有效的强有力干预手段，让幼龄 ASD 儿童能够有最大的可能性实现理想的功能性生活，收获成功。

我们对确诊为 ASD 并参加了国家资助干预项目的大批无言语儿童进行了数据统计，得到的临床结果表明，如果我们在儿童 3 岁之前开始干预，多达 95% 的孩子（大约）可以学会将言语作为主要的沟通模式。在 3—5 岁之间开始干预，则这个数字有些许下降，变为 85%。在 5 岁之后，这个比例出现了大幅度的降低，只有大约 20% 完全无语言的孩子学会了表达性言语沟通。因此，在干预早期加入动机元素能够给 ASD 儿童带来最为积极的结果。

学习提问

1. 描述一般发展个体出生第一年的沟通发展情况。

2. 讨论一般语言发展者在第二年的初语习得、组词，还有词汇量爆发的现象。

3. PRT 给那些没有发展出言语沟通技能的 ASD 儿童带来了什么样的启示？

4. 描述教学无言语儿童进行沟通的早期干预手段。

5. 对已被成功应用于教学初语的动机元素进行讨论。

6. 为什么在教学初语时集中于儿童的动机非常重要？

7. 描述教学初语时用于无反馈者的程序。

8. 讨论教学初语时奖励努力和尝试的重要性。

第 6 章

扩展 ASD 儿童建立友谊的机会

Grace W. Gengoux，Laurie A. Vismara

章节目标

目标 1 理解与同伴之间强烈的纽带对 ASD 儿童的潜在益处。

目标 2 讨论同伴互动的多个情境以及家长和专业人员可以用来扩展儿童社交机会的多种方法。

目标 3 描述 ASD 儿童与其一般发展同伴聚会的计划并执行具体的策略。

目标 4 认识到聚会在无组织、仓促或者没有支持的情况下会出现哪些挑战。

目标 5 讨论促进 ASD 儿童与其一般发展同伴进行聚会的研究结果。

目标 6 明确促进 ASD 儿童与一般发展同伴发展友谊的相关后续研究的研究提问。

本章的目的在于引导家长、学校教职人员以及其他服务提供者进行合作，以帮助他们扩展 ASD 儿童发展同伴关系和交友的机会。我们主要集中于可促进 ASD 个体与其同伴跨情境积极体验的具体策略，并且强调有研究支持的技术。家长经常对自己的孩子在互动和交友上的困难十分担忧（Frankel, Gorospe, Chang, & Sugar, 2011）。大部分家长都不需要孩子成为社交能手或每个场合的焦点，但是他们希望自己的孩子能够开心，有朋友。我们认识到了在 ASD 中存在个体差异，也了解在不同文化、民族传统以及家庭构造中存在的自然变量。出于这些缘由，我们在大量不同的孩子及家庭中使用和测试了本章所讨论的策略，促进他们的聚会和同伴互动。我们还通过案例提供了有用的建议，强调为更困难的社交情境所准备的额外支持和资源。我们希望读者可以使用本章的信息和建议帮助家长找到安排聚会的新方法，并为 ASD 儿童提供参与并享受与同伴互动的机会。（请注意，虽然本章大部分都集中于幼龄儿童，但是讨论到的许多原则和策略适用于整个小学阶段。）

背景：干预的潜在好处

为什么为 ASD 儿童扩展建立友谊的机会非常重要？社交关系一直以来都是长期幸福感的关键指标之一（Hartup & Stevens, 1997）。比如，社交关系可以为远离焦虑事件所带来的负面影响提供支持和保护（Burgess, Wojslawowicz, Rubin, Rose-Krasnor, & Booth-LaForce, 2006）。随着儿童的成长，亲密的友谊也是发展和完善多样社交技能的重要环境（Buhrmester, 1990; Nelson & Aboud, 1985）。虽然社交可能是充满挑战的，但是 ASD 儿童的家长仍然有理由对自己的孩子充满信心。首先，研究显示干预可以改善儿童的社交技能，也可以扩展他们的社交网络。其次，家长和服务提供者可以在帮助儿童发展社交技能、交友以及建立同伴关系网中起到十分关键的作用。这些早期努力可以造成长期的影响。

干预的影响

家长和教育者可以保持乐观的其中一个理由是，新的干预策略在改善社交技能以及为儿童创造跨情境社交联结的机会上极为有效。在社交技能研究中最令人振奋的一个发展就是，只需要简要的干预就可以改变儿童的社交网络。比如许多研究都表明，当 ASD 儿童进入的学校环境中，其所有服务提供者（同伴也很重要）都经过了训练，且能够支持社交发展时，收效极大（e.g., Kasari, Rotheram-Fuller, Locke, & Gulsrud, 2012）。一个重要的随机控制实验显示，在 6 周（12 次干预）的同伴训练项目结束后，许多 ASD 儿童在课堂社交网络中的角色变得更为中心，更常被同伴提及为朋友，更少在操场上出现社交隔离的情况。一项探讨"重塑休憩"的相关研究显示，当给辅助人员提供培训帮助他们识别操场上未参与的孩子，加入吸引人的游戏和活动，以及促进同伴互动后，ASD 儿童与同伴之间的互动和投入度都得到了提升（Kretzmann, Shih, & Kasari, 2015）。诸如此类的数据都证实，在融合环境中提供简要的干预可以对 ASD 儿童的关系发展产生深远而重要的影响。

成人可以做什么

另外一个可以让人保持乐观的原因是，家长和服务提供者在帮助存在社交困难的孩子时，可以选择的方法其实非常之多。大部分的一般发展儿童都会定期参加校外的聚会，而这些结伴玩耍的机会是友谊发展的重要环节（Gottman, 1983）。家长参与同伴聚会的设置，可以让儿童接到更多来自同伴的邀请（Ladd, Hart, Wadsworth, & Golter, 1988）。对于那些存在社交困难的孩子而言，家长的参与对友谊的成功发展起到了更为关键的作用（Frankel & Myatt, 2003）。实际上，经常开展聚会甚至还与学校操场上更高频率的同伴互动有关（Frankel et al., 2011），教师的辅助也能增加 ASD 儿童与其同伴之间的互动（Chang, Shih, & Kasari, 2016）。给家长、照料者和专业人士提供的其他重要建议将在接下来的章节中进行阐述。

在融合环境中提供恰当的支持

家长和服务提供者可以通过确保 ASD 儿童周围存在好的有潜力的朋友，来促进同伴网络的发展和友谊的建立。西格曼（Sigman）和鲁斯金（Ruskin）在 1999 年发现，能够接触到一般发展同伴的 ASD 儿童比处于隔离环境中的孩子更具社交性。研究显示，融合对 ASD 儿童存在诸多积极的好处（e.g., Grindle et al., 2012; Rafferty, Piscitelli & Boettcher, 2003; Strain & Bovey, 2011），并且对最大化社交机会十分关键。实际上，班级人数更多也与操场中更多的同伴互动有关，可能是因为这样会有更多的同伴和活动选择权（Locke, Williams, Shih, & Kasari, 2017）。

然而，融合本身并不足以确保 ASD 儿童与同伴建立有意义的关系（Kasari, Locke, Gulsrud, & Rotheram-Fuller, 2011; Koegel, Koegel, Frea, & Fredeen, 2001）。相比其他儿童，很多在融合环境中的 ASD 儿童在相同情境中更少出现以同伴为导向的行为，也更少参与与其他儿童的互动（McConnell, 2002; McGee, Feldman, & Morrier, 1997）。由经过良好培训的促进者为奖励 ASD 儿童的社交互动创造机会十分关键，这样的支持可以加强，而不是阻碍同伴的互动（Anderson, Moore, Godfrey, & Fletcher-Flinn, 2004; Kasari et al., 2011; Koegel, Kim, & Koegel, 2014）。

区分技能缺陷和表现缺陷

在促进社交互动时，还需要考虑技能缺陷和表现缺陷的区分（Gresham, 1981）。技能缺陷是指，儿童无法展现出成人要求的行为，因为该行为并不在儿童的技能范围内。与之相对，表现缺陷是指，儿童因为某些原因没能展现出成人要求的行为，比如缺乏动机、自信或兴趣，即使他们在其他某些场景中可以完美使用该技能。比如，与成人在一起的时候，或者在玩自己最爱的游戏时。本书其他章节中描述的 PRT 基本技术非常适用于教学新技能，即可以解决技能缺陷的问题。然而，很多 ASD 儿童实际上也存在实质性的社交技能表现缺陷，这意味着他们无法持续使用自己已经掌握的社交技能。几年前，本书的作者及其同事完成了一项研究，对比了不同的聚会促进技术，结果显示，当互为强化的活动和成人促成的合作性安排到位时，ASD 儿童能够获得明显的成效（Koegel, Werner, Vismara, & Koegel, 2005）。实际上，我们观察到，在聚会中不仅互惠互助的社交互动得到了改善，从同伴那里得到的聚会邀请也在总体上得到了增长。因此，有了正确的环境支持，ASD 儿童就能够有机会练习恰当的社交技能，并且在同伴互动中更放松，更有参与的动力。

提供有环境支持的聚会

读者可能会对什么是为社交互动提供"环境支持"有所疑惑。简单来说，这些支持主要集中于两个关键原则：

1. 选择相互强化的活动，而且必须是 ASD 儿童喜爱的活动；
2. 对聚会进行结构化安排，使活动的完成或参与需要 ASD 儿童及其同伴双方共同参与。

对于成人如何提供这类背景支持，表 6.1 中描述了几个简单的例子。更详细的例子会在本章接下来的内容中进行讨论。

表 6.1　成人为儿童提供社交互动背景支持的例子

为社交互动提供背景支持

举例 1．ASD 儿童喜欢制作饼干，一般发展的同伴也是。一个儿童拿着杯子，另一个儿童往杯子里倒糖或其他配料。

举例 2．ASD 儿童和同伴喜欢在游泳池里游泳，但是这个形式却在社交上隔离了每个个体。于是，孩子们被教学如何玩水下打电话的游戏。

举例 3．ASD 儿童喜欢艺术，同伴也是。一个儿童挤颜料，另外的孩子可以拿着接颜料的东西。

利用儿童的兴趣促进社交技能的使用

兴趣对社交发展而言是十分重要的。也就是说，ASD 儿童只在存在强烈诉求时才会学习并使用社交技能。如果没有兴趣，儿童社交技能的表现很有可能会依赖于成人的辅助。有趣的活动会给社交技能的使用提供自然强化物。请思考一下，辅助儿童说"你好"和辅助儿童要求自己想要的东西，这两者之间的差异是什么。因为较弱的动机，儿童可能极少主动呈现出第一项技能，而第二项技能却因为该行为得到了自然强化物很容易被泛化。社交促进中最有潜力的一项技术就是，PRT 自然行为策略在设置环境和自然强化物上的应用。就像成人可以通过对儿童想要的物件保持分享式控制来鼓励儿童提要求那样，社交活动也可以进行设置，以促进儿童互相提要求。

在关于主动发起培训的一项初步研究中（Fredeen, 2005），研究人员使用这些策略教授 5 个 ASD 儿童在游戏中对同伴提要求（行为调节类的主动发起）。比如，治疗师设置游戏，其中同伴控制了游戏的关键环节或道具，然后（如果需要）辅助 ASD 儿童向同伴提出想要道具的要求。同伴在游戏中提供自然强化物，也就是给儿童想要的东西。这项研究显示，在 8 周后（包含每周大约 90 分钟的练习时间），ASD 儿童在未被针对的主动发起类别（社交互动和互联注意类的主动发起）上也显示出了进步。这个结果令人格外振奋，因为这类主动发起很难找到实质性的强化物，也更难教学。因此，研究清晰地表明，这些行为的强化联系可以导致社交互动的泛化（Koegel, Kuriakose, Singh, & Koegel, 2012）。

当使用 PRT 策略教学社交主动发起后，个体被证实可以得到以下几方面的收获：

- 儿童发起的游戏增加；
- 对同伴的言语主动发起增多；
- 与同伴之间的言语主动发起更精细；
- 同伴对 ASD 儿童更有兴趣；
- 一般发展的同伴对 ASD 儿童的言语主动发起更精细。

评估儿童的社交机会

在与家长谈论具体促进社交发展的策略前，鼓励他们首先查看可供儿童练习社交技能的场景，并思考这些场景是否可以提供改善社交发展的机会。使用下面的问题来帮助家长和儿童生活中的其他成人识别，在不同场景中扩展儿童社交机会的方法：

- 学校：儿童在一天中是否有机会与一般发展同伴定期进行互动？是否有充分的支持可以提示并强化社交互动，尤其在午餐和休息这些非结构化的时间里？
- 社区：儿童是否有足够的机会与其他儿童而不仅仅是成人进行互动？

如果儿童正在参与一个社交小组，小组中的同伴模范是否有着 ASD 儿童可以学习的扎实社交技能？ ASD 儿童有没有同有足够社交能力的同伴参加课外活动？

- 家庭：儿童是否有机会与朋友、邻居或校外的同班同学定期互动？儿童有没有被邀请参加生日聚会、约会或玩耍？家长在家中邀请其他儿童一起聚会的频率是多少？

如果儿童在这些场景中需要更多的支持和机会，那么家庭可以在每一种场景中找到许多对此有帮助的程序。

扩展学校中的社交机会

对于存在部分社交隔离的 ASD 儿童，家庭成员需要确保儿童的教学团队以社交成功为首要任务，这一点是非常重要的。儿童需要扎实的社交技能才能成功，他们在操场上学会的社交技能可以帮助他们在课堂的学习活动中进展更顺利。课堂（和人生）中的成功大部分都依赖于有效的互动，可以在小组中进行问题解决，在聆听和表达之间转衔，以及很好地引导和遵从。对于有着严重社交障碍的孩子的家长而言，第一步通常都是申请额外服务进行资格评估，这些服务大多都可以在儿童日常教室内的同伴小组中获得。一些学校可能会借助学生学习小组或 504 计划 [1] 开始整个过程，而很多 ASD 儿童会有资格获得一份个别化教学项目。3 岁及以上的孩子可以申请个别化教学项目，3 岁以下需要针对性干预的孩子可以有资格获得一份个别家庭服务项目。

如果儿童已经有了一份个别化教学项目，那么需要确保该项目中包含了与社交发展相关的目标，其中包括同伴互动。从收集数据开始，了解儿童在学校的实际互动情况会对此有帮助，尤其是那些未被规划的时间。比如，很多 ASD 儿童需要支持才能够在午餐和休息时间与同伴进行恰当的互动。很

---

[1] 即 504 plan，是为残障学生去除阻碍，让他们可以进入学校和接受公共教育的政府项目。——译者注

多时候，儿童的辅助教师都需要接受具体的同伴互动协助训练，并且研究表明这类训练是非常有效的，学校管理层对此的接受度也很高（Kim, Koegel, & Koegel, 2017）。一旦动机得到了评估，就可以辅助儿童恰当地要求物件和活动、提问题，以及参与围绕其兴趣（甚至是狭隘兴趣）而设计的活动。

学校环境对于寻找潜在校外好友而言是一个再好不过的场所了。教师可以推荐合适的同伴和家庭。此外，家长可以在上学前或放学后在公园里与其他家长聊天，借机了解他们的孩子可能会喜爱的课外活动。有时候，建立友谊是需要花时间的（即使是成人），但是这些可以帮助儿童创造更多的社交机会。最后，ASD 儿童的家长在与其他家长建立信任关系的同时，可以安排接送儿童一起上下学、自发性聚会，最终连定期聚会的机会都可以帮助儿童发展友谊。

扩展社区中的社交机会

家庭增加儿童建立同伴关系的另外一种方法就是让儿童和同龄同伴参与校外活动。这些活动可以是音乐课或体育课、乐高俱乐部、运动队，或者游泳课。为了与 PRT 的原则保持一致，家长最好可以首先考虑儿童喜欢的活动。与儿童兴趣一致的活动可以提供自然强化物。儿童也将更有可能找到合适的同伴。

有的时候，ASD 儿童需要成人的额外支持才能够参与有组织的社区或课外活动，尤其是当教职工在应对有特殊需求的孩子上存在经验不足时。当儿童年龄较小时，家长陪同孩子参与这些课程并提供帮助是合适的。但如果情况不允许，也可以教保姆或高年级的学生一些基础的社交协助原则，使他们可以参与活动并提供帮助。如果需要更多的支持或规划，那么家长可以选择在合作过的治疗师在场时规划这类活动。对于那些在同伴社交互动上存在严重缺陷的孩子，治疗师在场的时间需要争分夺秒地有效利用起来。

在与家长沟通时，需要鼓励他们就像在学校一样留意在社区中谁和自己的孩子相处得很好，哪些家长看起来比较友好和容易相处。很多家长会在等待儿童上课、参加俱乐部或运动时聊天，并因此遇到很好的潜在朋友（自己的或儿童的）。

扩展家庭中的社交机会

当家长为儿童的同伴举办聚会后，儿童的社交机会可能会因此得到扩展。理想的情况是，聚会指的是孩子们集中于相同的活动一起玩耍，同时来回互动，而不只是与成人互动。在成功的聚会中，双方儿童的价值都能在互动中得到尊重，并且儿童都能享受在一起的时间。但问题是，如果没有特别的计划，聚会并不总能成功。家长和提供者需要学习如何让儿童与同伴的玩耍变得更互动、合作和有趣，因为这对儿童交友和维持友谊有着十分关键的作用（Frankel, 2010）。记住，有朋友的孩子会在校外见这些朋友；还在学习如何交朋友的孩子可能并不会像其他一般发展儿童那样，频繁请求家长答应他们和朋友聚会。因此，家长可能需要首先鼓励和协助孩子聚会（并且确保聚会非常有趣，让孩子想要更多的聚会）。

在聚会中扩展建立友谊机会的循证干预策略

斯坦福大学的研究者探索了，通过 PRT 家长教育小组的形式教授家长，促进 ASD 儿童与同伴互动和成功开展游戏聚会的方法（Minjarez, Williams, Mercier, & Hardan, 2011）。有 11 位家长参与了初步研究，接受了大约 10 次集中于 PRT 策略的家长教育，其中包括将儿童的选择、维持性任务和对努力的自然强化等 PRT 策略在聚会中应用。此外，我们还教授了具体的分步骤教学。

在干预后填写了满意度问卷调查的家长们报告，他们认为这些策略很有用，并且会把项目推荐给其他 ASD 儿童的家长。很多家长觉得自己在设置聚会上更加自信，更清楚如何让聚会变得更有趣和更成功。当家长在项目结束后给儿童的社交反馈评分时，他们都表示儿童在社交沟通技能和社交动机上出现了进步。在参与该项目的 11 个家庭中，有 9 个家庭报告，儿童在聚会时的总体社交反馈都至少得到了一些改善。有 8 个家庭在基线时给儿童的社交反馈评分为"严重缺乏"，其中有 4 个家庭在干预结束后报告，儿童的社交技能上升到了"轻度至中度缺乏"的区域。一个在基线时给儿童的社交技能评分为"轻度至中度缺乏"的家长，在干预后报告儿童进入了"正常"的区域。这些前期数据表示，家长可以在家中促进儿童的社交发展和同伴关系，家长的行为是可以对此产生极大影响的。接下来，我们会根据初步研究和经验进行按步骤的教学，帮助家庭设置成功的聚会。教学会深入解释：（1）如何选择合适的同伴；（2）如何提前计划和准备有趣的活动；（3）如何协助合作性安排；（4）如何从成功（和失败）的经验中学习，找到问题的关键并在下一次进行改善。

步骤 1：选择合适的同伴

很多时候，计划一次聚会最困难的部分就是找到邀请的对象。一些 ASD 儿童极少有同伴联系（Chang et al., 2016）；有一些有潜在的朋友，但是那些同伴的日程安排太满了。我们讨论过聚会的常见问题，但是请记住，有机会练习社交总是比完全没有要好。与家庭合作的干预者应该建议家长从他们可以掌控的程度开始。当他们回顾儿童的第一次聚会时，他们就能够决定该同伴搭配是否还可以在下一次继续"使用"，还是说需要改动。

如果家长在为儿童找到聚会对象上出现困难，那么我们建议家长寻求教师的意见，询问教师在学校中哪些同学与孩子相处得比较好。此外，家长和教师也应该思考，哪些同学是和孩子一起参加课外活动的、住在附近的，或者经常去孩子常去的公园的。邀请只见过一面的家长参与聚会的成功率并不高，但如果孩子们在一起玩得很开心，他们就可能会在同一个公园安排下一周再聚一次。如果家长觉得邀请陌生人参加聚会非常困难或令人尴尬，那么也可以考虑是否有住在附近的亲戚，或双方孩子年龄差不多的老朋友。如果需要，应鼓励家长使用自己的社交网络。注意，有朋友的 ASD 儿童一般在刚开始时都得到了家长的很多帮助。一旦家长可以主动发起积极的同伴互动后，更多的机会也会随之而来。

如果儿童已经有了好几个游戏伙伴，那么家长就可以安排和他们一起聚会，但是家长仍然需要根据以下特征来评估这些玩伴的合适程度：社交技能、年龄、性别和兴趣。

社交技能

与家长合作的经验告诉我们，ASD 儿童从有社交技能的、健谈的和灵活的同伴身上学习社交技能的效果最佳。虽然 ASD 儿童也会享受与其他有社交障碍的孩子的友谊，但是尝试练习新的社交技能却无法从同伴那儿得到持续反馈，会让人感到沮丧。即使目前一些家庭还不认识儿童的潜在聚会对象，也可以将找到一般发展的同伴并邀请他们参加聚会作为目标。因为这些同伴不仅可以示范恰当的社交行为，还能够让儿童有机会练习如何互动。

年龄

有时候，家庭也需要考虑潜在聚会玩伴的年龄。ASD 儿童可能会觉得与比自己年龄小的、更乐意跟着自己日程走的同伴互动更容易，也有可能觉得与比自己年龄大的、能够果断引导互动的同伴互动更容易。如果儿童已经有了一个年纪更大或更小的朋友，那么家长可以从那个朋友开始，但是也需要计划给儿童安排与其年龄更接近的同伴的聚会。这样，儿童能够提高同龄同伴互动所需的互惠互利技能。

性别

家庭在促进儿童社交发展上的目标应该是，给儿童提供与男生和女生双方进行互动的技能。幼儿同时与男生和女生一起玩是非常正常的。随着儿童进入小学，很多儿童更倾向于和同性别的孩子一起组队玩。如果家长发现孩子只与一种性别的儿童玩，那么可以尝试找出原因。比如，是不是因为女同学会表现出更多的耐心并且喜欢成人的关注，使得她们更容易匹配孩子的气质，同时也让孩子更有可能从成人协助者那里获得帮助？还是因为孩子精力充沛热爱体能游戏，使得更喜欢这类游戏的男同学与孩子更匹配？

兴趣

一些儿童喜欢多元化的游戏和活动，也乐意尝试新的事物；而有些儿童的兴趣比较狭隘，更喜欢熟悉的事物。家长在选择同伴时，建议选择那些与儿童有着相同兴趣的，或者至少愿意尝试儿童喜欢的事物的同伴。如果儿童的兴趣非常狭隘，家长可能无法找到完美的匹配者，但至少可以找到与儿童有类似兴趣范畴的同伴（Koegel, Bradshaw, Ashbaugh, & Koegel, 2014）。比如，可能 ASD 儿童喜欢火车，那么喜欢其他车辆，或者喜欢用乐高、拼图或硬纸板搭建东西的同伴可能就会比较合适。如果 ASD 儿童喜欢玩假想类食物游戏，那么喜爱假想类穿衣打扮、茶具和玩偶之家的同伴可能会很合适。如果 ASD 儿童喜欢树枝和树叶，那么喜欢收集虫子、玩沙或爬树的同伴可能会比较匹配。

如果被拒绝怎么办：帮助家庭处理潜在的困难

如果家长没有那么幸运正好为儿童找到合适的玩伴，那么就需要了解其中的原因了。尽你所能帮助家长理解可能存在哪些阻碍因素，并设计应对策略。

首先，提醒家长，现在的孩子日程规划大多都非常满，因此可能需要提前一周或更久来预约。父母双方都工作的家庭，可能在工作日除了睡觉前、用晚餐和洗澡的时间外，不会有其他多余的时间。鼓励家长把聚会安排在周六日，或者为其他家长提供上下学接送儿童的服务，这样其他家长就不用急急忙忙地赶去上班。还可以思考是否还有为其他家庭提供便利的途径，这可能会为邀请他们来聚会带来积极的效果。

有一些家庭拒绝邀请是因为，他们不确定 ASD 儿童的行为会是什么样子的。在什么契机下以何种方式揭示自己的孩子是 ASD，对每个家庭而言都可能是截然不同的，并且不存在一个"正确"的方式来应对这个敏感议题。除了需要由家长来决定怎么样才是对自己的家庭最好的处理方式之外，作为治疗师，如果可以提醒他们向其他家长解释儿童可能会出现的一些明显行为会更好。如果儿童有异常行为，而家长却似乎视而不见，那么其他家长可能会不确定应该作何反应，也会担心聚会过程是否能够得到监督。

　　而实际上，ASD 儿童的家庭可以轻易做到向其他家庭告知儿童的一些明显行为，而不过多提及儿童的诊断详情。比如，我们建议家长这么解释儿童的行为，"没关系的，有时候马可在非常兴奋的时候就会发出这种声音"，或者"不用担心，有时候在其他小朋友第一次跟莎拉讲话时，她会听不到。你可能要靠近一点，或者再说一遍。"家长可以向其他家长，或直接跟儿童的同伴（如果觉得这样更合适），按照这种方式去解释儿童的行为。这种解释可以帮助其他家长和儿童的同伴理解儿童的行为，并且为顺利互动采取一些措施。

步骤 2：准备

　　聚会成功的关键就是找到所有参与的孩子都喜欢的活动。我们知道，在选择活动时有一些积极的要素被证实，可以促进 ASD 儿童与一般发展同伴之间产生有乐趣的和成功的互动（Koegel et al., 2005; Werner, Vismara, Koegel, & Koegel, 2006）。当活动是有趣的、有结构的、有组织的、合作性的、熟悉的、短而痛快的时候，聚会更有可能维持小组的注意力。这些活动成功的要素将在下面做进一步阐述。

选择有趣的活动

　　当活动对每个参与其中的人而言都有强化作用时，这就意味着每个人都觉得活动体验是有趣的、有意义的，能够满足自己需求的。这种体验让他们极有可能重复这些活动或安排，来重新体验积极的结果。相同的逻辑也适用于聚会。如果聚会对双方儿童都有强化作用，他们就可能会想要再次看见彼此，一起玩。对于 ASD 儿童而言，这种参与的动机尤为重要，这样他们才会一直觉得兴奋，渴望与同伴互动。

　　研究显示，当活动结合了儿童的兴趣后，他们会呈现出更高的社交参与度（Koegel, Vernon, Koegel, Koegel, & Paullin, 2012; Wolfberg, DeWitt, Young, & Nguyen, 2015）。因此，我们需要根据 ASD 儿童及其同伴的兴趣来选择活动内容。每一方喜欢什么，双方是否有重合的兴趣或领域？家长可以通过和其他儿童的家长聊天来收集这方面的信息，此外，还可以咨询教师、助手、辅助教师以及儿童本人。也可以在网上根据儿童的共同兴趣收集聚会或活动的想法，还可以查看当地社区或本地聚会的一些活动可选项。这些都能给你一些新的点子。下面是根据我们的经验选出的几个成效卓著的活动点子。

烹饪。 如果儿童喜欢烹饪，家长可以给儿童一些做比萨用的面团和点缀用料，举办一起做比萨的聚会。孩子们可以制作或装饰蛋糕、饼干、姜饼屋、松饼或司康饼。

混合。 如果儿童喜欢量东西，家长可以帮助儿童玩黏土、橡皮泥或儿童版涂料。如果想不出有什么好的点子，可以上网搜索"自己动手"，跟儿童一起做科学实验。

用可回收材料做艺术作品。 如果儿童喜欢艺术，家长可以尝试以下活动：

- 把厕纸或卷纸巾的纸板芯的一端剪成条，然后浸入不同的颜料中去装饰纸盘或纸（或者用胶水和闪光片）。
- 将鸡蛋包装盒剪下一列，在每个底端（装蛋的底部）画上相同的或不同的颜色，粘上金鱼般的眼睛，用清洁球来做触角和脚，成为一条毛毛虫。
- 将鸡蛋包装盒剪成单个独立的格子，涂上色，粘上绒毛球当作头，再加上金鱼般的眼睛，用清洁球来做脚，变成一只乌龟。

搭建。 如果儿童喜欢搭建东西，家长可以尝试下面的活动：

- 玩乐高，或者在院子里连塑料管和接头，再连到水龙头上看水是如何往不同方向流动和喷洒的。
- 在玻璃罐或透明的塑料罐子中装上水、洗洁精、一两滴食物染色剂和食醋，然后将装有这些原料的容器旋转起来，变成"瓶子里的龙卷风"。

- 用几个简单有趣的步骤做一个感知觉球。首先，在一碗水中加入软陶珠（polymer beads）。15 分钟后，将水和珠子倒入容量约 0.5 升、装了一半水的瓶子中。将一个气球吹到约一半的样子，再将气球的一端套在瓶子上。然后，挤压瓶子使珠子随着水流到气球中。可以让一些（但不是全部）空气和水流出气球，直到气球达到了期望的形状和尺寸。

外出。　如果儿童更喜欢户外，家长可以在出门散步、骑车、玩轮滑或做其他户外运动时设计一些寻找或收集游戏物件的游戏。这就变成了加入儿童兴趣作为额外动机的主题寻宝游戏。

去某个地方。　家长在决定去的地点时也需要考虑儿童的特殊兴趣（博物馆、植物园、历史中心、动物园）。很多地方有专为儿童探索和主题学习而设计的互动展出。

让聚会有结构和有组织

抵抗住随意邀请一个儿童过来"看看会如何进展"的诱惑是很重要的。在家长计划了几个与儿童日常玩的不一样，并且能吸引同伴的具体活动后，成功的可能性更大。一个有着完整架构的活动可以告诉儿童双方的期望是什么，以及如何参与到游戏中来。可能家长在之前的聚会中已经注意到，如果活动没有被清晰定义，孩子们只是"待在一起"时，ASD 儿童非常容易变得兴趣阑珊，失去参与活动的动力。对于大部分 ASD 儿童而言，非结构化的时间是最难的社交情境（Gengoux, 2015）。活动越清晰、一致和可预测，ASD 儿童就越有可能独立参与，并且对活动做出与同伴同等有意义的贡献。结构化的活动给出了一个主题或目的，鼓励儿童与同伴之间进行来回的互动。

在计划游戏活动时，家长应该警惕那些可能需要儿童在下一步开始前进行等待的活动。太多的等待可能会打乱家长一直在努力维持的孩子之间的社交惯性，因而导致孩子们对互动的不满或引发其觉得无聊的情绪。可以思考一些避免或打破这种情境的建议。比如，烘焙可能是孩子们喜欢一起做的有趣活动，尤其是到了一起吃美味食物的时候！然而，如果材料需要冷藏、烹煮或冷却，烘焙就会涉及一些等待时间。对于那些在等待上有问题的孩子，家长可以购买或提前烤好材料，只让孩子们进行装饰。在装饰过程中，就如何装饰食物这个话题仍然可以引发大量的互动和对话。如果等待时间无法避免，另一个方法就是在等待间隙插入另一个活动，填补等待的时间。可以是很简单的桌游类游戏，让儿童和同伴一起玩，或者是完成与当前活动相关的下一组任务（例如，洗碗、拿出装饰物摆放好）。这段时间也可以用来让儿童练习新学会的技能（例如，向同伴展示自己的房间，通过提问来开始一段对话，集中于主题的回答以保持对话的继续）。

有时候，儿童会比我们预期的更快对活动失去兴趣或更快地结束一项活动。提前准备好几个备选活动是非常明智的决定。家长应该确保 ASD 儿童对这些活动是熟悉的、喜欢的，并且知道自己应该如何去做的。

支持合作性活动

如果家长能够找到在聚会中支持双方合作的方法，那么互动的质量会更佳（Werner et al., 2006）。当孩子们在合作时，他们是在分享材料和想法。为了加强合作，家长需要设置一些情境使儿童可以分享材料（这很容易实现），如果可能，也可以设置让儿童相互分享想法的情境。其中一种方法就是，提示 ASD 儿童主动发起提要求（Fredeen, 2005）。分发材料往往收效甚好的原因是，使 ASD 儿童有动机通过询问从同伴那儿获得物件，当同伴给予反馈后，儿童就能够得到主动发起的自然强化物。这是我们非常期望的场景，因为只需要很少的辅助，ASD 儿童就能够练习到最难的一种社交技能——主动发起。此外，如果主动发起有效，儿童很有可能不需要成人的辅助就再次出现主动发起。另外，当教授 ASD 儿童主动发起提要求后，儿童会获得一系列的连带效应，比如社交参与度和联合注意的进步（Fredeen, 2005）。如果你的孩子在向同伴要求物件上感觉比较自信了，那么他就会更有动力做出其他类型的主动发起，也会更频繁地参与恰当的社交。

通过一些试验和试错，我们发现有的活动能够让儿童和同伴之间配合得更好。比如，有多种组成部分的或者有轮流相关规则的游戏都会很有帮助。我们将在步骤 3 "保持合作性"中重点阐述合作性安排的具体策略。

确保聚会是熟悉的

在熟悉的活动中进行社交，会让很多 ASD 儿童感到更自在和容易。出于这个原因，家长可以在聚会开始前预先向儿童介绍选好的活动。提前演练可以帮助儿童熟悉活动内会发生的事项，同时也为儿童在非命令的环境中练习活动步骤和行为提供了机会（Zanolli, Daggett, & Adams, 1996）。实际上很多时候，有机会可以提前了解活动的内容，可以增加儿童参与活动的兴趣和热情，使新活动变成儿童最喜欢的选项。如果您想了解更多的相关信息，可以看本章末关于在课外活动中使用提前演练技术的例子。

让聚会短而有趣

准备环节的最后一个关键步骤就是，计划如何结束活动。建议家长考虑与其他家长提前安排好离场和接送的时间，这也会对活动有帮助。因为让儿童在活动一结束就能被接走可以避免他们情绪冷却，防止他们觉得无聊。聚会的结尾应该是双方儿童都希望再次相聚的积极场景。儿童因为想要活动持续得更久一些而哭闹或失落，总是比他们不想再次聚会要好得多！

即使以上几点全部准备周全了，我们也很难预测哪一点会对哪个孩子奏效。我们需要提醒家长，聚会不一定要是完美的。尝试得越多，了解到的有用方法也就会越多。我们的目标是不断尝试新想法，培养或扩展儿童的兴趣，这样计划聚会就会变得越来越容易，儿童双方也更有可能拥有共同的兴趣。

步骤 3：保持合作性

一旦家长选择好了一个或几个很棒的活动，孩子们也到了之后，家长的工作就是设置多次合作机会来保持互动的持续。几乎所有的活动都可以在经过调整后用以加强儿童之前的合作。记住，即使家长在一开始需要对互动给出辅助，设置合作性安排，儿童最终也是需要在没有辅助的情况下与同伴进行互动的，因为他们对活动的享受程度是受到辅助影响的。接下来的内容将描述如何在最初设置合作性安排，以保证儿童双方在聚会的整个过程中都持续出现合作。

最初的合作性安排

阅读下列几个有鲜明对比的例子，思考家长可以如何选择合作性安排来加强自然的互动。

案例1：一般的零食时间。 假设家长觉得孩子们在户外玩得很累应该会饿，打算给他们准备零食。那么家长可以告诉孩子们现在是零食时间，然后带领他们走进厨房，在每个儿童面前准备好个人的零食。为了保持互动的进行，家长可以问孩子们（或者问年长一些的孩子）在外面干了些什么，周末有什么安排。孩子们很有可能会喜欢这些零食并回答家长的问题。

案例2："给朋友做玉米脆饼"。 现在请想象一个与上面相同的合作性安排情境。当孩子们从外面回来后，家长宣布，在今天的吃零食时间，儿童需要"给朋友做玉米脆饼"。（还记得吗，有着多个组成部分的活动——即使是零食——会让合作性安排更容易。）家长让一个儿童负责薯片、沙拉和橄榄，另外一个儿童负责奶酪、牛油果酱和豆子。接下来，成人向孩子们解释，每个人都需要为朋友做一盘玉米脆饼，要询问朋友想要吃哪种材料，要听从朋友的指导。家长可以帮助儿童决定谁先做零食，这可以考虑哪个儿童最渴望食物，或最不容易等待。如果需要，家长可以提示ASD儿童提问"你想要几个薯片？""要多少奶酪？""你想要橄榄酱还是牛油果酱？""这个看起来还行吗？"以及对同伴的指令做出反馈。接下来，当轮到儿童指导别人做自己的玉米脆饼时，家长可以帮助儿童，不仅仅是回答同伴的提问，还可以说一些什么来主动发起提要求，比如"薯片够啦""你能再多放一些奶酪吗？""我不想要沙拉""我还能再要3个橄榄吗？"等。儿童可能甚至会有足够的动机在接到好吃的零食后说"谢谢"。记住，如果每个儿童只有机会接触到部分配料，那么在他们想要的时候去向同伴要求其他配料就会很自然。家长可以在必要的时候提供辅助，但是辅助需要随着儿童独立主动发起互动的进步而逐步进行消退。

上述例子阐述了设置包含材料分享式控制的活动可以促进儿童之间的合作。这一部分的作者在聚会中经常使用这种类型的活动。家长还可以告诉儿童，他们可以把家里最喜欢的物件带到聚会现场。比如，可以让每个儿童都带来自己最爱的服装、人形公仔、冰激凌配料或沙盘玩具。这样，孩子们一到达聚会现场就有了互动的契机，尤其当他们带了很多可以分享给朋友的材料后。

另外一个设置合作性安排的方法就是，将合作嵌入游戏或活动的结构或规则之中。比如，在我们的经验中，有时候"冻结解冻"（儿童需要一个同伴来给自己"解冻"）这类游戏就可以给儿童的互动和沟通创造契机。同样，在红灯停—绿灯行游戏中，儿童需要手拉手或挽着胳膊一起移动来赢得游戏。成人可以根据儿童的接受度调整现有游戏的规则，让游戏以合作的形式开展。重点是，思考儿童是否能在同一队中有更多的理由互动和合作。比如，当我们与儿童在聚会上玩画图猜词游戏时，我们决定让两个儿童组队对抗成人。这种安排实际上可以帮助他们有更多机会进行互动（决定画什么以及如何给出线索）。一起努力打败成人也可以为他们的友谊发展提供额外的刺激。

家长或其他成人也可以根据儿童的特殊兴趣设计活动。之前我们合作过的一个儿童非常喜欢迷宫，于是我们就设置了制造一个巨大迷宫的活动。还有一个儿童喜欢鲨鱼，我们就尝试在各种活动（宾果游戏、寻宝游戏、烹饪）中加入海洋生物的主题。这项技术的早期研究显示，加入 ASD 儿童专长的结构化社交游戏具有有效性（Baker, Koegel, & Koegel, 1998）。在这项研究中，研究者看到一个儿童知道美国的每一个州和州府，因此设计了可以在学校操场上（恰好画有巨大的美国地图）玩的"冻结解冻"游戏。（在小组活动中结合儿童狭隘兴趣的内容，将在第 12 章中详细讨论；兴趣小组是鼓励较大儿童、青少年和成人进行聚会的很好途径。）

持续的合作性安排

当聚会进行得如火如荼时，持续的合作性安排是加强合作的另一个好方法。成功的窍门在于，善于预测每个儿童接下来想要什么。下面是阐述该要点的几个例子。

协助提要求和提供游戏材料

假设 ASD 儿童的家庭邀请了几个喜爱玩橡皮泥的孩子一起聚会。家长已经安排了一个很好的开场游戏，制作彩泥。让其中一个擅长阅读的同伴负责指导，另外的孩子负责材料（面粉、盐、油等）来促成合作。通过一些辅助后，孩子们可以问一些如下问题："我需要倒多少面粉？""你能帮我量一杯盐吗？""轮到我搅拌了吗？""我们应该把它变成红色还是蓝色的？"其中，ASD 儿童甚至在要求得到更多成品的时候，自发地对同伴说"我想要更多彩泥"。现在，孩子们正在非常开心地玩彩泥，但是家长却注意到，一旦没有合作的借口，儿童的互动就会急剧减少。他们需要一些新的策略来促进合作。

案例 1：协助提要求。 首先，家长可以观察儿童正在玩橡皮泥的过程，尝试预测他们接下来会做些什么。如果能够找出儿童接下来的动向，他们就能够确保儿童想要的东西在同伴那儿。这种方式可以促进儿童进行互动。比如，家长看见儿童正在用一个擀面杖把橡皮泥弄平。他们就能够预测接下来，儿童可能会想要使用一个饼干模子或小刀把橡皮泥切成一些形状。于是，家长就能够确保这些儿童想要的物件在同伴那里，如果可以，小心地将物件移到同伴那边去，然后提示儿童看一下周围，要求自己想要的物件。另外一个对 ASD 儿童有用的策略就是，向同伴要求想要的物件（例如，要剪刀、更多的橡皮泥、某个饼干模子）。这些机会不仅加强了儿童与同伴之间的沟通，还能够激励儿童愿意加入同伴和参与这些活动。

案例 2：协助提供。 当儿童在向同伴提要求上进展顺利后，他们也许准备好用一种稍微复杂的方式进行主动发起了，比如询问同伴是否想要自己拥有的什么东西。这个行为的自然强化物并不是直接的（因而对一些儿童而言，这种类型的主动发起更难，动机也更低）。如果家长觉得儿童对互动和整体的活动有着足够的动机，可以对这项更高技能的提示做出反馈，那么就值得一试。比如，他们可以把饼干模子递给 ASD 儿童，提示他在同伴滚平橡皮泥后问同伴"你想要哪个模子？"家长也可以观察同伴的行为，尝试预测他们接下来可能会需要什么。比如，如果家长注意到同伴正在用橡皮泥做字母来拼自己的名字，而家长知道名字的最后一个字母是"E"，于是他们就能够鼓励儿童做一个 E，并在同伴拼的时候提供给同伴："你想要一个 E 吗？"

协助评论和对话的延伸

我们发现加强评论和对话的最佳途径就是，创造一个可以促成大量合作的动机场景。下面是一些成人可以帮助儿童促进对话的方法。记住，比起为他们创造一个有动机、能够主动发起并因此获得自然强化物的情境来说，单纯地提示儿童交谈并不能获得同等有益的长期效果。自我管理也是一项可以帮助儿童加强对话技能的有用策略（Koegel, Park, & Koegel, 2014）。这项策略会在第 10 章中讨论。

接下来的例子阐述了家长（或其他成人）可以如何通过以下方法帮助 ASD 儿童扩展主题并开展社交对话，首先让儿童参与共同的游戏主题（用小吃做脸的样子），而后稍稍给出一些提示。

案例：协助对话主题的扩展。 在中午愉快地玩过橡皮泥之后，孩子们现在正在吃零食。一个家长建议他们可以用零食做出脸的形状（对儿童的其中一个同伴轻声说）。那个同伴于是建议道："我们一起用零食来做脸吧。"孩子们看起来很喜欢这个点子，但是仍然没有怎么交谈。家长提示他们交谈各自的计划，他说："我在想你们会怎么做嘴呢。"一个同伴说，"我会用葡萄干来做嘴"。如果 ASD 儿童没有给出类似的评论，家长就可以建议同伴询问他的计划："你会用什么呢？"一些儿童甚至可能会谈论一些过去或未来的事件，例如，"有一次我在院子里用树枝和树叶做了一张脸"，或者"下一次我们聚会的时候，我们用比萨来做脸吧。"家长就可以借这些话题来说，"我在想你们是不是之前做过这样的脸呢？"或者"下一次再做另一种脸会不会也很有意思？"如果成人可以用不经意的方式说出这些话，比如在走过去拿更多材料的时候用比较安静的口吻说出来，那么儿童可能会接收到这些提示，然后对彼此进行评论，而不是对着成人评论（理想状况）。如果家长尝试了这种做法，但是 ASD 儿童仍然看起来非常依赖辅助，或者需要清晰的强化来联系评论，那么仍然可以利用最后吃零食的时机（让参与对话有了实际的自然强化物）来协助儿童在吃之前向同伴展示自己的作品（"看，我用年糕做的脸有多蠢"）。家长还可以让孩子们用这种方式轮流展示自己的作品，一开始应该在必要的时候给出更多的支持。

步骤 4：回顾和循环

当聚会结束后（家长终于有机会稍微休息一下了），家长可以回顾整个活动对双方（或所有）的孩子和家长而言进展如何。下面是家长可以思考的一些问题：

- 我选择的同伴（年龄、社交功能、灵活性、兴趣）适合我的孩子吗？
- 聚会结束的时机是否恰当，孩子们是否仍然在互动并享受双方的参与？
- 选择的活动是否为孩子们的互动和沟通提供了足够的机会？
- ASD 儿童是否知道如何参与活动并帮助同伴（如果有机会）？
- 家长（或者成人协助者）是否能够指导儿童与同伴进行互动和沟通，而非只对成人？
- 家长（协助者）是否计划了备选活动？
- 家长（协助者）是否是敏锐的，能够意识到双方（或所有）儿童的心情？
- 聚会是否对孩子们而言是积极享受的体验？
- 聚会是否对家长们而言是积极享受的体验？

如果家长对这些问题中的任何一个回答了"否"，那么在进入下一阶段之前，家长需要先确定聚会中要增加、去掉或调整哪些要素。有时候，在聚会中做出一些自发性的临时选择会很诱人，比如在原定的活动结束时间仍然继续聚会，或者让 ASD 儿童尝试不那么熟悉的活动。但是，请牢记坚守计划以保证双方儿童利益的重要性。儿童之间相互了解、相处自然，而后建立友谊是需要时间的。家长应该让儿童首先建立和睦与积极的关系，然后再考虑延长聚会或者让活动变得更有自发性或更复杂，因为融洽的关系才是友谊萌芽的前提。提醒家长，在一天结束的时候不要为当天发生的事情感到失望或受打击。这些是给所有儿童提供改善社交、沟通和游戏技能的机会，他们可以从中学到重要的分享、冲突解决和情绪调节的能力，也可以促进友谊的发展。如果可能，家长可能会希望和 ASD 儿童（以及儿童同伴的家长）聊一聊自己从儿童身上和聚会中学到了什么。然后，家长可以为下一次的聚会提前计划哪些可以保持不变，哪些需要改变。

超越聚会：在不同情境中扩展友谊

与在家中的聚会类似，本章中探讨的策略也可以用来促进其他社交情境中的社交互动和友谊发展。作者有幸参与过很多融合的小组项目。下面是几个在斯坦福和哀默里中心（Early Emory，旧称瓦尔登早期儿童中心）的案例，我们将会进一步阐述这些策略在多种情境中的使用。

教学情境中的学步期儿童小组游戏

对于学步期儿童的游戏小组项目，成功的关键在于让活动变得简单、有趣，以促进社交互动和参与。在准备每个活动的时候，教师希望有时间去组织和调整材料，并且思考一遍整个轮流次序、分享、构建、展示、模仿，或其他合作性安排的教案。

教室空间的安排对儿童的学习也十分重要。将与目标学习活动无关的其他材料或玩具放在一边，或者放在儿童够不到的地方，以避免干扰，让儿童的注意力可以集中于可选的活动上。每项学习活动都安排在房间的某个特定地点，使用适合儿童大小的家具来划分空间和边界。比如，玩橡皮泥是在房间一角的桌子上，弹奏乐器和唱歌是在对面角落的五彩毯子上，另外一角还有一个书架和布袋沙发。集中注意是有动机做某件事情的第一步，材料和活动的展开就是开始的契机。当儿童选择了喜爱的活动后，教师会让儿童一起参与活动的设置，因此在一开始就有协助社交沟通的机会。让儿童告知或指出他们想要桌子中央的塑料盒子里的哪种颜料，或者让他们说出或指出他们想要小组中间的袋子里的哪件乐器。还可以在儿童熟悉的和有动机参与的活动中设置更多的学习机会。比如，选择其他颜色的颜料或工具来作画，从海报板上张贴的图画中选择唱的歌曲，或者选择先读哪本书以及由谁来阅读书中的内容。

接下来，儿童可以根据游戏的主题和材料以大组或结伴的形式参与活动。儿童可以集合起来一起做一幅拼贴画，加入自己的颜色，或者在做个人项目的时候和他人一起共享材料（例如，画画的刷子、滚筒、闪光片，以及可以在颜料中滚动的小车，或者可以在画上印脚印的动物玩具）。在大组活动中，比如合唱或读书，儿童仍然可以有个人参与的机会。儿童可以在歌中填字、填词或配上动作，或者有一小段个人演奏或摇晃乐器的时间。同样，在读书活动中，儿童可以触摸、指向或命名页面上的图片。可以将人物、物件或动作的照片进行复印和压膜，使儿童可以将它们与书中的内容对应。此外，儿童还可以单独或者和同伴或道具（例如，宠物、玩具、衣物）一起表演书中的行为或场景。儿童已经知道的或者他们尤为喜欢的歌曲或故事，能够帮助教师更好地开展小组活动。

到活动即将结束的时候，教师可以将之前用于促进儿童参与的方法稍稍改动，然后应用于材料的整理环节。儿童可以选择自己的清理任务或同伴，或者可以将整个清理行为变成一个游戏（例如，"把蓝色的东西收起来""找到有铃铛的东西，把它们放在包里""如果你的同伴是萨米，你们的任务就是把玩具收起来"）。

总而言之，儿童越有动机参与活动，他就越想要参与活动之前的那些步骤。不要忘记，还要对儿童的努力给予与之相当的奖励！如果儿童还在学习如何做出某个特定的行为，这意味着，儿童在开始的时候需要更多的关注、思考和努力，经过联系后这些技能才会变得自动化。教师应该确保儿童在进入下一个学习环境前先享受自己的劳动果实，关注儿童是否有动机准备好应对下一个新行为，或一两个已经在能力范围内的技能。让儿童练习已经可以做的行为并不意味着会让他们的学习能力有所退步。练习能够持续巩固行为，使之维持在儿童的技能范围内，并且可以使儿童更加自信。

在教室内的小组活动和社交技能小组

在学校环境中，教师可以利用 ASD 儿童的兴趣来设计小组活动，从而促进合作性互动。这些相同的技巧可以应用到社交技能小组中。根据儿童的兴趣和认知技能的复杂度，教师可以设计相应简单或复杂的方案。我们记得有一个孩子，每天到教室后就立刻去玩橱柜，从某种桌面游戏中抓出很多塑料鱼。教师发现这点后意识到，如果让这个孩子在小组中握着塑料鱼，或许可以激励他上完课并与同伴互动。另一个课堂里，有一个孩子非常喜欢电梯。幸运的是，其他好几个孩子也对相关的主题很感兴趣，比如建筑、机器的运作方式，以及旅游或交通。教师可以将电梯的主题融入几节课中，让 ASD 儿童可以对班级活动做出有价值的贡献。

一些 ASD 儿童对某些特定的主题有着丰富的知识，比如说太阳系。游戏和课堂活动就可以围绕这个特殊的兴趣开展，从而突出儿童的专长，同时创造合作的机会。我们曾经在一个课堂中设计了类似的宾果游戏，孩子们需要画出不同星球的名字，并与宾果卡中的星球图片进行匹配。所有的孩子都可以从中学习太阳系的知识，而 ASD 儿童集中注意力的时间也比一般情况下更长。教师们可以思考，他们想要教学的课程可以如何与班级中的 ASD 儿童的兴趣产生关联。如果可行，教师可以设置课程安排 ASD 儿童作为该主题的专家。这可以为他们创造一个自然的合作安排，使得 ASD 儿童有机会练习社交性互动，而同伴可以学习到新的信息。

课外活动和暑期夏令营的合作

儿童活动的项目主管在创造促进合作的环境上可以担当非常重要的角色。ASD 儿童的家长可以要求在儿童参加的课外项目中包含需要合作的部分。如果设计小组活动的负责人可以考虑到儿童的兴趣和需求，那么这些活动就能带来很多好处。比如，假设今天计划的是手工活动。如果项目负责人决定故意减少桌上剪刀的数量，那么孩子们就会有更多的契机在需要剪刀时进行互动。教师或项目主管还可以安排合作类活动。比如，不要安排孩子独自完成拼贴画，可以指导孩子和小伙伴一起决定剪什么图片、在纸上贴什么。教师可以在小组任务中鼓励社交，让一个同伴负责杂志，一个负责剪，一个负责贴，还有一个决定图片要贴在大告示牌的哪里。通过这种方式，儿童可以锻炼到下面的每一项技能：

- 主动发起行为（例如，"你能把小狗的照片剪下来吗？""我们还需要更多的胶水来贴这个。""我应该把树贴在上面的角落还是下面的角落？"）；
- 对同伴的建议做出反馈（例如，"首先，我会把这棵大树剪下来。""这里是胶水。""不要，我们只放一棵树吧。"）；
- 共同朝着相同的目标努力。

另一个可以非常容易应用在暑期夏令营、课外活动和学校中的有用策略就是提前演练。提前演练是指让儿童提前接触即将进行的活动，以一种高强化（有趣）和低要求（简单）的形式出现。本章的作者曾对 4 个在同伴互动上有困难、需要轻微支持的 ASD 儿童研究过这项策略（Gengoux, 2015）。我们发现，当 ASD 儿童在前一天短暂（10 分钟）参与过演练后，他们在隔天夏令营出现的相同活动中，无须治疗师在场就给出了更多的主动发起，使用了更多体现能力的话语。与之相对，当儿童没有进行提前演练时，他们通常会独自度过课间的自由时间。此外，ASD 儿童在提前演练后显示出更多的快乐、兴趣和舒适。最重要的是，当 ASD 儿童熟悉游戏后，同伴与他们的互动更频繁了，会向他们问更多的问题，对他们的能力有更积极的陈述。仅仅是预先进行了 10 分钟的练习就可以在之后无须辅助地让 ASD 儿童主动发起活动，这的确有一点令人惊讶，但绝对值得一试。儿童（以及成人）会更有动机做自己擅长的事情。以我们的经验来说，当儿童看到一个熟悉的活动并想到"我知道怎么玩那个游戏！"时，自信就油然而生了。

核心理念：扩展建立友谊的机会

为 ASD 儿童在跨情境中创造社交机会是至关重要的。儿童与同伴练习社交技能的机会越多，技能就会越扎实。家长、教师、服务提供者和治疗师应该时刻牢记以下几点。

- **在教学社交技能时使用干预策略**：虽然接触同伴的途径很重要，但如果没有系统和受实证支持的干预，仍然是远远不够的。
- **理解成人的重要角色**：家长和服务提供者可以做很多事情来帮助增加儿童与同伴互动的机会，让互动和交友变得十分有趣。在本章，我们讨论了成人支持儿童社交关系的方法，重点讲述了如何设置成功的聚会。
- **成人应该做好周全的准备以确保聚会对孩子们来说是有趣的、高吸引力的、合作性的和熟悉的**：比如，当你想加强同伴互动时，准备一个对 ASD 儿童有着高吸引力的有趣活动是最重要的。同时，找出将合作加入所有同伴活动中的方法，或者提前让儿童在活动前做好准备，这些都有助于促进积极的社交行为和互动。

总结

研究者认为友谊是一种提供陪伴、相互支持和喜爱感情的关系（cf., Freeman & Kasari, 1998）。友谊需要理解并洞察另一方的感受。人际交往技能在很多方面都是必不可少的：成为一名好的倾听者；开放、诚实和愿意分享信息；享受乐趣；在需要的时候互相帮助；表达和交流想法；感受与思考。这些技能对 ASD 儿童而言是有挑战的，但并不一定是毫无可能的（Kasari, Chamberlain, & Bauminger, 2001; Kasari & Sigman, 1996）。虽然对社交领域的研究仍是迫切需求的，但是我们还是经常听到家长因为儿童没有社交项目，或者个别教育计划中没有社交目标而感到担忧和沮丧。社交对所有的 ASD 儿童都是一大难题，因此应该将积极和多构成的社交干预结合在儿童的每个干预项目中。

家长、家庭成员、教师、服务提供者和其他自闭症辩护者的积极努力可以为 ASD 儿童的社交能力和人际交往技能带来巨大的进步。还有一点要注意的是，社交参与的广泛度。并不是每一个有（或没有）发展障碍的孩子都需要或想要成为聚会的中心人物。一些儿童可能对于可以从固定的几个朋友那儿获得相互的支持就感到满足了。我们需要重新思考或扩展我们对友谊的概念，思考对每个儿童而言什么才是有益的（Chamberlain, Kasari, & Rotheram-Fuller, 2007）。不管儿童在社交能力上处于什么水平，被同伴接纳和融合的目标总是可以帮助儿童从社交隔离的状态中走出来。通过判断和提供支持，家长、教育者和治疗师可以为 ASD 儿童创造一个借由同伴了解自己，并且鼓励积极交友的环境。

学习提问

1. 描述可能会阻碍 ASD 儿童发展友谊的几个障碍。

2. 对一个在学校里很少有同伴互动的孩子而言，什么可能是合适的第一步呢？

3. 描述有哪些聚会干预策略可以促进 ASD 儿童与一般发展同伴产生积极的社交体验。

4. 在聚会中，成人作为协助者可以做些什么来鼓励 ASD 儿童与一般发展同伴进行社交互动，但又不至于辅助过度？

5. 聚会干预策略可以如何应用在其他社交或自然场景中，如何与其他成人同伴一起促进现有的和新的友谊？

6. 在计划聚会时是如何针对 ASD 儿童和同伴双方的动机的？

7. 在聚会中需要注意哪些重要警示？

8. 描述对于两个都喜欢科学的孩子（一个是 ASD 儿童，一个是一般发展同伴），可以设计什么样的聚会活动，使用哪些社交技能。

9. 讨论聚会对 ASD 儿童的发展以及社交互动的其他方面会产生什么影响。

10. 你觉得扩展特殊儿童社交网的相关研究最重要的方向是什么？

第 3 部分　儿童期：
在家和学校的干预选项

第 7 章

关键反应训练的家长教育

Lynn Kern Koegel, Kelsey Oliver, Robert L. Koegel

章节目标

目标 1 了解 PRT 中针对家长教育项目的、循证的有效模型。

目标 2 熟悉用来教家长执行 PRT 的具体策略。

目标 3 了解与 PRT 中提供的家长教育相关的积极结果。

目标 4 了解 PRT 执行效度表的评估方式。

目标 5 识别家长教育策略的有效例子。

本章讨论了家长教育的重要性，以及两种不同干预模式带来的结果差异，相比在所有环境中无缝执行干预目标，在家长不参与干预的情况中，会存在技能泛化和维持方面的困难。接下来，我们会讨论在给家长提供反馈时需要注意的一些重要考量。同时，我们还会描述如何对 PRT 的执行效度进行测量，以确保干预被正确和系统地执行。最后，我们会讨论多种 PRT 家长教育项目，包括与个别家庭的合作、小组家长教育以及与距 PRT 干预中心遥远的家庭的合作。

家长教育的重要性

如果对 ASD 儿童的干预想要达到良好的预后，那么家长教育是极为重要的一环。家长在干预环节的投入和参与，包括执行循证的干预方法，都得到了美国国家研究委员会的高度推荐和认可（Brookman-Frazee, Vismara, Drahota, Stahmer, & Openden, 2009; Koegel & Schreibman, 1996; National Research Council, 2001）。实际上，一份文献综述显示，ASD 儿童的家长参与过家长教育项目后，在知识、技能和表现上都有所收获。此外，他们的压力也有所减缓，儿童在语言和行为上也取得了进步。家长报告，在家长教育项目中学习到的技能对他们的其他孩子也有帮助（McConachie & Diggle, 2007）。家长教育的重要性在一项早期研究中有所阐述，这项研究对比了两种临床干预模型，一种是只由治疗师与 ASD 儿童进行一对一干预，另一种是家长教育模型，由治疗师培训家长给儿童进行一对一干预（Koegel, Schreibman, Britten, Burke, & O'Neill, 1982）。虽然所有参与研究的孩子在干预后其恰当行为都出现了进步，但是只有家长参与了家长教育的那组儿童在项目结束 3 个月后其技能的进步得到了维持。家长没有参与家长教育的那组儿童在治疗师停止干预后，恰当行为有所减少。这项研究清晰地展现了让家长积极参与儿童干预项目的必要性。接下来，我们将讨论与家长教育相关的重要议题：当前领域对此的认识、需要进一步研究的领域、家长教育和家长焦虑的关系、综合指南、具体的策略，以及评估家长执行 PRT 效度的标准。

我们对家长教育的理解

家长教育和家长参与的重要性在诸多领域都得到了一致认可。然而，在设计家长教育项目的时候仍然有许多问题需要考虑。比如，虽然我们认可家长教育作为最佳方法的重要性，但是这些方法实际上还没有得到完整的研究。我们知道只有家长支持——也就是给家长提供鼓励和社交支持——是不足以确保目标的正确执行的。还需要给家长提供具体的反馈，不管是在互动中由治疗师提供个别指导，还是让治疗师观看家长与儿童互动的视频并讨论干预过程（Mahoney et al., 1999）。此外，在设计家长教育项目时，实践者应该特别留意文化元素、家长的需求和学习类型、家长的压力程度，以及家庭有限的时间和资源（Mahoney et al., 1999）。目前已发表的文章中只有极少数在研究家长教育项目和执行效度，小组和个别家长教育的相对有效性，以及家长教育项目所需的最佳小时数（Schultz, Schmidt, & Stichter, 2011）。

需要进一步研究的领域

因为家长教育相关的研究数量相对较少，下面的话题就尤其需要进一步研究了：

- 课程：在执行 PRT 的准确性和易操作性上，什么才是最佳选择？
- 教学小组的大小：小组教学和个别教学是同等有效的吗？
- 小时数：每周需要多少小时的家长教育才可以获得最佳的结果？
- 测量：家长和儿童的成长如何能够得到最有效的测量？
- 持续时间：家长教育项目应该持续多久？
- 场景：对家长教育而言最佳的场景是什么？机构、家中、社区环境中，还是各种场景的结合？

家长教育和家长的焦虑

当孩子存在困难或问题行为，或需要高强度的支持，以及在获得服务上遭遇更多障碍时，家长的焦虑指数会非常高（Krakovich, McGrew, Yu, & Ruble, 2016）。

而正因为所有 ASD 儿童的家长压力都很大，家长教育项目才需要以一种能够舒缓压力的方式进行设计。比如，研究显示，若儿童干预项目要求忙碌的家长专门从日常活动中抽出一段时间，并以反复操练的方式进行，那么反而会增加他们的焦虑指数。与之相对，将教学融入一天自然发生的活动中，家长的压力就会有所缓解（Koegel, Bimbela, & Schreibman, 1996）。

因为 PRT 属于自然干预的方法，很少需要家庭日常生活以外的"额外"时间来执行干预（Steiner, Koegel, Koegel, & Ence, 2011），而是在日常自然出现的活动中给儿童提供不间断的干预（Koegel, Koegel, Frea, & Smith, 1995;

Koegel, Koegel, Kellegrew, & Mullen, 1996）。比如，我们可以观察到，相对于一个更结构化的家长教育模型，教授家长如何将 PRT 策略融入家庭的日常生活中（如午餐），会使家长的幸福指数以及他们与儿童的积极沟通都出现提升（Koegel, Bimbela, & Schreibman, 1996）。此外，家长教育还能够促进儿童技能的泛化，因为家长可以在家中和社区等一系列广泛的情境中执行 PRT。因此，从效果的多方传播、更快速的学习、习得的维持等方面来看，PRT 的家长教育都是一项值得投资的实证有效干预方法，并且对提高儿童和家庭结果来说也是高度有效的。

PRT 家长教育的综合指南

有一部分文献集中研究了家长教育项目对家庭带来的积极连带效应，包括压力指数的降低、自我效能的增加、积极感受的增加、亲子互动质量的提升，以及兄弟姐妹之间互动质量的改善（Bandura, 1997; Brookman-Frazee & Koegel, 2004; Koegel, Bimbela, & Schreibman, 1996; Koegel, Steibel, & Koegel, 1998; Moes, 1995; Schreibman, Kaneko, & Koegel, 1991; Stahmer & Gist, 2001; Steiner, 2011）。然而，仍然缺乏对家长教育项目的最佳手段所开展的研究。尽管如此，我们还是有一些研究可以为 PRT 的家长教育提供有用的引导策略。有一项策略被证实在提升家长能力和减少焦虑上是有效的，这就是在 PRT 家长培训中使用合作伙伴的方式。比如，布鲁克曼－法兰茨和凯格尔（Brookman-Frazee & Koegel, 2004）将一个由治疗师主导的 PRT 家长培训模型（比如，由治疗师决定儿童的目标技能、活动和语言机会），与一个家长—治疗师合作的模型（比如，由治疗师和家长合作决定活动内容，治疗师经常采纳家长的意见，也会给家长提供选择）进行了对比。结果发现，使用家长—治疗师合作的家长教育模型后，家长焦虑指数非常低，家长在亲子互动中的自信也有所提升，此外，儿童与家长的感情和互动也变得更加积极，对言语机会的言语反馈也更高。这些发现意味着，强调家长和治疗师的合作和伙伴关系的家长教育项目可以有效提升儿童和家庭的幸福感。

同样，还有一项研究对比了 PRT 家长教育中以优势为主和基于缺陷的两种方法（Steiner, 2011）。也就是，在给家长反馈他们对儿童执行 PRT 的情况时，治疗师所说的话是强调儿童的优势（例如，"他今天看起来对很多玩具都很有兴趣"），还是突出具体缺陷（例如，"他在将注意力集中于一个玩具上有困难"）。因变量包括：家长对治疗师反馈的感受，家长和儿童之间的爱抚，以及儿童对家长的言语反馈率。研究发现，在给予基于优势的反馈后，家长在总体感受度上都有提升。此外，对比基于缺陷的反馈，以优势为主的反馈能让家长对儿童的表达更积极和有更多爱抚的行为，儿童的反馈率也更高。这项研究显示了在家长教育环节中强调儿童优势和能力的重要性，因为这可以改善亲子社交互动的质量以及儿童的言语沟通能力。

家长教育项目的策略

基于这些研究结果，我们对家长教育项目有以下几点建议：

- **目标**——让家长共同参与目标的制订。如此设定的目标将是切实有用的，家长执行目标的动机也会有所增强。
- **干预**——不要"告诉"家长做什么。与家长合作寻找解决问题的方法。如此这般，干预就会更符合家庭的价值观和个人的风格。
- **优势**——集中于优势。指出儿童的积极行为，以及家长可以如何利用儿童的这些优势，而不是集中在儿童的缺陷上。
- **奖励**——奖励家长。经常讨论家长做得好的地方。如果家长犯了错误，那么先肯定他们做得正确的地方，然后建议他们在下一次尝试中进行调整。

PRT 的执行效度

我们已经讨论了一些关于家长教育的综合问题，接下来重点讨论具体的细节。家长需要明确和清晰的策略来帮助自己的孩子。很多时候，家长观察的干预环节无法在家中复制。PRT 的执行效度可以给家长提供具体的反馈，以第 1 章中的动机策略为开始。总的来说，要求家长和儿童互动 10 分钟，每分钟都会根据下面 8 点进行评分：（1）获得儿童的关注；（2）清晰的机会；（3）儿童的选择；（4）根据情况而定的强化；（5）任务变换；（6）维持性和习得性任务的穿插；（7）自然强化物的使用；（8）强化努力（或尝试）。打分项目会在下面一一进行阐述。

1. **获得儿童的关注**：这涉及在教学机会开始前确保获得儿童的关注。比如，如果儿童在家长开始教学时看着窗外，这个项目就不会被记为正确。

2. **清晰的机会**：除了确保儿童的关注外，家长还需要给出清晰的让儿童可以表现出目标行为的机会，它对于儿童的目标行为是恰当的，也不会让儿童感到困惑。比如，如果儿童正在学习初语，家长说"这是一个非常可爱的玩具，我知道你很喜欢玩它。你能说'玩具'吗？"那么这对于学习初语的儿童而言太复杂了。与之相对，如果家长拿着玩具并示范词"玩具"，那么这样的教学就是既清晰又符合儿童发展水平的。

3. **儿童的选择**：下一个评分项就是儿童的选择。如果儿童对智能手机感兴趣，家长说"看这儿，这边有毛绒狗，它在汪汪叫"，那么家长就没有做到遵从儿童的选择，因此这一项不能被记为正确。如果家长拿着智能手机（或暂停正在进行的活动），问儿童手机屏幕上是什么动物，或让儿童提出想要拿到手机的要求，那么这位家长就是正确使用了儿童的选择。

4. **根据情况而定的强化**：接下来，家长需要给儿童提供即刻和依据情况而定的强化。比如，如果儿童学会了用初语"秋千"来要求别人帮忙推秋千，而家长却说"等一下，我要先系一下你的鞋带"，那么结果就被延迟了。如果家长在儿童自发性提要求后立刻推了秋千，那么家长的这一项就会被记为正确。

5. **任务变换**：同样重要的还有任务变换。也就是，如果家长就一个目标行为对儿童进行反复操练，那么这个项目就不会被记为正确。如果家长变换了活动来避免无聊和单调重复，那么这个项目就可以被记为正确。

6. **维持性和习得性任务的穿插**：与任务变换紧密关联的是维持性和习得性任务的穿插。比如，目标行为是学习减法，而儿童之前已经学会了加法，如果家长只出了减法的问题，那么这个项目就不会被记为正确。与之相对，如果家长穿插了减法和加法的问题，那么这个项目就可以被记为正确。

7. **自然强化物的使用**：在儿童做出正确反馈后，家长需要提供一个自然的奖励。比如，如果儿童正在学习数数，家长让儿童数页面上的点，然后奖励儿童代币或饼干，那么这个项目就不会被记为正确。而如果家长让儿童数小饼干的块数，然后给儿童饼干，就可以被认为是正确的操作。

8. **强化努力（或尝试）**：最后，强化努力这一项也需要被打分。如果家长使用了一个严格的塑造范式，没有奖励儿童的努力，那么这个项目就不会被记为正确。相反，即使儿童完成得并不正确，只要他们的合理努力得到了奖励，这个项目就可以被记为正确。

因为极少有家长（或任何人）可以在执行所有项目时达到 100% 的正确，所以满足执行效度的标准是每个项目有 80% 以上的正确率。因为每分钟都需要进行评分，所以家长必须每分钟至少为孩子提供 1 次学习机会（而我们认为每分钟 2 次机会更好）。如果家长在每分钟内提供了 1 次以上的机会，那么每次都会被记分，而且需要每次都操作正确这一分钟才会被记为正确。计分方式可以是录制的视频样本，也可以是实时的视频通话。在 10 分钟的视频样本中不会提供任何反馈。通过计分提供的具体信息，家长可以获得对于自己的操作情况的非常详细和明确的反馈。

家长教育的模型

现在，我们已经讨论了执行效度的计分以及与家长教育有关的其他重要议题，接下来我们将讨论家长教育的多种 PRT 传递模式。

个别化模式

PRT 的家长教育存在多种服务传递模式，这些模式对改善儿童和家长双方的结果来说都是有效的。随着干预的需求与日俱增，越来越多的研究也在持续探讨 PRT 家长教育模式的变更。也就是说，虽然早期的模式大多数都集中于单个儿童及其家长与治疗师的合作，但是随着 ASD 发病率的上升，后期的干预模型开始重视小组的家长教学，以满足与日俱增的需求。

有大量的研究证实了单独给一个家庭进行个别化 PRT 家长教育项目的有效性（Schreibman & Koegel, 2005; Stahmer & Gist, 2001; Steiner, Gengoux, Klin, & Chawarska, 2013; Steiner et al., 2012; Symon, 2005; Vernon, 2014; Vernon, Koegel, Dauterman, & Stolen, 2012）。这种方法是有优势的，因为它可以让每个儿童的干预变得非常个别化，也能在为家长提供直接反馈的同时让他们有练习技术的机会（Kaiser & Hancock, 2003; Steiner et al., 2012）。对于一些家庭，每周会针对不同的 PRT 要点进行指导和反馈，直到所有的要点都掌握了为止。而有的情况是，所有的要点都被同时讨论，反馈也是综合性的。在个别化的干预中，治疗师示范 PRT，然后给家长执行 PRT 的机会，再给出反馈。家长执行干预过程的时间占比是不固定的，但是家长必须对儿童进行干预，也必须得到相应的反馈。

比如，在一个大规模的社区性 PRT 教育项目中，治疗师为 158 名年龄为 2—10 岁的 ASD 儿童的家长提供了个别化的家长教育（Baker-Ericzen, Stahmer, & Burns, 2007）。这个样本中占比最大的家庭是西班牙裔（35%），其次是白人（27.4%）。治疗师和参与的家庭在机构中每周见面 1 小时，持续 12 周。这项研究结果的主要测量方式是《瓦兰德适应性行为量表 II》（Vineland Adaptive Behavior Scales-II; Sparrow et al., 2005），并用了一系列的统计分析来确定各个要素之间的关联。在最初的环节中，研究者会向家长提供一份 PRT 训练手册（可在凯格尔自闭症中心那儿获得），有西班牙语或英语版本。治疗师教授家长在与儿童互动时侧重动机的技术。此外，家长还需要每周完成家庭作业，在家中和社区内练习多种技术。数据分析显示，不管儿童的年龄、性别、种族是什么，经过 12 周的家长教育干预后，多项与儿童相关的测量结果出现了显著的提高。平均来看，儿童在《瓦兰德适应性行为量表 II》上的测量结果展现出了显著进步，包括沟通、常规生活技能、社交、动作技能以及适应性行为。虽然所有的孩子都有所进步，但是 3 岁及 3 岁以下的孩子从基线到干预之后展现出的进步是最为明显的。

还有其他一些研究也证实，PRT 的个别化家长教育模型具有有效性（Coolican, Smith, & Bryson, 2010）。这项研究使用了不同时的多基线设计，对多名参与者检验了 PRT 家长教育模式对家长和学龄前儿童的结果有效性。具体的儿童结果测量包括：破坏性行为，儿童语言的频率和类型（比如，合适或不合适，有提示的或独立的）。家长结果测量包括：执行效度、自我效能，以及对项目的满意度。干预包含了 3 个 2 小时的个别化家长教育环节，前两个环节在机构中进行，第三个在儿童的家中进行。在家长教育项目开始之前，家长收到了关于如何教学 PRT 和如何教学初语的训练材料（可在凯格尔自闭症中心那里获得）。环节中包括：对 PRT 技术的概述，治疗师示范技能，以及在家长执行 PRT 时提供直接的指导和实时的反馈。在干预后，8 个儿童全部在功能性语言上有所进步，其中 6 个儿童出现了显著进步。此外，所有儿童的反馈率都在后续追踪时出现了显著的进步和维持。

密集的短期个别化 PRT 干预

密集的短期个别化 PRT 干预项目，涉及对个别化家庭进行为期一周的含反馈练习，这能有效地为急需服务或离干预中心距离较远的家庭，提供适宜和有效的 PRT 入门教育以及其他的一些行为技术（Koegel, Symon, & Koegel, 2002）。比如，家长在 5 天共 25 小时的培训项目（每天 5 小时）中学习了 PRT 的动机程序。在这个项目中，家长首先发送自己与儿童在家中互动的基线视频。在一周结束后，家长再次发送视频。之后根据家长对 PRT 程序的使用情况以及儿童的表达性沟通情况，对这些视频进行打分。同样，也会用李克特量表测量家长在与儿童互动过程中所感受到的愉悦程度。结果显示，在干预后，家长成功掌握了 PRT 动机元素，并且在一周密集的家长教育项目结束后，这些收获还维持了 3 个月到 1 年的时间。所有参与研究的孩子都在随后的社交沟通中取得了进步。此外，项目结束后，家长打的分数显示，他们在与儿童的互动中更快乐，焦虑更少。这些令人振奋的结果告诉我们，在相对较短的时间内，家长就可以有效学习基本的 PRT 技术，增加儿童的社交沟通技能，同时减缓自己的焦虑。

小组模型

很多家长教育项目都集中在，治疗师一次只对一组亲子给予指导（e.g., Baker-Ericzen et al., 2007; Koegel et al., 2002; Symon, 2005）。然而，急需干预的孩子与日俱增，而循证的干预方法却有限，为了应对二者的差距，研究还探讨了以小组形式开展 PRT 家长教育的有效性。比如，一个研究评估了接受 10 周短期 PRT 家长教育小组项目的家长（Minjarez, Williams, Mercier, & Harden, 2011）。研究评估了家长在小组情境中的学习是否能够达到 80% 的执行效度标准，以及家长的执行效度是否与儿童的沟通收获有关联。有 17 个儿童的家长参与了研究，儿童的年龄分布在 2 岁至 6 岁 11 个月之间，其中 16 个被诊断为 ASD，1 个为待分类广泛性发展障碍。家长教育的内容基础是已经出版的 PRT 技术材料（Koegel et. al., 1989）。其中涉及的内容包括：（1）确保家长能够获得儿童的关注并呈现清晰的语言机会；（2）变换任务，以及维持性任务和习得性任务的穿插；（3）加入儿童的选择和分享式控制；（4）提供立刻的、根据情况而定的自然强化物；（5）强化儿童的言语尝试。这些概念都会在小组讨论和讲座中以例子的形式提供给家长，还会观看家长从家中带来的视频，设置干预目标，以及为家长布置需要完成的家庭作业。家长教育环节持续 10 周，每周的小组会议时间为 90 分钟。此外，在 10 周的教育环节结束后，每对亲子都会有 50 分钟的个别实时教育环节。在接受了小组家长教育干预后，家长执行 PRT 的效度有了显著进步。不仅如此，在家长参与了项目后，孩子也在功能性的语言上出现了可喜的显著进步。这些结果显示，短期的小组家长教育干预可以有效改善家长的 PRT 教学，并且当参与培训的家长正确执行具体策略后，儿童也展现出了连带的提升效应。

明尼亚雷斯等人（Minjarez, Mercier, Williams, & Harden, 2012）进行了该项实验的后续研究，探讨了以短期机构为主的小组家长教育项目对家长焦虑程度和掌控感的影响。为了补充之前研究的数据，这些研究者使用《家长焦虑指数 / 短表》（Familiy Stress Index / Short Form; Abidin, 1995）收集了家长焦虑的基线和后续追踪数据，并且用《家庭掌控量表》（Family Empowerment Scale; Koren et al., 1992）测量了家长的掌控感指数。在为期 10 周的家长教育项目结束后，《家长焦虑指数》和《家庭掌控量表》的测量都显示出了显著的变化。具体来说，家长报告有更高的掌控感，并且在参加了家长教育项目后焦虑也极大地降低了。这意味着小组 PRT 教育不仅可以对 ASD 儿童产生积极的结果，也能够给家长的生活质量带来积极的连带效应。

其他研究者也探讨了大规模的小组家长教育项目的授课方式（Harden et al., 2015）。他们使用了随机控制和大样本来进一步研究支持，以小组形式进行 PRT 家长教育项目的有效性。参加该项研究的是 53 名年龄在 2—6 岁之间的孩子及其家长。家庭被随机分配到 PRT 家长教育项目小组（与 Minjarez et al., 2011 列出的内容类似）或心理教育小组（家长学习关于自闭症的综合知识，但不包含具体的 PRT 内容）。干预持续时间为 12 周。PRT 家长教育项目包含了一个每周一次、每次 90 分钟的小组环节，共持续 8 周，此后治疗师需要对每个家庭进行每周一次的亲子个别见面指导，共持续 4 周。在项目中，由 4~6 个家长组成的小组将接受 1 或 2 个治疗师的 PRT 教学材料指导，包括讲座和视频案例（可在凯格尔自闭症中心那儿获得）。研究者发现，对比被分到心理教育小组的情况，被分到 PRT 小组的家长，其孩子在言语表达的频率和易懂性上展示出了显著进步。此外，PRT 小组的孩子在测量适应性沟通技能的《瓦兰德适应性行为量表Ⅱ》上也获得了更高的分数（Sparrow et al., 2005）。并且，被分到 PRT 小组的家长中有很高的比例（84%）在经历 12 周干预后达到了执行效度标准，其中很多家长在更早就达到了执行效度要求。随机分组的研究证实，大规模的小组 PRT 项目可以有效地教授家长 PRT 技术，从而改善儿童的功能性沟通。

在这项研究之后，还有一个研究评估了 23 个家庭在接受干预 3 个月后，干预效果是否得到了维持（Gengoux et al., 2015）。具体来说，从 10 分钟的亲子互动视频中收集儿童功能性语言的频率和家长执行 PRT 的效度这两方面的数据。结果显示，虽然在 12 周的家长教育项目结束后，只有大约一半的家庭达到了 PRT 的执行效度，但是所有的孩子都在后续的功能性语言表达上出现了显著的进步。这显示，从家长教育项目干预中收获的结果可以在所有儿童和大部分的家长身上得到维持。此外，儿童还在标准化测试上出现了显著的泛化效应，测试包括《马伦早期学习量表》（MSEL; Mullen, 1995）和《瓦兰德适应性行为量表 II》（Sparrow et al., 2005）。这个研究结果告诉我们，在短期的小组 PRT 家长教育项目结束 12 周后，儿童沟通的进步和语言的维持仍可以得到维持。

对边远地区家庭的家长教育

为了解决边远地区急需服务和缺乏"技术发展最新水平"的状况，一些研究致力于建立有效的策略，为这些家庭提供临时和短期的家长教育项目。纳福德特等人（Nefdt, Koegel, Singer, & Gerber, 2010）的研究采用了随机干预组和对照组的设计，通过自我引导学习项目的形式，向没有接受干预或正在等待干预的家庭教授了入门级别的 PRT 家长教育项目，并探讨了这种做法的有效性。具体来说，向随机分配在干预组的家长提供纸质的 PRT 指导手册，此外还提供交互性质的、自我指导的 DVD，其中包含了课程、测试题以及与 PRT 策略相关的视频片段（Koegel et al., 1989）。整个流程包含以下步骤：

1. 向家长提供一张 DVD，内容包括 14 章的基础行为原则和 PRT 动机程序内容，每章节都附有测试题。
2. 要求家长完成每项测验之后才能进入下一章。

3. 在章节的最后会呈现材料的回顾。

4. 给家长布置一个互动性的任务，他们可以给其他家长的干预执行过程
   计分。

5. 每位家长都会获得一份完整的附有解释的计分表，使得他们能够与专
   业人士给出的答案做出对比。

研究结果显示，大部分家长都表现出已经习得了 PRT 程序，他们对项目
有较高的满意度，并且在干预项目结束后与儿童的互动中展现出了较高的自
信。此外，接受干预的家长的孩子在言语表达上也出现了显著的进步。与之
相对，控制组在言语表达上有些许下降。该研究显示，PRT 的自我指导学习
项目可以在家长等待更密集的服务期间，有效地为其提供循证技术的入门知
识和技能。

案例史——通过 PRT 和家长教育改善埃米尔的沟通和社交技能

埃米尔在 3 岁 2 个月时来到了作者所在自闭症中心接受为期 1 周的个别
化干预项目。他和父母住在边远地区，那些极少有为 ASD 个体提供的服务。
埃米尔在 2 岁 6 个月时被诊断为自闭症，那时诊断的心理咨询师告诉埃米尔
的家长，他还是有希望开口说话的，但是很有可能会没有朋友，因此需要家
长为孩子接下来的人生做好细致的安排。埃米尔需要乘坐 45 分钟的公交车去
学校，和大约 9 个其他学前班儿童一起去一个稍大一些的城市上特殊教育学
前班。

在参加 1 周的干预项目之前，埃米尔的父母提前发送了埃米尔在一系列
情境中的表现视频。埃米尔在所有情境中都没有发音或说话。在家中时，他
会引导家长走到自己想要却拿不到的东西面前。他还在使用尿不湿，并且经
常在生气或者在家长无法理解他的意思时崩溃哭闹。学校里除了教师之外，
还有 3 个助手在小组时间和桌面活动时坐在儿童身后，当儿童尝试离开教学
区域时，他们会轻轻地用肢体引导儿童重新回到椅子上。我们在观看了不同

学校活动的多个视频后发现，成人从未引导儿童进行表达性沟通和与同伴的社交互动。此外，埃米尔的学前班同伴大部分都是 ASD 儿童，都有严重的沟通迟缓，并且都对加入同伴活动没有兴趣。

在 1 周的家长教育项目中，我们主要集中于言语表达性沟通的教学。大部分时间里我们都在使用 PRT 的程序提示埃米尔进行表达性沟通，并减少其破坏性和哭闹的行为。所有的目标行为都和家长商讨过，干预目标也是一起合作制订的。第 1 天中，埃米尔尝试了说少量的词，家长立刻给出了奖励。在给家长反馈时，我们强调了孩子的优势，比如他能够发出多少很棒的音，他能够对很多种玩具感兴趣等。接下来的每一天，埃米尔都尝试说了新的词。虽然他说的词非常难以被理解，但是他的每次尝试和努力都得到了奖励。在第 5 天，也就是最后一天，埃米尔在得到示范后 60% 的时间内都做出了言语尝试。他因为生气而出现的崩溃哭闹现象大幅度减少，而且在他意识到尝试沟通比长时间的哭闹来得更有效后，他的社交沟通就得到了提升。1 周之内，埃米尔的家长在 PRT 的执行效度上也有所进步。最初，他们习惯于试图将孩子的注意力转移到一系列物件上，而不是将孩子正在参与的活动作为刺激物，让他尝试说出词。在得到治疗师的反馈后，他们使用了儿童的选择，快速地提升了自己的能力。另外一个需要改进的方面是，他们给出立即和视情况而定的奖励的能力。最初，他们会因为埃米尔新学会尝试说词而非常兴奋，导致他们在给出自然强化物之前想让儿童说更多的词。同样，在得到反馈后他们知道，对于埃米尔的合理尝试，他们不应该延迟给出奖励，而是应该在他每次做出好的努力后都给予自然强化物，不论他尝试说出的词离真正的词距离有多远。

1 周结束后，埃米尔的家长回家后继续并维持了高执行效度的 PRT 操作。在 1 个月内，埃米尔几乎 100% 地尝试模仿了家长示范的词，并且偶尔能够自发地说出一些词。在 2 个月内，埃米尔有了将近 80 个字的较大词汇量。于是，家长开始让他将已经知道的两个词组合成短语。也就是说，不再提示他说"球"，而是提示他说"扔球"，不再提示他说"饼干"，而是提示他说"更多饼干"，他们还确保提示的词组是有变换的，因为他不能只记住两个词的词组。

　　在暑假结束时，也就是在参加完 1 周家长教育项目大约 3 个月之后，埃米尔除了在表达性沟通上有进步之外，还开始对书本和字词表现出越来越多的兴趣。他能够命名每个字母，并且很喜欢背字母表。虽然大部分孩子比较轻视闪视卡片，但是埃米尔却经常寻找出一叠的字母闪视卡片，非常开心地把卡片交给父母，并且很享受拿出卡片、命名随机的字母。他还对数字很感兴趣，会主动寻找数字相关的书本带给父母，主动命名每个数字。因为他对数字的兴趣，家长帮助他学习如何数自己最喜欢的东西的数量。埃米尔喜欢的零食是奇多[1]，在仅仅几周后，他就能很顺利地数 100 个奇多。实际上，在埃米尔数数的技能进步后，家长学会了将奇多分成更小的块儿，避免他在这个喜欢的互动中被过度满足。

　　虽然他在言语和学业上都出现了进步，也很喜欢和家长进行互动，但是埃米尔对其他小朋友仍然没有表现出兴趣。因此，结合他在学业领域展现出的智力，我们建议家庭考虑常规的教学环境，以提供机会让他与一般发展和有能力的同伴练习社交言语互动，同时还能参与常规的学前班课程。家长也提出要求，希望埃米尔可以得到一对一的支持。学校勉强同意了，因为他们所在区域没有融合课堂，所以埃米尔在他们的特殊教育项目中几乎没有出现任何进步，而当埃米尔的家庭参与了家长教育项目后，埃米尔出现了迅速和显著的进步。

　　埃米尔的父母在邻近区域找到了一所很好的学前班，他们与学前班的教职工谈论了给埃米尔提供支持并进行融合的意愿。学校表示欢迎埃米尔和辅助教师的到来，并且对于帮助他获得成功表达了真诚的兴趣。一开始，埃米尔选择了自己跑圈而忽略朋友，但是得到辅助人员的持续支持后，他开始进步了。所有的目标都要与家长进行合作和协调，埃米尔的家长开始围绕埃米尔的兴趣安排短暂的聚会。几个月的干预后，他开始自发地与同伴互动、轮

---

[1]　Cheetos 最初是一个生产芝士口味的膨化玉米粉类零食的品牌。——译者注

流、玩简单的游戏、参与一些互动的对话。随着家长的努力和付出，埃米尔
表现出了持续和稳定的进步，并且在自闭症的症状表现程度上也有所降低。
他对人体、星球、科学和很多其他主题的了解程度远超大部分的成人。他的
社交技能在进步，尤其是在以他的兴趣为基础而设计的小组中。他的妈妈还
能够给学校教职工演示整个操作过程，同时协助对教师和助理教师的培训。
虽然她大学的专业方向是科学，但是她现在已经变成了自闭症干预的专家，
尤其是在涉及自己孩子的情况时。

核心理念：帮助家长有效教学自己的 ASD 儿童

对于要与 ASD 儿童的家长（或者其他成人家庭成员）合作的治疗师而
言，下面的指南能够提供有用的信息，以帮助家长有效地教学他们的孩子。

- **让家长参与**：无缝衔接的干预必须在 ASD 儿童出现的所有日常环境
  中执行。治疗师、教师、助手和其他教学者都有可能出现变动，但是
  家长一直都是保持不变的。他们在确保服务的持续性和循证质量上起
  到了关键作用。
- **家长需要"实践—反馈"的指导模式**：家长教育的方法有很多，但是
  一般来说，如果家长可以在真正和儿童互动时被提供反馈，那么这是
  能提供最多帮助的。通过这种方式，治疗师可以给家长提供具体的和
  个别化的反馈。反馈可以通过实时视频指导或观看家长给儿童实操的
  视频进行。
- **保持积极**：一味集中于 ASD 儿童的缺陷只会徒增家长的压力。与之
  相对，强调儿童的优势可以减缓家长的焦虑指数，为干预提供一个好
  的起点。对于针对的每个目标，都要以积极的方式奠定干预的基础，
  强调 ASD 儿童的积极行为。
- **团队精神**：所有的目标都应该与家长成员一起协商，以团队的形式设

定。同时，干预的执行也应该配合家庭而制订。如果目标或干预程序
与家庭的需求和期望不符，那么很可能家长并不会配合干预。与之相
对，如果目标对家庭而言是重要的，其执行程序也符合家庭的文化价
值和养育风格，那么他们就会努力干预自己的孩子。

- **使用常规和自然的互动**：要求家长坐下来对儿童进行反复的训练，只
会增加家长的焦虑。目标需要穿插在一天的各种活动中执行。这将减
缓家庭的压力。

- **考虑到文化因素**：大多数关于家长教育的文献都是在欧美家庭中收集
的数据。而很多因素，比如家庭支持、对待障碍的方式、家庭其他成
员的加入、目标行为的重要程度排序、目标行为的选择等，在各个文
化中都会有一些差别。对这些问题保持敏感非常重要，因此在可能的
情境下，尽可能确保提供支持的治疗师与家庭有着相同的文化背景。
（与多元文化家庭有效合作的更多信息见第 3 章。）

总结

总的来说，如果希望目标可以迅速得以实现，那么家长参与干预过程
就不是锦上添花，而是必要条件。没有协调合作的项目，情况很有可能变成
"行为契约"。这意味着 ASD 儿童在不同场景中的表现会是不同的，如果干预
项目并没有经过协调合作，也没有在所有场景中保持一致，那么他们很有可
能会经常在其他场景中出现问题行为。相反，在接受了家长教育之后，我们
看到了目标行为的习得速度更快，泛化更广泛，维持得更久，还有无数其他
更为积极的结果。不过，家长教育项目必须经过仔细的设计以改善家庭的功
能。ASD 儿童的家长通常都有较高程度的焦虑水平。因此，支持家长和儿童
的兄弟姐妹的项目需要在提供支持的同时确保他们的焦虑指数能够有所下降。
当意识到儿童的进步可以如此迅速后，与家庭携手共进的干预就会变得很值
得。经过细致计划的家长教育可以实现这个目标。

学习提问

1. 为什么家长参与干预环节对儿童的结果至关重要?

2. PRT 教育可以通过什么方式减缓家长的焦虑?

3. 家长教育项目可以为家长、儿童的兄弟姐妹以及 ASD 儿童本人带来哪些积极的影响?

4. 参与 PRT 家长教育项目后,ASD 儿童可以获得哪些连带的效应?

5. 在家长教育项目中,为什么集中于儿童的优势而非缺陷是非常重要的?

6. PRT 执行效度的最低标准是什么? 这个标准的基本原理是什么?

7. PRT 的执行效度是如何计分的?

8. PRT 的家长教育项目是如何传递给家长和家庭的?

9. 对于想要获得 PRT 教育但却离治疗中心很远,或者正在等待干预服务的家庭而言,有哪些循证的选项可供选择?

第 8 章

融合教育

Robert L. Koegel, Kelsey Oliver

章节目标

目标 1 描述针对 ASD 的早期教育模式。

目标 2 学习融合和全纳项目的区别。

目标 3 讨论支持和反对全纳的相关议题。

目标 4 描述全纳的多种有效干预方法。

目标 5 列出全纳对一般发展学生以及 ASD 学生的好处。

本章描述了在普通教育的课堂中对 ASD 儿童和一般发展同伴开展教育的挑战和解决方法。教师以及其他与家长合作的学校教职工能够学习基于 PRT 的有力教学策略。ASD 儿童需要得到教育以实现自身的最大潜力，虽然这一点看起来非常理所当然，但是他们并不总被认为是"可教育的"，且曾一度被完全排除在公立学校系统之外。没有得到教育的结果是，他们得不到进步，长期结果较差。此外，大部分的 ASD 个体到了青少年期就被送到了机构里，有一些个体进入机构的年龄甚至更早。20 世纪 70 年代，圣塔芭芭拉发生了一系列巨大而悲惨的事件，当时本章的共同作者以及 PRT 的共同创立者罗伯特·凯格尔博士第一次接触到，与 ASD 儿童缺失快乐的未来和带来严重家庭压力相关的问题。

||| 案例史——震惊的问题

当我们社区的一位自闭症儿童的父亲被诊断为癌症晚期后，他开始努力为孩子找到满意的安置，以保证孩子在自己去世后能够得到很好的照顾。虽然从宏观来看，20 世纪 70 年代似乎并没有那么遥远（相比几千年的教学史而言），但是就 ASD 儿童的治疗和教育而言，那个阶段几乎可以说是黑暗的时代。人们不允许这些儿童上社区内的学校，因为他们被认为是无法被教育的。最让家庭焦虑的是，等到孩子成为青少年后，他们几乎都被安置去了精神病院，并在那里度过大部分的人生。当父亲意识到孩子的结果很可能就是被关入机构之后，他进入了一所精神病院进行观察。令人震惊的是，里面的环境完全不是他所希望和祈祷的愉快氛围。一些儿童坐在有各种尿液的地板上，而另一些儿童被绑在床上以防止他们重伤自己，并且几乎每时每刻都有特别大的尖叫声。

父亲当时被惊吓到无法进行清晰的思考。他知道自己即将死于癌症，而自己的孩子也很有可能会有一个惨痛的未来。在这种盲目的恐怖状态下，他回到家里杀死了自己的儿子，并认为自己的这个行为是给儿童执行"安乐死"。社会和法庭迅速做出反应，最后父亲因为谋杀被判终身监禁。

虽然看起来这位父亲的状态已经不能再差了，但之后他的晚期癌症出现了逆转，而后进入了缓解期，这让整个状况变得更戏剧了。癌症的治愈并不会带来解脱，他所体验到的愧疚感比任何服刑所能带来的惩罚都要严重。这个故事被一个网络电视纪录片采用，最后加利福尼亚政府为这位父亲判了减刑，释放了他。然而，他并没有从自己的精神牢狱中释放出来。他的余生都在精神折磨中度过。不论他是否在监狱中，他的人生已经全然被毁。

将教育作为 ASD 儿童的第一要务

虽然这位父亲的故事的惨烈程度可能超出了任何人的想象，但它却成为不幸中的一线希望影响到了整个国家，并且对整个世界造成了持续的影响。这个家庭的悲惨结局被广为人知。几个黄金时段的电视台都在主流媒体上展示了社会是如何让这位父亲感到失望的。后续，教育家、市民、ASD 儿童的家庭，以及其他人都对这个令人心痛的状况和他所承受的负担表示了同情。发展教育系统以满足 ASD 儿童家庭的需求成了首要任务。于是，加利福尼亚立法机构展开了行动！他们希望能够解决这个问题，其他州的立法机构也开始有了同样的想法。然而，当他们阅读了自闭症的相关文献后，他们很难找到能够证明有障碍的孩子可以学习的研究。（那时候，研究和临床只集中于自闭症，直到后来，该领域发展之后才对相关的不同障碍有了更多的理解，目前被总称为 ASD。）

在那个时候，我（罗伯特）刚从加利福尼亚大学洛杉矶分校毕业，计划搬到加利福尼亚大学圣塔芭芭拉分校。由于那里有着广泛的宣传和推广，所以在努力尝试找到教育 ASD 儿童的解决方法上，圣塔芭芭拉的学校站在了运动的前线。学校系统的官员申请了政府资金予以协助。他们找到了大学，希望能够找人帮助他们为这些"几乎不可能"的孩子设计干预项目。我曾经是伊瓦·洛瓦斯的博士生学生，因此学校告诉他们我曾经接受过行为学干预的训练，并且洛瓦斯和他的学生已经证实了，行为学干预对教学 ASD 儿童可能是有效的。当圣塔芭芭拉的学校联系到我之后，我便开始设计在学校背景下使用的行为干预方案，并且同意帮助建立一个在课堂中教学 ASD 儿童的模型。然而，洛瓦斯实验室的研究显示，有效的教学干预需要以一对一的方式在机构环境中执行，而不是以小组的形式，也不是在教室环境中。当时，我天真地认为这两种环境的差别是比较小的。

与此同时，虽然自闭症在圣塔芭芭拉的安乐死事件发生之前极少获得过媒体的关注，但是在这之后，关注变得十分频繁。报纸和电视媒体接触我后，我告诉他们将临床过程转变为在学校环境中执行是一个比较简单的程序，而他们却告诉我在学校工作的教职工觉得这并不简单。不幸的是，我还莽撞地告诉新闻媒体，学校所面临的问题是他们的教职工没有得到很好的训练。这是我犯的一个严重错误。我的这个言论不仅让学校的教职工疏远了我（暂时的），最后还证实他们才是正确的！整个过程比我原先预想的要复杂得多。我们的团队花费了多年的系统研究才发展出对小组 ASD 儿童有效、且可以由经过培训后的教师进行复制的干预项目。关于这些研究的细节会在接下来的章节中进行呈现。

阶段 1：发展基于学校的干预模式

我接受了一笔政府资金，以和圣塔芭芭拉学校的教职工一起，在洛瓦斯等研究者们研究出的一对一成功干预程序的基础上，发展出一个可以在学校环境中执行的模型。通过系统性研究后，我们认为虽然这些问题是困难的，但并不是不可克服的。最初，我们在一个有着 8 名 ASD 儿童、1 位教师和 2 位助手的课堂中进行研究。我认为这个配比足以应付了，然而孩子们到达后，我们发现，光是把儿童从校车上带入教室这个过程就遇到了很大的困难。而等他们进入教室后，想让他们一直坐在椅子上几乎是不可能的。不过，我们知道洛瓦斯对个别儿童的干预程序，于是开始了一次只对一个儿童进行的干预。这时，就像洛瓦斯实验室最初的研究显示的那样，没有出现什么意料之外的问题。在一对一环境中，所有孩子的教学反馈都是良好的。

接下来，我开始尝试一次对两个儿童进行干预。情况急转直下。不管我多么努力，我仍然没办法让一对二教学的有效程度超过一对一教学。这个困难是最终成为一个新研究项目的契机，也就是为教学 ASD 儿童创造一个极为有效的课堂模式（Koegel & Koegel, 1995; Russo & Koegel, 1977）。

我们开始上课的方式是，让教师站在教室前面给学生们下达指令，让一名辅助人员坐在其中一位学生的身后，根据教师给出的指令辅助学生进行反馈，并在反馈后给学生提供强化。

一旦这个模式成功之后，我们开始加入第二个学生，现在对两个学生都采用一对一的教学模式，但是教师仍旧站在教室前面，每个儿童旁边都有一名辅助人员提供辅助和强化。

接下来，我们削弱了强化的安排，因此可以消退其中一名辅助人员的在场。最终的模式是，教师站在教室前面，两名学生由一位辅助人员提供辅助和强化。

这个程序进展顺利后，我们对第二组两人小组进行了同样的流程。这个阶段的最后，教学模式变成了一位教师在课堂前面教两组学生，每组两名学生，每组有一位辅助人员提供辅助和强化（1 位教师、4 名学生和 2 位辅助人员）。

随后，我们再一次削弱了强化的安排，以消退其中一名辅助人员的在场。这时候，我们有 1 位教师、4 名学生和 1 位辅助人员。

接下来，我们复制了整个流程，并加入了另外一组儿童，直到最终达到了 1 位教师、2 组学生（每组 4 名学生）和 2 位辅助人员（每组 1 位）的配置。

这时候，我们原本计划进一步削弱强化安排，来消退其中一名辅助人员的在场。然而，加利福尼亚州正在推进立法，建议每个课堂配备 2 名辅助人员。因此，为了在实践角度上能让模型在整个州，最终在整个国家内实行，我们最后将模型的成员比例定为 1 位教师、8 名儿童和 2 位辅助人员。

阶段 2：发展应对儿童异质性的新模式

因为阶段 1 的模型进展顺利，所以很多人认为，在学校背景下尝试教育 ASD 儿童的问题已经得到了解决。在我们传播推广该课堂模型时，很多学校会在开始的时候设定特殊日课堂，并在这些课堂中采用该模型或非常类似的模型。然而临床观察显示，还有一个问题有待进一步的研究，并且模型需要完善。比如，我们很快地意识到一些儿童即使有了帮助也很难把笔握住，而有些儿童不仅能够握住铅笔，还能够用笔写字甚至写句子。也就是说，儿童之间的异质性是巨大的，因此我们认为模型还需要进行更多的研究才能应对这些个体差异。对于小组中的每一个儿童都需要个别化的指导。

具体来说，为了教学能力程度和兴趣差异较大的孩子，我们需要在当前的课堂环境中进行个别化教学。实现这一点有以下两种方法：

1. 我们集中于那些能记录下儿童的反馈的教学任务（例如，写字母或词、使用算数工作表、拼写工作表）。

2. 我们逐渐教授儿童在没有监督或辅助的情况下反馈更久的时间。

比如，在教授写作任务时，我们首先教儿童写字母、词和词组，最终到句子。随着指令的要求越来越高（例如，写句子），儿童做出反馈的时间也越来越长。因为写作任务需要花费时间，所以教师就有机会在教室中走来走去查看其他孩子。同样，在数学任务中，我们先教儿童完成一道题目，而后加入更多的题目。我们会继续这个方法，直到儿童能够给出相对较长时间的反馈，集中 15 分钟或更久的时间，然后教师再提供额外的直接监督和强化。

将 ASD 儿童纳入普通教育课堂的意义

在整个干预过程中，我们意识到，不仅可以将每个儿童当成独立的个体，还能够抓住他们的优势最大程度地促进他们的学习。这一点对所有的孩子都是有益的，不仅仅是对 ASD 儿童。于是，我们认为我们应该专注于教授所有不同程度和不同障碍的孩子，而不仅仅是自闭症的孩子。如果我们在任何普通教育课堂中都能够使用这种方法——集中于个体的优势，那么将 ASD 儿童排除在普通教育课堂之外就变得毫无道理了。

ASD 儿童的融合

我们喜欢融合的想法。它为 ASD 儿童提供了与一般发展同伴的角色模范进行相处的机会，同时也尊重了所有儿童的权利。就其本身而言，融合：

1. 似乎对所有的孩子都是有益的，不管是一般发展的儿童还是 ASD 儿童；
2. 是正确的事情。

但是，融合会出现什么问题？
就像其他一些很好的想法一样，它们最初看起来都很简单，但最终却比我们想象的要复杂；虽然程序是有效的，但是要让融合模式被接受还有很多问题有待解决。很多社会成员觉得全纳教育是永远无法实现的（cf. Mesibov & Shea, 1996），他们甚至因为害怕全纳可能会摧毁整个教育系统而对此极为抗拒。如果全纳教育的手段只是将孩子们安置在一起，并祈祷最好的结果，那么的确会如他们所言，注定会造成一团糟的局面。要想融合成功，就必须进行系统化地执行。执行恰当后，融合可以给所有的孩子带来无穷的好处，而不仅是有障碍的孩子。要想让模型成功，以下几个议题需要得到针对性讨论：融合的意义；对融合以及 ASD 学生的认知和态度；家长对融合的焦虑和期望。这些议题将在下面的内容中一一得到讨论。

融合的意义

对于家长、教师和学校管理人士而言，术语"融合"呈现了多重的定义和理解（Lindsay, 2007; Murphy, 1996; Odom et al., 2004）。对于融合以及它与早期运动（如"整合"和"主流化"）的区别存在着诸多误解（Lindsay, 2007）。"主流化""融合"和"最少限制的环境"这些术语经常错误地被互相代替使用（Yell, 2012）。很多不是很了解的人会认为，融合等同于主流化，或者"持续在部分时间里被安置于普通教育课堂中"（Kasari, Freeman, Bauminger, & Alkin, 1999）。这些流行一时的观念甚至到现在仍旧存在。而融合的倡导者断定不应该存在部分时间的融合。他们觉得部分时间的融合并不是真正的融合（Lynch & Irvine, 2009）。因此，我们现在使用的术语为"全纳"。

全纳和主流化这样的理念存在一个关键性的差异，就是全纳认为普通教育课堂是儿童全天学习的大本营（Mesibov & Shea, 1996; Murphy, 1996）。虽然对于全纳的定义存在差异，但是"基本的概念是，有特殊需求的学生能够并且应该在得到恰当的支持后像其一般发展同伴那样，在相同的场景中接受教育，而不是被安置在特殊教育课堂或学校中"（Mesibov & Shea, 1996, p. 337）。此外，全纳还被定义为，在恰当年龄的、普通教育课堂中的完全整合，不论学生的需求程度如何，都可以在普通教育课堂的背景下得到相应的支持（Murphy, 1996）。相关的概念和运动应运而生：（1）使用多层次系统为有着轻度或中度以及中度或复杂需求的学生提供越来越密集的支持；（2）针对学习的通用设计。（虽然这些话题的深入讨论已经超出了本书的范围，但是我们还是提及了这些概念，以供感兴趣的读者进行额外的补充阅读。）

认知和态度

从全纳教育的早期运动中看出，决定成败的关键因素是普通教育教师、特殊教育教师、主管和学区对此的认知和态度（Hannah & Pliner, 1983; Kavale, 2002; Kavale & Forness, 2000; Lindsay, 2007; Simpson, de Boer-Ott, & Smith-Myles, 2003）。人们认为 ASD 学生是很难教育的，因此他们常被那些对障碍没有全盘了解的人视为学业能力低下。此外，这些儿童经常会出现行为管理困难和社交情绪功能障碍（Cassady, 2011; Emam & Farrell, 2009; Sansoti & Sansoti, 2012）。研究还显示，从历史上来看，普通教育教师比特殊教育教师或学校心理咨询师更有可能对全纳抱有不那么积极的态度（McHatton & McCray, 2007; Pearman, Barnhart, Huang, & Mellblom, 1992; Segall & Campbell, 2012; Shippen, Crites, Houchins, Ramsey, & Simon, 2005），因为他们认为 ASD 学生可能需要更多特别的支持（Carter et al., 2014; Majoko, 2016; Sansoti & Sansoti, 2012），而这些支持很难在对其他学生的教学中同时提供（Cassady, 2011）。因此，普通教育教师认为，全纳可能会妨碍对课堂中的一般发展学习者的教育（Murphy, 1996）。同样，当面对一个行为困难或有复杂需求的学生时，普通教育教师会更不倾向于支持全纳（Avramidis & Norwich, 2002; Lindsay, 2007; Murphy, 1996）。一些教师甚至对做出调整或适应的要求表示憎恨（Emam & Farrell, 2009）。

岗前培训阶段的普通教育教师也报告了对于在自己的课堂中接纳 ASD 学生的复杂态度，即使他们大多数都更担心学生的破坏性行为，而不是学业技能（Barned, Flanagan Knapp, & Neuharth-Pritchett, 2011; Lindsay, Proulx, Thomson, & Scott, 2013; McCray & McHatton, 2011; McHatton & Parker, 2013）。虽然他们对全纳的态度逐渐变得越来越积极，但是仍旧对接纳患有严重障碍的学生不甚积极（Barned et al., 2011）。与之前的研究一致，这表明，虽然岗前培训阶段的普通教育教师对全纳所表现出的态度可能是积极的，但是他们也可能并不认为这对所有的 ASD 学生而言都是恰当的安置（Grider, 1995）。

罗伯特森等人（Robertson, Chamberlain, & Kasari, 2003）的研究发现，当普通教育教师对自己与 ASD 学生的关系有着更积极的认知和态度时，ASD 学生更有可能社交性地融入班级。这些研究结果十分令人担忧，因为这表明教育者对 ASD 学生的认知会影响他们在课堂中的行为，从而反过来影响学生的成功。在罗伯特森等人的研究中，教师的认知变成了"自证预言"！

校长和学校管理人士对有障碍学生的融合的态度和认知，也影响着融合学校的成功（Cook, Semmel, & Gerber, 1999; DeMatthews & Mawhinney, 2014）。霍洛克斯等人（Horrocks, White, & Roberts, 2008）指出，"校长的信念——坚信 ASD 儿童能够被纳入普通教育课堂，是预测以下两点的最重要因素，一是对融合的积极态度，另一个是对安置自闭症儿童的大力推荐（p. 1462）。"研究还发现，如果校长在与有障碍的学生的互动中体验过积极感受，并学习过特殊教育相关概念，那么他们更有可能对融合持有积极的态度（Praisner, 2003）。此外，对融合持有积极态度的校长更有可能会将有障碍的学生安置在更少限制的环境中（如普通教育课堂）（Praisner, 2003）。由此可产生一个积极的循环。如果能够向校长和学校管理人士提供关于障碍群体的成功体验和信息，那么他们对融合的态度和观念也会有所改善，从而增加成功融合的可能性。

除了这些发现之外，学校管理人士报告，相比特殊教育教师和学校心理咨询师，他们对 ASD 的相关知识了解不足，在使用和认识有效方法方面都比较缺乏（Segall & Campbell, 2012）。普通教育教师和学校管理人士还报告，他们对 ASD 的理解存在一些误区，比如该障碍的病因等。对于如何进行成功的融合，校长关注的主题集中在"学校文化建设、资源分配以及持续的专业发展"上，这意味着在专业发展培训时需要针对这些重要议题（DeMatthews & Mawhinney, 2014; Guzman, 1997; Salisbury & McGregor, 2002）。

家长的焦虑和期望

有多个因素会影响 ASD 儿童的家长选择融合作为儿童教育环境的可能性。这些因素包括：（1）教师培训和准备程度；（2）家长对融合的综合认知和参与度，以及儿童的学校；（3）普通教育课堂的大小和课堂内的结构程度。这些因素都会在下文得到进一步的阐述。

"教师培训和准备程度"能够影响家长的认知和对安置的决定。如果家长认为普通教育教师还没有准备好，或缺乏支持 ASD 儿童成功所必需的培训，那么他们就不太可能会诉求将自己的孩子安置在全纳的环境中（Connor & Ferri, 2007; Kasari et al., 1999）。因此，安置可能会受到对该学生所需的恰当支持水平的认知的影响，而不能真正反映学生的真实能力和最少限制的环境。同样，普通教育教师的态度，以及他们对 ASD 相关特征和融合学校所用方法的了解，是预测家长对儿童上学体验满意度的指标（Falkmer, Anderson, Joosten, & Falkmer, 2015）。

除了教师和学校管理人士的认知之外，家长的认知和参与度也会极大地影响学校对 ASD 学生的安置（Falkmer et al., 2015; Iovannone, Dunlap, Huber, & Kincaid, 2003; Odom et al., 2004）。很多有障碍的孩子的家长对全纳的态度是积极的，虽然他们可能经常感到焦虑和犹豫（Bitterman, Daley, Misra, Carlson, & Markowitz, 2008; Connor & Ferri, 2007; de Boer, Pijl, & Minnaert, 2010; Kavale & Forness, 2000）。相关地，一些家长断定，公立学校没有招聘足以胜任的教职工以满足 ASD 学生在融合环境中的需求，学校教职工也缺乏对 ASD 的全面了解；而另一些家长担心 ASD 学生进入全纳环境会遭到一般发展同伴的虐待和嘲笑（Abu-Hamour & Muhaidat, 2014b; Connor & Ferri, 2007; Falkmer et al., 2015; Leyser & Kirk, 2004; Murphy, 1997; Turnbull & Ruef, 1997; Yssel, Engelbrecht, Oswald, Eloff, & Swart, 2007）。

最后，家长还可能担心，普通教育课堂容纳的人数过多（相比特殊教育课堂），且结构化程度更低（Mesibov & Shea, 1996; Odom et al., 2004）。研究还显示，很多家长认为全纳对于症状比较严重的 ASD 学生而言是不恰当的安置，并且他们担心普通教育课堂的配置不足以匹配儿童的功能水平（Abu-Hamour & Muhaidat, 2014b; de Boer et al., 2010; Kasari et al., 1999; Leyser & Kirk, 2004）。

　　不幸的是，不管自己的孩子是否有障碍，相比在课堂中加入一个有生理或感知觉障碍的孩子，家长对加入一个 ASD 儿童的态度更不积极，尤其当他们存在行为问题时（Barned et al., 2011; Lindsay, Proulx, Thomson, & Scott, 2013; McCray & McHatton, 2011; McHatton & Parker, 2013; Rafferty, Boettcher, & Griffin, 2001）。行为问题似乎是 ASD 全纳最常见的阻碍之一。总的来说，在各个领域都需要付出更多的努力。比如，研究持续显示，融合教室的教师需要与家长进行沟通和协作，并让家庭知道儿童的进步以及任何可能产生的困难或问题（Iovannone et al., 2003; Stoner & Angell, 2006; Stoner, Angell, House, & Bock, 2007; Stoner et al., 2005; Turnbull & Ruef, 1997; Turnbull, Turnbull, & Blue-Banning, 1994）。家长对孩子的融合学校的体验满意度与他们对普通教育教师的信任和沟通极为相关，所以上述这一点就尤为重要（Stoner et al., 2005）。因此，为了能够让 ASD 儿童的全纳教育成功进行，与儿童家长进行持续的积极沟通和协作是必要的，并且需要提供更多的支持和培训。

教师培训、支持和资源

　　长久以来，融合的一个相关议题就是普通教育的教师缺乏足够的培训和资源以支持有障碍的学习者（Abu- Hamour & Muhaidat, 2014a; Allen, 2008; Burack, Root, & Zigler, 1997; Kauffman, 1995; Kavale, 2002; Kavale & Forness, 2000; Mather & Roberts, 1994; McGregor & Campbell, 2001; McHatton & McCray, 2007）。有人认为，有了正确的支持和准备，融合就能够为 ASD 学生带来成功的结果。然而，现阶段可以协助 ASD 学习者在普通教育课堂中成功安置并得以维持的模型和程序仍旧是不足的（Simpson et al., 2003）。不管普通教育教师对于融合的立场如何，他们都持续强调，自己需要广泛的和持续的专业发展机会，以最好地满足 ASD 学生的一系列不同需求（Able, Sreckovic, Schultz, Garwood, & Sherman, 2015; Corkum et al., 2014）。虽然学校教职工可能对融合所表达的态度是积极的，但是这并不能保证他们对 ASD 的特征或有效干预策略有足够的认识。教育者的态度（例如，普通教育教师、特殊教育教师、管理人士和学校心理咨询师的态度），并不总能有效地预测他们对循证干预方法的意识或使用（Segall & Campbell, 2012），这也是为什么给教育者提供有关循证干预方法的知识和具体培训极为重要，不管他们是不是喜欢融合的理念。实际上，普通教育教师报告，他们担心自己的技能和资源是否足以让融合成功进行（Able et al., 2015; Allen, 2008; Corkum et al., 2014; Lindsay, Proulx, Scott, & Thomson, 2013; Lindsay, Proulx, Thomson, & Scott, 2013; McGregor & Campbell, 2001; Odom et al., 2004; Sansoti & Sansoti, 2012; Scruggs & Mastropieri, 1996）。更值得注意的是，教育者报告他们不知道如何对破坏性行为做出有效的反馈（Lindsay, Proulx, Thomson, & Scott, 2013），不知道如何建构合作性学习小组，也不知道应该在什么时候、如何对干扰到学生学业和社交学习的行为做出干预（Able et al., 2015）。

值得乐观的是，对于普通教育教师，他们关于 ASD 的经验越多，则在应对 ASD 学生时展现出的和自我报告的信心越高（Engstrand & Roll-Pettersson, 2012; McGregor & Campbell, 2001; Odom et al., 2004），这意味着，为普通教育教师提供的培训以及支持 ASD 学生的经验，对他们在课堂中成功应用策略的技能有着更积极的影响。教师们记录到，如果在最初的教师培训项目中能够有机会与有障碍的学生直接互动，那么整个培训会更为有效（Able et al., 2015）。实际上，普通教育教师在教师培训项目的特殊教育单元中吸收得越多，他们对融合和 ASD 的态度越积极（Engstrand & Roll-Pettersson, 2012）。

总而言之，可以亲自实践的培训是至关重要的。即使只是简要的培训项目，其功效也可以增加教师的自信以及他们对循证方法的理解。以特殊教育和普通教育两部门协作为中心的岗前教师培训项目可以改善教师们对全纳教育的态度和认知（McHatton & Parker, 2013）。

来自专业辅助人员的支持：一对一的协助

对于资源，很多普通教育教师断定，ASD 学生在普通教育课堂中需要更专业的支持，比如一位教学助手（Carter et al., 2014; Glashan, MacKay, & Grieve, 2004; Lindsay, 2007; Odom et al., 2004; Odom, Buysse, & Soukakou, 2011）。然而，很多教育家的观念是，如果学生依赖于全职一对一辅助人员的支持，那么他们就不是真正地在普通教育课堂中进行全纳教育（Sansoti & Sansoti, 2012）。同样，除非正确应用辅助人员，否则全职的辅助反而会阻碍学生的全纳，或者让学生过度依赖于专业辅助人员（Mesibov & Shea, 1996; Sansoti & Sansoti, 2012）。

　　虽然有着这些担忧，但还是存在大量的研究是关于如何训练专业辅助人员在 ASD 学生进入课堂时给普通教育教师提供支持的（e.g., Carter et al., 2014; Crosland & Dunlap, 2012; Harrower & Dunlap, 2001; Koegel, Kim, & Koegel, 2014; Robinson, 2011），这些研究的结果显示，如果专业人士能够像研究文献所描述的那样真正做到与时俱进，那么这些对专业辅助人员的担忧就会变得没有实际意义。这其中包括，训练专业辅助人员执行具体和个别化的干预，同时与学生维持一个恰当的距离，不能太近，但也不能太远（Koegel et al., 2014; Simpson et al., 2003）。研究还表明，如果 ASD 儿童早期得到了密集的行为干预，那么他们之后在普通教育课堂中需要辅助人员支持的可能性就会越小（Jacobson & Mulick, 2000）。这也间接提到，为了减少学生以后对辅助的依赖，要尽可能早地在专业辅助人员的支持下提供密集且循证的干预，这是十分重要的。

来自专业辅助人员的支持：合作教学

　　合作教学是最为广泛使用的融合模式之一（Lipsky & Gartner, 1997）。在大部分时间里，专业辅助人员都是 ASD 学生在融合场景中最主要和最直接的成人支持来源（Robinson, 2011; Young, Simpson, Smith-Myles, & Kamps, 1997）。研究认可了为普通教育教师配备教学助手的益处（Lindsay, 2007）。合作教学模式的类型有很多，也就是由一名助手或其他专业辅助人员协助教师教学 ASD 学生的方式各不相同，甚至也存在两位教师一起工作合作教学模式。这里的重点是，不管是谁在进行教学，都需要接受有效且具体的教学技巧训练。以普通教育教师为例，如果只是简单地将教学助手安置在课堂内，而没有提供恰当的培训，那么就不是有效的融合策略。关于如何在全纳环境中支持 ASD 学生这个主题，课堂内的所有教学助手、合作教学教师和其他专业辅助人员都应该得到详尽和持续的培训（Jacobson & Mulick, 2000）。就像之前所提及的那样，已经有研究正在探索专门的循证项目，向专业辅助人员教授在全纳环境中给 ASD 学生提供支持（Koegel et al., 2014; Robinson, 2011）。

来自学校文化和领导力的支持

对融合的支持、建设和态度均在文献中有过报告，因为它们对成功起到十分关键的作用（McCray & McHatton, 2011）。例如，迪马修斯和马温尼（DeMatthews & Mawhinney, 2014）之类的作者对此进行过非常深入的探讨，支持了这类态度对融合成功而言至关重要的结论。因此，ASD 学生的有效融合可能需要的不仅仅是培训个别人士，而是整个学校文化朝着融合方向转变。研究者认为，全纳的手段使针对多个不同阶段的普通教育和特殊教育有必要进行重建，包括教室课程组织的目标性改变，以及领导阶层对融合的总体态度和认知的积极转变（DeMatthews & Mawhinney, 2014; Murphy, 1996）。这种转变不仅对有着特殊需求的学生群体有益，还能使每一个在校的学生都能得到帮助。

在一项深入的分析中，马克莱斯基和沃尔德伦（McLesky & Waldron, 2015）提出了发展和维持有效融合学校环境的重要因素，并强调了校长的领导力、收集进步数据和专业发展的培养系统。似乎研究者和学校人士都一致认可，建立合作性融合学校社区对融合而言是最为有效的。在对比全纳成功和不成功案例时，学校人员之间的沟通与合作的程度和质量都是值得检验的因素。

在融合学校内提升社交

当全纳教育执行到位时，它的成功会体现在多个方面，从而给所有的孩子带来最好的结果。然而，当它执行不到位时，就会存在多个隐患。执行不恰当、社交排斥、社交隔离和欺凌，都是全球范围内开展的融合研究中非常常见的主题（Majoko, 2016; Sreckovic, Brunsting, & Able, 2014）。研究显示，一般发展的同伴缺乏对 ASD 的了解可能会导致他们排斥或隔离 ASD 同伴。比如，研究者观察到，当同伴不知道另一个学生被诊断为 ASD，也不清楚相应症状时，隔离和冷落的比例会上升（Ochs, Kremer- Sadlik, Solomon, & Sirota, 2011）。这一点与其他文献中发现的症状较轻的 ASD 学生更容易遭受更高程度的欺凌或社交排斥的结论一致（Kasari, Locke, Gulsrud, & Rotheram-Fuller, 2011; Rowley et al., 2012）。更多更详细的研究显示，男孩们被主动社交排斥的比例较高；而相比排斥，女孩们遭受同性别同伴的冷落更多（Chamberlain, Kasari, & Rotheram-Fuller, 2007）。

总而言之，在没有获得关于障碍的恰当信息时，很大一部分一般发展学生并没有准备好去理解、支持，并和有障碍的同班同学进行互动与沟通（Cooper, Griffith, & Filer, 1999），尤其当 ASD 学生的症状比较轻微，使同伴无法轻易识别时（Kasari et al., 2011; Ochs et al., 2001）。与之相对，已经被认为是特别的学生通常会感受到更多的接纳，可能是一般发展同伴对此所建立的期待有所不同，以及采取了更为保护性的角色的缘故（Kasari et al., 2011）。总的来说，ASD 学生很有可能需要在融合的社交技能上获得大量的支持才能取得成功（Able et al., 2015; Carter et al., 2014; Locke, Ishijima, Kasari, & London 2010; Rotheram-Fuller, Kasari, Chamberlain, & Locke, 2010）。

有大量的研究支持，改善同伴对障碍的了解和态度的科普项目具有有效性（Lindsay & Edwards, 2013）。例如，给一般发展的同伴提供关于自闭症特征的信息可以促进他们对 ASD 同伴的主动积极融合，比如邀请 ASD 学生参加活动（Ochs et al., 2001）。当一般发展的同伴得到了相应的信息，尤其是还接受了一些合适的培训后，ASD 儿童"会进一步被纳入普通教室的社交框架里"。与这一点相关的是，低年级对有特殊需求的孩子的接纳度大于高年级（Rotheram-Fuller, 2005）。并且，即使同伴未经训练，ASD 儿童在小学受到的接纳程度也似乎大于初高中（Able et al., 2015）。这可能是因为在年幼时有无障碍在发展上的区别较小，而在中高年级时，随着学业和社交要求的提高，一般发展个体与有障碍个体之间的差距也会变得越来越引人注目（Simpson et al., 2003）。这些发现也再次重申了早期干预的重要性，以及尽早为一般发展儿童和 ASD 儿童提供在同一教室内并肩学习的机会的必要性。

虽然一些针对 ASD 学生的社交融合的研究可能看上去非常消极，但还是有很多文章描述了融合对同伴和同伴关系的积极影响（Odom et al., 2011）。对比没有与 ASD 学生接触过的一般发展儿童，在普通教育课堂中与 ASD 学生有着长期接触的孩子会表现出更积极的态度和意图（Mavropoulou & Sideridis, 2014）。此外，ASD 学生与同伴在教室里的接近程度似乎并不能进一步提升同伴的积极态度，这意味着 ASD 学生并不需要与同伴保持较近的距离来促进积极影响（Mavropoulou & Sideridis, 2014）。也就是说，ASD 学生只是出现在教室中就足以对一般发展同伴造成积极影响了。这一点与过去某项研究的结果一致，在融合场景中与有障碍的学生进行综合性接触，就能够在同伴对障碍的理解和态度中起到积极的作用（Odom et al., 2004）。

普通教育教师报告，在课堂中加入 ASD 学生能够增加一般发展学生对 ASD 以及个体差异性的接受度，并且通过成为同伴的行为模范而培养了领导力（Finke, McNaughton, & Drager, 2009）。因此，细致计划的融合项目能够同时最大化一般发展学生以及 ASD 学生双方的成长（Simpson & Sasso, 1992）。

隔离的潜在消极影响

在先前的章节中有一些观点指出，对于一个从未有机会接触有障碍的同伴、也从未有机会了解障碍相关知识的一般发展儿童，融合可能会产生消极意义。从数据上来说，一般发展个体有可能在将来会生出一个有障碍的孩子。如果他们在儿童期就有机会在全纳教室中接触有障碍的孩子，欣赏他们的积极特质，那么相比对障碍的认知是建立在诸多恐怖的臆测和传闻之上的个体，他们在成人后作为有障碍儿童的家长，更有可能体验到一个更有质量的人生。

同伴介入干预的好处

除了给一般发展同伴提供与障碍相关的信息外，在融合环境中的同伴介入干预得到了大量实证研究的支持，证实对促进 ASD 学生的学业和社交技能十分有效（Harrower & Dunlap, 2001; Odom & Strain, 1984; Watkins et al., 2015）。在学前班到高中（Watkins et al., 2015），使用同伴介入策略来教授目标行为，如让 ASD 学生对同伴主动发起言语以及轮流行为等（Harper, Symon, & Frea, 2008），都是非常有效的。像这样，学生就能获得机会在促进技能和培养与 ASD 同伴的关系上起到积极和有益的作用。通过促进班级中所有学生的最佳发展，同伴的支持还能够潜在地减少普通教育教师以及学生的负担。这样一来，结论就十分清晰了，一般发展同伴对融合有着诸多益处，不管是对自己还是对 ASD 儿童。

重议关于全纳的争论

关于全纳的争论经常被伦理和道德的相关议题模糊了视线。针对融合和 ASD 的伦理争论通常可以归为两类："基于权利"的观点和"基于需求"的观点（Ravet, 2011）。实际上，认为这两个观点是相互排斥的看法是谬论，我们在整本书中都在阐述，发展任何一种干预手段时都需要同时考虑循证和价值观。在很大程度上，基于权利的观点是一种寻求以任何形式结束教育隔离的价值观。有着这种哲学取向的个体强调，学生需要被全面地纳入普通教育之中，不管是社交还是学业。这个观点优先强调了学校需要调整以进行必要配置的重要性。相反，基于需求的观点倾向于强调，与融合相关的实证证据比较少，以及如果融合没有得到恰当的支持可能会存在潜在的消极影响。支持基于需求观点的个体侧重于保留多种安置方案和服务，以更好地满足多种不同的需求。他们认为循证是优先于做"正确的事情"的。再次重申，我们在本书中阐述的"正确的事情"均包含了循证和价值观两方面。

一些教育研究者倾向于从基于需求的角度进行争论（Ravet, 2011），他们认为循证比价值观和意识形态都更重要。然而，我们认为循证只是公共政策建立的其中一个因素，政策也会受到意识形态和社会愿望的影响（Lindsay, 2007）。因此，一些研究者建议采取一个更为综合的、结合了"基于权利"和

"基于需求"双方核心价值观的观点（Ravet, 2011）。

早期对融合的争论

对于融合的早期评判认为，有时候融合仅仅是一个流行词，没有涉及任何实际行动（Murphy, 1996）。支持基于需求观点的人们还争论道，全纳的倡导者为了用全面接纳一个儿童的方式来"做正确或恰当的事情"，会忽略循证干预或对此有所妥协（Simpson & Sasso, 1992）。他们认为，这会危害教育规划的个别化本质（Borthwick- Duffy, Palmer, & Lane, 1996; Fuchs & Fuchs, 1994）。

有人认为（我们认为这是不对的）全纳运动不同于之前的融合诉求，比如主流化，其不同在于比起每个学生的个别化需求，全纳更重视与一般发展同伴的最大化接触（Simpson, 1995; Simpson & Sasso, 1992）。早期一些反对者声称，全纳模式对社交融合和学业技能的重视，超越了对重要的独立功能性生活技能的教学，如数钱或认识标志、交通信号（Borthwick-Duffy et al., 1996; Grider, 1995）。还有人认为，有障碍的学生比一般发展的学生在普通教育教师那儿获得的个别指导更少（Jenkins & Pious, 1991）。结果，一些持需求观点的学者一度认为（我们认为这是错误的），相比更小、更结构化的情境（比如，在特殊日的课程），全纳对某些学生而言是一种不恰当的安置，他们还认为提供多种安置方式会比较有帮助（Kauffman, 1995; Mesibov & Shea, 1996; Simpson & Sasso, 1992）。

支持全纳的研究进展

大量的研究进展反击了这些反对全纳的早期争论，并且证实了它们的无效。有了个别化的培训，教室、教学助手和专业辅助人员就能够成功学习如何在普通教育情境中恰当地回应有障碍的学生，以及如何根据每个学生的发展阶段对目标和干预进行个别化（Allday, Neilsen-Gatti, & Hudson, 2013; de Boer, 2009; Jacobson & Mulick, 2000; Koegel et al, 2014; Koegel, Koegel, Frea, & Fredeen, 2001; Koegel, Vernon, Koegel, Koegel, & Paullin, 2012; Leach & Duffy,

2009; Leblanc, Richardson, & Burns, 2009; McHatton & Parker, 2013; Robinson, 2011; Stahmer, Suhrheinrich, Reed, Bolduc, & Schreibman, 2010 ）。研究的巨大优势在于，它不会将问题陷于无法解决的困境之中，而是提供解决问题的途径。目前，研究正在解决早期文献中引起我们关注的潜在问题，以实现在更自然的全纳环境中提供最有效的教育。全纳使得有障碍的孩子可以在普通教室内与一般发展同伴一起暴露在正常刺激中，这与早期所有认为神经系统需要正常的刺激才能正常发展的发展模型保持了一致（e.g., Hebb, 1958 ）。

　　除了伦理和道德的相关争论外，诸多立法争论也被推到了风口浪尖。第一项保障有障碍的学生与其一般发展同伴共同接受教育的法律是 P.L.94-142（National Education Association, 1978 ）。不久之后出台的是《残疾人教育法案》（Individuals with Disabilities Education Act, IDEA；2004 ），它规定有障碍的学生需要最大程度地、恰当地、在最少限制环境中与一般发展同伴共同接受教育。然而，有障碍的学生应该与同伴一起接受教育的程度是什么，它又是如何对每个学生进行定义的，这都是历史遗留的争论话题（Kavale & Forness, 2000 ）。实际上，最少限制环境是《残疾人教育法案》中最常被诉讼的部分之一（Yell, 2012; Yell, Katsiyannis, Drasgow, & Herbst, 2003 ）。

　　许多全纳的反对者都认为全纳是违反《PL 94-142 》（1975 ）的，该法律规定，所有存在障碍的学生都有权利"在最少限制的环境中接受免费的公共教育"，因为他们认为一些学生无法在普通教育课堂中接受教育（Huefner, 1994; Mather & Roberts, 1994 ）。这些反对者认为，全纳的支持者是一些忽略了具体情况严重性及个别化和专业性服务需求的人（Grider, 1995; Mather & Roberts, 1994 ）。他们争论道，学校管理层要求用以偏概全的方式来教育有障碍的学生，该做法不仅是非法的，还是不明智的（Huefner, 1994 ）。换而言之，他们认为全纳就是一个"一劳永逸"的方法，而不是一系列可行的教学安置方式中的一种（Borthwick-Duffy et al., 1996; Fuchs & Fuchs, 1994 ）。我们相信并且本章和本书其他章节中所参考的研究也都支持以下观点：全纳教育是合理的，而拥有一个一劳永逸的方法，让有障碍的个体有权利在全纳教室中与其一般发展同伴一起接受恰当的教育也是合理的，就像有权利生活、获得自由和追求幸福一样。在这种情况中，我们认为是存在通用方法的。

全纳的支持者认为自由的权利和尊严是每个人都应该拥有的，如果这就是所谓的一刀切，也是可以的。这么一个重要的权利应该赋予所有人，也就是说，如果可能，应在全纳环境中为每个人提供有质量的教育。与之相关的是，相当多的实证研究显示，在执行得当后，教学程序可以在全纳背景中进行有效的个别化以满足 ASD 学生多样和独特的需求。然而，这些研究还表明，除非提供了恰当的支持和适合的教职工培训，否则融合教育可能并不会奏效（cf. Koegel et al., 2014）。数据显示，在全纳环境中接受教育的孩子，其学习效果至少与在更受限制的环境中接受教育的一样好（阅读下面关于全纳对比隔离教学环境的数据），同时这还能维护他们的自由和尊严。

全纳与隔离的成本

最后，一些全纳的批判者认为（不正确）达成全纳的成本过高（Odom et al., 2011; Odom et al., 2001; Yell, 2012）。他们推测，计划和执行行为干预可能会非常花时间，也需要相当多的人力；还有一些人认为，为 ASD 提供的先进服务可能会比为其他障碍提供的服务更昂贵（Jacobson & Mulick, 2000）。然而，融合，尤其是在学前教育层面的融合，实际上并不会比隔离项目更昂贵（Barton & Smith, 2015; Odom et al., 2001）。并且存在强有力的论据支持全纳教育并不比特殊班的成本高。此外，还需要考虑干预所带来的好处，并且意识到根据法律规定，成本并不能优先于立法所决定的最少受限环境原则（IDEA, 2004; Yell, 2012）。

全纳与隔离的有效性

在历史上，融合项目与更为隔离的特殊教育场景的有效性对比，一直都是备受争论的话题，文献对此有着不一致的报告（Barton & Smith, 2015; Carlberg & Kavale, 1980; Lindsay, 2007; Mesibov & Shea, 1996; Odom et al., 2004; Sainato, Morrison, Jung, Axe, & Nixon, 2015）。一些研究者认为，主流化或全纳课堂的场景并不能够提供与特殊课题同等质量的学习体验（Murphy, 1996），而很多研究却显示，全纳存在潜在好处（Barton & Smith, 2015; Odom et al., 2004; Sainato et al., 2015; Strain & Bovey, 2011）。比如，相比对照组，全纳幼儿园课堂对 ASD 儿童的言语沟通和适应性行为存在显著的积极效果（Sainato et al., 2015）。研究还发现，在融合教室中有严重障碍的孩子在标准化语言评估的得分高于更为隔离环境中的孩子（Rafferty, Piscitelli, & Boettcher, 2003）。虽然不断有证据证明，全纳对 ASD 儿童及其同伴都有着积极的结果，但还是发现 ASD 学生接受特殊教育课堂的时间明显多于其他障碍的学生（Bitterman et al., 2008）。我们认为造成这个安置差异的原因是，培训和全纳程序教育的缺乏（cf. Koegel et al., 2014）。

不能简单地在没有任何配置或调整的情况下，直接将 ASD 学生安置到标准的普通教育课堂中，这一点是毋庸置疑的（Mesibov & Shea, 1996; Odom, Buysse, & Soukakou, 2011; Odom et al., 2001; Simpson et al., 2003; Simpson & Sasso, 1992）。高质量的融合课堂通常都有很多有能力的同伴作为模范，还有针对性的指导和干预、材料和空间的调整、成人协助下与同伴的社交互动，以及个别化的目标（Simpson et al., 2003; Soukakou, 2012; Strain & Bovey, 2011）。

高质量融合项目的核心在于协作，还可能涉及环境和课程的调整、课堂支持和培训、支持的态度、配合的团队付出和承担的义务、定期的数据收集和项目评估，以及家庭和学校的合作（Simpson et al., 2003）。无须意外的是，这些元素直接针对了融合可能会出现的障碍。如果想要融合项目能够提供比隔离环境更好的环境和结果，那么高质量项目的这些指标就是应对和执行的关键。

核心理念：为 ASD 儿童提供全纳教育

在接触 ASD 学生时，需要将以下几个关于融合教育的核心理念牢记于心。

- 大量的研究显示，教育 ASD 孩子是可以实现的，并且实现的最佳途径可能就是通过全纳课堂。
- 诸多现存的文献展示，教学干预尤其是那些在融合场景中的，可以促进 ASD 学生的社交、学业和行为功能（e.g., Crosland & Dunlap, 2012; Harrower & Dunlap, 2001; Koegel, Kim, & Koegel, 2014; Koegel, Koegel, Frea, & Fredeen, 2001; Koegel, Vernon, Koegel, Koegel, & Paullin, 2012; Stahmer, Carter, Baker, & Miwa, 2010）。
- 我们以及其他人专门为教学者和学校管理人士设计了，关于如何建立恰当的融合项目的培训项目和指导手册（e.g., de Boer, 2009）。
- 随着越来越多的人接受了高质量融合教育模式的相关程序和结果教育，全纳的拥护和接受度也得到了提升。
- 普通教育教师需要在岗前教育中接受关于协助融合的技术培训和支持，同时还需要动手实践，并得到反馈。
- 当学校提倡积极的态度，同时提供支持和资源，并且鼓励团队协作时，最有可能促成有效的融合项目。
- 不管儿童有没有障碍，都可以从融合中受益。

总结

自从 20 世纪 70 年代，教育系统开始正式考虑教育 ASD 儿童以来，与之相关的理念和实践发生了巨大的变化。最初，人们认为 ASD 学生是无法教育的，然而，教育者、研究者、干预者和大众对此的观点一直都在随着时间逐渐改变。现在已经得到广泛认可的是，ASD 儿童有权利在尽可能少的限制环境中接受免费和恰当的公共教育。也就是说，他们不仅有能力学习，还能够在普通教育课堂中与其一般发展同伴共同学习。本书第一作者在该领域的早年工作中建立了基于学校的模型：（1）来自辅助人员的一对一支持可以被逐渐消退掉；（2）教学手段和支持能够个别化，以应对学生的异质性。

为了确保对 ASD 儿童的融合教育是有效的，必须考量诸多因素：对于融合的认知和态度（例如，教学者和家长的）；家长对儿童的焦虑和期望；对教师的培训、支持和资源；与同伴的社交是和学业成功同等重要的。当这些因素被纳入考虑并得到针对处理后，融合带来的好处（不仅是对 ASD 学生，还有他们的同伴）是远大于其成本的。

学习提问

1. 最初对 ASD 儿童的课堂模式是如何设置的？

2. 在早期课堂模式中，异质性是如何被针对处理的？

3. 描述融合的不同定义。

4. 从不同角度讨论对融合的认知和态度（如管理人士、教师和家长）。

5. 列出融合有时候会失败的原因。

6. 有哪些促进融合的策略？

7. 讨论同伴对 ASD 学生的态度。

8. 讨论在融合中对最小限制环境法案的解读。

9. 列出同伴可以参与并改善其对有障碍学生态度的方法。

10. 高质量融合项目有哪些特征？

第 9 章

动机与学业

Lynn Kern Koegel, Samantha K. Poyser

章节目标

目标 1 理解 ASD 儿童被一般发展同伴接纳的重要性。

目标 2 理解为什么破坏性行为通常都会在学校和家中完成学业任务的时候出现。

目标 3 学习如何在学校任务中加入动机元素以提高个体参与学业活动的动机。

目标 4 理解为什么制造参与学业任务的动机可以同时减少或消除破坏性行为。

目标 5 理解为什么家长参与儿童的教育是十分重要的。

本章讨论了在学校和家中进行学业活动时常见的问题行为。我们还讨论了普通教育环境中的融合以及部分参与的应用，使 ASD 儿童可以最大程度地参与到一般发展的同伴群体中。接下来，我们描述了可以被纳入课程作为前因干预的具体动机操作，从而减少破坏性行为出现的可能性。最后，我们讨论了家长的协作，以及可在家中执行的操作程序，可以在各个场景中提高儿童的学业参与度并减少他们的破坏性行为。

背景：行为和学业之间的关系

很多 ASD 学生在学业活动中出现的问题行为成了该学生、其家长，以及相关专业人员的一大困难（Koegel, Koegel, Harrower, & Carter, 1999; Koegel, Singh, & Koegel, 2010）。也就是说，让出现破坏性行为的 ASD 学生参与课堂活动并完成家庭作业是儿童、家长和教师每天都要面对的挑战。当学业任务太难或与自己的兴趣无关时，ASD 儿童经常会做出破坏性或逃避行为。不过，研究显示，将动机元素加入学业任务中能够减少 ASD 儿童的破坏性行为，并提高其兴趣和表现（Koegel et al., 2010; Mancil & Pearl, 2008）。为了实现这一点，学业项目必须个别化使用 PRT 的核心动机元素，并且配合定期的数据收集以确保学生对干预的反馈是积极的（Koegel, Dunlap, & Koegel, 1996）。

破坏性行为

在开始讨论提升学业的干预程序之前，彻底了解学业活动与破坏性行为之间的联系是非常重要的。破坏性行为通常出现在 ASD 学生在学校和家中被要求完成学业任务时。研究显示，这些学生经常会做出破坏性行为以逃脱或回避当下的任务（Gunter, Denny, Jack, Shores, & Nelson, 1994; Ochs, Kremer-Sadlik, Solomon, & Sirota, 2001）。这些破坏性行为的功能可能就是逃避学业任务，因为这些任务太难或是他们不感兴趣的。也就是说，当呈现的任务或问题太复杂，或者是重复和无聊的，或者看上去没有意义的时候，ASD 学生就可能会做出破坏性行为来逃离或躲避任务。毫无疑问，这会阻碍 ASD 学生实现其自身最大的学业潜能（Gunter et al., 1994; Koegel, O'Dell, & Koegel, 1987）。一旦 ASD 学生的沟通技能得到了提升，或者学习了替代行为，例如提出需要帮助或休息的请求，他们的破坏性行为应该就会有所减少（Koegel, Koegel, & Surratt, 1992）；然而，加入动机策略并让学业活动变得有意义会进一步鼓励学生不出现躲避或逃离的行为，从而完成任务。加入 PRT 动机元素以及其他可以帮助 ASD 儿童成功的技术，应该能够促使问题行为的减少。执行这类前因干预程序可以减少直接针对问题行为的需要，进而制造有助于积极学习和参与的条件（Koegel et al., 2010）。

融合课堂和部分参与

除了加入动机要素对学业任务进行调整之外，近几十年越来越多的 ASD 儿童开始在最少限制的环境中融入一般发展的同伴群体中（IDEA, 2004）。大部分情况下，最少限制的环境是普通教育课堂，而负责 ASD 儿童学业项目的主要成人就是在特殊教育教职工支持下的普通教育教师（Fisher & Meyer, 2002）。实际上，像一般发展同伴那样，让有特殊需求的学生在同一教室接受教育存在诸多好处（Fryxell & Kennedy, 1995; Helmstetter, Curry, Brennan, & Sampson-Saul, 1998; Hunt, Farron-Davis, Beckstead, Curtis, & Goetz, 1994）。比如，在融合教室中，一般发展的同伴能够作为支持性的和积极的模范，同时为发展友谊提供环境。纵向组织研究显示，相比被安置在特殊教育课堂中，ASD 学生在融合情境中能够获得更大的成功（Fisher & Meyer, 2002）。

为了让 ASD 儿童可以顺利进行融合，非常重要的一点是，要让他们在与同伴共同参与学业任务时不出现破坏性行为。即使儿童的学业水平与同教室的一般发展同伴不在同一水平，也要让他们接触同样的课程。这可以通过部分参与的形式得以实现，也就是 ASD 学生参与和同伴一样的任务，只是任务的内容经过了调整，使学生在能力范围之内实现最大程度的参与。部分参与能够让 ASD 学生实现全纳，与一般发展的同伴共同学习。部分参与的模式否决了在决定课程时让 ASD 儿童降低学业等级的发展次序或逻辑，而是强调让儿童在与其年龄相符的真实活动中实现积极的参与（Ferguson & Baumgart, 1991）。其中包括教师对教学领域的选择，选择那些对帮助学生在自然环境中变得独立和有能力最有效果的领域（Ferguson & Baumgart, 1991）。如果这些策略执行得当，就能够极大地促成对 ASD 学生而言更有效且更有意义的教学项目。在图 9.1 和图 9.2 中列出了几个任务调整的例子。

部分参与举例：数学

在这个例子中，ASD 儿童能够运算个位数的加法，但还没有学会进位。注意，ASD 儿童仍然与同伴参与的是同一项任务，但是内容经过了调整，以符合其水平。

<table>
<tr><th>一般发展的学生</th><th>ASD 学生</th></tr>
<tr><td>403
+ 39</td><td>3
+ 9</td></tr>
</table>

图 9.1　如何调整数学问题以实现部分参与的举例

部分参与举例：拼写

在这个例子中，ASD 儿童能够通过第一个字母识别字词。因此，他需要根据剩余的字母识别正确的拼写。

一般发展的学生	ASD 学生	
写下教师阅读的字词	圈出教师阅读的正确字词	
蓝色	蓝色	棕色
桌子	玩具	桌子
玻璃	玻璃	游戏
和	和	另一个
钱	钱	很多
朋友	朋友	有趣

图 9.2　如何调整拼写任务以实现部分参与的举例

部分参与是一种让 ASD 儿童接触与其他同伴同样活动的方法。其结果是，儿童能够在自己的能力水平上学习与同伴相同的技能或学业领域。就像在家吃完饭后一起清理碗筷一样。年纪较小的孩子可能会帮忙清理桌上的勺子和叉子，把它们拿到洗碗机里，而稍大的孩子和大人就会清理和搬运那些易碎的物件，比如玻璃物品和盘子。通过部分参与，年幼的孩子正在学习如何清理桌子和打开洗碗机，并且是在自己的能力范围内。如果不让他们进行部分的参与，他们也许根本学不到这个技能。这个简单例子的原则与学业任务是一样的。让儿童接触相同的活动确保了他们能够参与其同伴被期望完成的学业活动，即使只是参与其中的一部分任务。这与 ASD 儿童坐在普通教育课堂后面的角落里，然后在辅助人员的支持下进行完全不同的任务有着天壤之别。并且，学业内容并没有超过学生的能力范围，因任务过难而沮丧所引发的破坏性行为得到了减少。

结合动机元素以改善学业投入度和行为

研究证明，集合具体的 PRT 动机元素（比如儿童的选择、维持性任务的穿插、加入兴趣和喜好，以及自然强化物），可以提升学业动机（Koegel et al., 2010; Mancil & Pearl, 2008; Moes, 1998），从而进一步改善 ASD 个体的学业表现、参与度以及对学习的热情。研究文献中所确认的关键动机策略将在接下来的内容里进行讨论，此外我们还将针对教育者和家庭可以如何在课堂学业活动和家庭作业中执行这些策略给出建议。

关键策略：儿童的选择、任务穿插和自然强化物

研究者对在学校环境中执行儿童的选择进行了系统回顾，他们发现在学业任务中给学生提供选择能够增加任务的完成度、任务持续时间、积极的感受和兴趣，同时还能减少破坏性行为以及儿童在学业任务开始前的拖延时间（Reutebuch, El Zein, & Roberts, 2015）。选择可以根据教师的灵活性以多种不同的方式提供。也就是说，一些教师会同意进行比较多的调整，比如让学生使用不同的刺激材料完成相同的任务。而一些教师可能会坚持认为，其他学生的作业不应该被调整。在协助家长为儿童制订干预计划时，需要考虑这一点。比如，我们知道儿童的选择很重要，但是如果无法调整任务，也可以提供选择。教师可以让学生选择在学校中完成各项任务的顺序。尽管学生可能会选择在一天刚开始的时候先完成非学业活动，但研究显示，学生最终仍

然会完成所有的课堂活动（Kern, Childs, Dunlap, Clarke, & Falk, 1994）。其他研究显示，允许学生选择书写用的铅笔和纸张的颜色也会有帮助。同样，学生可以决定自己完成家庭作业时想坐在哪儿（Moes, 1998）。如果教师比较灵活，那么学生就可以选择教学材料，比如选择阅读哪本书或完成哪个数学活动。如果 ASD 儿童不喜欢课堂中用来学习图案的五彩积木，而喜欢玩乐高，那么就可以用乐高来学习图案。同样，如果儿童对教师呈现的语音训练不感兴趣，那么可以利用儿童最爱的食物或玩具，来教他们对应的字母和拼写，之后允许儿童吃最爱的食物或玩最爱的玩具，将此作为自然强化物。再次重申，研究发现，提供儿童的选择（不管是什么类型）是改善学业结果的有效干预方法（Reutebuch et al., 2015）。

同样，研究显示，儿童的选择配合其他动机元素可以改善儿童的表现以及完成家庭作业的兴趣度（Koegel et al., 2010）。具体来说，4 个 4—7 岁的 ASD 学生要完成学业任务（写作和数学），他们都出现了严重的破坏性行为（比如，攻击行为、财物破坏、发脾气、离开工作区域、拒绝来到工作区域并参与任务）。这些儿童被纳入了普通教育课堂，对他们的干预则在教师布置的课堂活动中执行。不过，布置的任务进行了调整，根据每个儿童的情况加入了动机元素。也就是说，在基线情况中，学生参与的是普通教学活动，得到个别化的奖励（这些奖励由学生选择，但与任务无关）。此外，一次只呈现一项任务，直到完成。最后，研究并未考虑变换任务的难易程度。研究要求学生参与教师所布置的学业任务。

在干预情况中，学生要完成的学业活动是一致的（例如，数学或写作），但是这些活动加入了动机元素，得到了调整。比如，学生之前已经掌握的简单活动穿插在了困难的活动之间。在写作任务中，单字穿插在了布置的整句句子任务中。此外，任务与奖励存在直接的关联，儿童的兴趣也融入了活动。比如，如果教师让学生写一个关于自己周末做了什么的故事，那么 ASD 学生就可以自己选择故事的主题。一般来说，他们会选择写与自己的固着兴趣或者最爱的物件或活动相关的主题，完成后他们可以玩物件或参与最爱的活动。最后，活动会有变换，以避免反复操练和重复单调。此外，我们还向儿童提供了其他选择，例如儿童希望使用的材料以及完成任务的地点。

所有这 4 个学生在活动开始前的拖延时间都减少了，他们的破坏性行为也有所降低，并在整个干预期间都保持在较低的水平上。此外，研究人员收集了干预消退至少两周后的测量数据。测量中，请不熟悉儿童和研究的成人来让儿童完成数学或写作任务。结果显示，儿童完成写作和数学问题的完成率，以及观测到的兴趣度都在干预后得到了提升，并且在动机元素不再出现的情况下，仍旧保持了较高的水平。该研究表明，学生最初的问题可能部分是因为他们陷入了广泛性回避和逃离的状态。而一旦学生接触到的课程是加入了动机策略的，他们的恰当行为也会出现泛化，这意味着学生在干预条件之外的任务中也会表现出恰当的行为和参与。这种类型的提升表明，动机元素可以帮助 ASD 学生发展对学习的热爱，使学习本身变得有强化作用。

动机元素也可以被纳入课堂课程内，为全纳的 ASD 学生做出细微的调整。也就是，作者们已经将动机元素融入了标准的课堂任务工作表中，比如阅读和写作。干预程序包括自然强化物的使用、儿童的选择，以及维持性任务与习得性任务的穿插。举个自然强化物的例子，如果学生喜欢散步并且在写句子的时候用到了"散步"这个词，那么在完成作业后就可以允许他去散步。调整后得到的结果与家庭作业研究结果相一致。在基线测量时，学生的参与度和兴趣度都非常低。与之相对，当工作表和其他作业结合了动机元素后，学生的兴趣度和幸福指数都出现了上升。学生独立完成学业任务的数量也有所提高，并且完成任务所需的辅助也更少了。

与之类似的一项研究也显示，利用儿童的喜好兴趣作为动机可以有效提升儿童的学业参与度（Mancil & Pearl, 2008）。也就是说，将喜好和兴趣结合到课程内容中可以让 ASD 学生更有动力在困难或不感兴趣的任务中保持投入。比如，一个学生的兴趣是流行的动画火车角色，那么在数学任务中，就可以将这个角色的图片放在需要她算加法的数字旁边。这样，她就不再只是计算"13+7"，而是去发现那边一共有多少辆自己最喜欢的火车。同样，这个研究显示，在数学任务中融入儿童的喜好和兴趣后，其破坏性行为有所减少。

总的来说，学业的关键动机策略有：

- 儿童的选择
- 简单和困难任务的穿插
- 自然强化物

在学业任务和 ASD 学生的动机结果之间寻找产生联系的方法是至关重要的。这还能让学业任务变得对学生有意义。比如，与其让学生算工作表上的随机数字，不如让他们计算自己想买的最喜欢的玩具的价钱。同样，与其让学生学习阅读由教师选择的书本，不如让学生阅读寻宝游戏中的线索卡，以找到他们想要的宝藏，由此提升学生参与任务的意愿。还有，给家庭成员写信也可以是一项有趣和有意义的活动，很有可能会产生连带的知识习得，比如收件人地址、寄件人地址和贴邮票处在信封上的位置。此外，在教室中开展的寻宝游戏要求学生阅读每条线索之后进入下一步，这个活动可以帮助教师评估学生的阅读理解能力。最重要的是，加入这些具体和经过研究的动机元素可以极大地增加学生的学习欲望。

提前演练

另外一个对 ASD 学生有帮助的动机程序就是提前演练，或者说以无要求的形式提前向学生呈现之后课堂中所要用到的材料。这个简单且操作有趣的方法可以有效减少破坏性行为，并且提高学生的兴趣度（Koegel, Koegel, Frea & Green-Hopkins, 2003; Wilde, Koegel, & Koegel, 1992）。提前演练可以出现在上学前一晚的家中。家长带儿童以放松和有趣的形式提前熟悉材料，比如在放松的环境中给儿童阅读之后在学校中会讲的故事作为睡前故事。提前演练的要点不在于教授整个材料，而是让儿童以愉悦和放松的方式接触学业活动，使其回避或逃离的行为在真正活动发生时有所减少。如果家长不能或不愿意提前给儿童演练，那么教师或特殊教育工作者也可以在真正教学的前一天放学后以无要求的形式带儿童熟悉材料。从概念上来讲，当教学材料呈现在课堂之外，它们就会成为低要求的任务，并且带有多个强化的机会。因此，当学生之后在课堂中接触到学业活动时，材料就不再是回避或逃离的刺激物，学生也不会再做出破坏性行为来逃避任务。

在另外一项研究中，作者使用了提前演练来增加 ASD 学生在融合课堂中的恰当行为和学业反馈（Koegel et al., 2003）。提前演练环节大概每天持续1 小时，由学生家长在晚上执行，或者由特殊教育教师在学校"开小灶"的时候执行。研究使用了交替实验设计，也就是学生会在提前演练课堂材料或像平时一样没有提前演练的两种情况中交替进行。学生在这两种情况中表现出了极大的差异，不管是在破坏性行为的出现比例还是学业反馈度上。也就是，当学生参与了提前演练，他们的学业反馈度出现了提升，问题行为也减少了。恰当的行为也在提前演练的情况下有了大幅度的增加，而这个效果在任务没有得到提前演练时，立刻出现了反转。除了在学业和行为上的收获之外，家庭与学校共同配合接下来的课程不仅是一种有趣的合作方式，还可以有效改善学生的行为和学业动机。

案例示例——使用提前演练促进瑞奇在课堂中的参与

瑞奇是一个 5 岁的 ASD 男孩，在一个普通教育幼儿园接受全纳教学。他在学业、社交和沟通上都有一些轻微迟缓。他知道字母，也可以数数，但是不愿意坐着完成大部分的学业活动。在社交上，他虽然对其他小朋友感兴趣，但是大部分时间都处于自我隔离，需要大人经常提示他来参与同学的活动并与他们进行社交互动。在沟通上，他有很大的词汇量，可以制造语法正确的句子，但是在社交对话和接受性沟通上存在困难。当句子和指令比较长时，他就会迷失方向。

瑞奇的一大困难是小组围圈时间。因为这个活动需要大量的言语，而他的注意力并不集中。讲故事的时间对他来说更有挑战。虽然他很可能在讲故事的时候可以时不时听到一两个词，但是每当教师抓起书本开始给全班同学读书时，他都会声嘶力竭地尖叫。他会尖叫毫无关联的字词，然后开始大笑，在地上翻滚，扰乱整个课堂秩序。

任何在学校团队内有过工作经历的人都知道，要定一个所有成员都能参加的个别化教学项目会议日期有多难。不过，瑞奇的个别化教学项目会议没有这个问题。因为他的破坏性行为，学校在数日之内就推进了这个会议。学校教职工希望瑞奇离开普通教育课堂，他们认为他的破坏性行为对班内其他20多名学生的教育是不公平的。然而，在个别化教学项目会议开始之前，我们开始每天对瑞奇进行讲故事的提前演练。他的教师给了瑞奇的妈妈即将阅读的书本，妈妈在他每晚睡觉前躺在床上放松的时候给他读这些故事。瑞奇发现妈妈坐在床边读的这些故事非常有趣且令人放松。恰巧，提前演练对他的行为产生了巨大的影响。很快，他不再做出平时的干扰行为，也没有尖叫自己最爱的词，比如"冰箱""天王星"或"小鸡奶酪"。瑞奇冲到了教室的前排，专注地坐着，听着故事（这个故事现在对他而言已经是熟悉的，并且有着积极体验）里的每一个字，再也没有出现破坏性行为。当我们开始对其他活动（使用学业教室中心、独立作业，甚至游戏时间活动）也进行提前演练后，干预的结果发生了极大的改变。瑞奇能够留在普通教育课堂中，并且开始与同班同学一起恰当地参与活动，尤其当他得到提前演练时。他在一整天内都能积极听讲和参与，并且对活动表现出了充分的兴趣。他再也没有在学校中出现逃避行为。

家长的参与

正如其他章节所提及的，拥有一份家庭和学校环境互相协调的持续教育计划，对改善 ASD 学生的动机而言十分重要，也非常有帮助。文献显示，家长的参与对提升儿童学业成就以及建立对工作的积极态度很关键（Cooper & Nye, 1994; Hampshire, Butera, & Bellini, 2016; Walker, Hoover-Dempsey, Whetsel, & Green, 2004）。在各个场景中以一致的态度执行干预能够增加学生迅速进步的可能性，并且这种一致性可以使积极行为的改变得到长时间的维持（Koegel & Koegel, 2006; Koegel et al., 2003）。研究显示，如果家长学习了如何将 PRT 的动机元素加入家庭作业，那么儿童的破坏性行为就会降低，感受度和积极评论则有所增加，并且他们在家庭作业上的表现会得到提升

（Koegel & Koegel, 2006）。此外，家长可以给儿童提前演练学业活动以减少他们在学校内的破坏性行为。在儿童的一天中协作地执行目标、干预和行为计划，能够有效减少甚至消除儿童的破坏性行为。

核心理念：通过动机策略改善学业和行为

本章内讨论的动机策略能够显著改善儿童对学校学业任务的投入度，从而减少破坏性行为，促进社交。每个实践者在面对学龄期 ASD 儿童及其家庭、教师和其他学校专业人士时，都需要谨记下面的核心理念。

- **学业融合非常重要**：当有特殊需求的学生被纳入普通教育课堂中，他们就得到了更多建立友谊、学业成长以及接触行为恰当的积极模范的机会。ASD 学生越早融入一般发展同伴，他们学业发展的轨道就会越积极。

- **家长的参与很关键**：对于确保儿童学业环境的稳定和动机而言，在课堂和家庭之间协调教育方案极为重要。如果干预需要系统地执行，比如提前演练，那么家庭和学校的紧密配合会是改善学生投入度和行为的关键点。

- **加入自然强化物**：寻找将自然强化物融入学业任务的方法，让学生能够将自己的努力与想要的自然强化结果建立直接的联系。

- **加入喜爱和兴趣**：利用儿童的兴趣使任务更有趣，并且将它们作为完成任务的奖励。加入儿童的兴趣能够帮助他们在任务困难或不熟悉的时候继续完成任务。

- **向学生提供选择**：在学业任务中，允许学生有尽可能多的选择。当活动不能进行个别化调整时，他们也可以选择使用什么刺激材料，在哪儿完成任务，以及用什么顺序完成家庭作业等。

- **提前演练课堂活动**："提前演练"或者预习接下来的课堂活动，能够帮助提升学生的兴趣以及参与的动机。提前以积极和低要求的方式呈现规定的活动后，再次接触时，学生就会更乐意参与。提前演练使儿童能够更容易在课堂中理解学习材料。并且，提前以低要求和奖励的方式进行演练，能够在任务呈现在课堂时降低学生尝试逃避行为的可能性。

- **加入维持性任务**：在习得性任务中穿插维持性任务，能够让学生获得行为惯性，在任务变得困难时能够不被压垮。

总结

很多时候，有障碍的孩子的潜力总是被严重低估。尤其是在学校环境中，当师生比很低，以及当专业辅助人员可能不具备相应技能以有效地应对出现破坏性行为的 ASD 学生时，这些孩子得到的期待尤其低。就像第 2 章的评估内容中提及的，许多 ASD 学生学习的课程是远低于他们的实际能力水平的，因为他们的破坏性行为干扰了他们在测试中对任务的参与度。实际上，研究显示，教师经常会因为学生的破坏性行为调整并减少对他们的课程要求（Carr, Taylor, & Robinson, 1991）。不过，有了动机元素的加入以及课程内容的恰当调整，儿童就可以茁壮成长。很多时候，ASD 学生并不像其他学生那样有自然的动机，他们需要在自己的努力和想要的结果之间建立明确和清晰的联结。一旦有了动机，通过系统的课程调整和提前演练后，他们就能够开始出现广泛的学习欲望，而无须特殊课程操作，并且他们的破坏性行为会降到非常低的水平。同时，恰当的行为和没有破坏行为，也会让 ASD 学生更容易与同伴建立社交关系。

学习提问

1. 为什么将 ASD 儿童融入课堂让其与一般发展同伴一起是非常重要的？

2. 为什么在家庭和学校之间协调教育计划非常重要?

3. 家长可以如何让家庭作业时间变成对儿童而言是更积极的体验?

4. 列出 ASD 儿童在学校和家庭作业时间出现破坏性行为的可能原因。

5. 描述将学生的学业任务调整至其学业水平的方式。

6. 为什么给儿童提前演练即将出现的课堂材料会帮助他们参与课堂活动?

7. 可以向儿童提供哪些选择类型以增加他们的动机?

8. 儿童的喜爱和兴趣可以如何用来改善他们的学业表现?

9. 自然强化物可以如何与学业任务进行结合?

10. 为什么在学业任务中提供自然强化物非常重要?

第 4 部分　青春期和成年早期：
迈向独立

第 10 章

功能性行为分析和自我管理

Brittany Lynn Koegel, Lynn Kern Koegel

章节目标

目标 1 了解对 ASD 个体执行功能性评估的过程。

目标 2 熟悉有关 ASD 个体的功能性评估的循证文章。

目标 3 了解设计自我管理项目的程序。

目标 4 了解如何设计一个与目标行为相符合的自我管理项目。

目标 5 在合适的时间内设计积极的目标，以最大化自我管理项目积极强化的可能性。

目标 6 熟悉多种针对 ASD 个体的循证自我管理项目。

在我们开始讨论针对问题行为的方法时，首先需要确保前因程序安置到位，以降低行为问题在最初发生的可能性。因为 PRT 能够提高儿童参与干预的动机，所以他们极少出现破坏性行为。实际上，本书作者早期开展了一项交替实验设计研究——也就是先进行加入 PRT 动机策略的干预模式，然后进行另外一种无动机策略的干预模式，之后重复这两种模式。我们在这项研究中发现，在每一次加入动机程序的干预环节中，儿童出现破坏性行为和问题行为都较低（Koegel, Koegel, & Surratt, 1992）。因此，PRT 可以作为防护破坏性行为出现的前因策略，人们也就不必经常花费太多时间或精力去设计消除问题行为的反馈程序（Koegel et al., 1992）。出于这些缘由，本章及接下来的章节可能会更侧重讲述 PRT 的动机策略，而非功能性行为分析和自我管理。

不过，总有一些儿童会处于没有什么动机的环境中。一些教师没有加入动机策略；或者，即使一天中的大部分时间都是活动性的，一些儿童仍旧会出现破坏性行为。此外，有时候儿童学到，在自己没有获得玩具或不愿意分享时，对其他儿童做出攻击性行为更简单。如果出现了以上情况，那么就有必要设定行为计划。本章描述了如何开展一个功能性评估，以及发展与目标破坏性行为有同等沟通性功能的恰当替代性行为。此外，本章还描述了如何教学自我管理程序以增加恰当行为并减少问题行为。

行为干预的历史

在 20 世纪 80 年代之前，人们认为 ASD 个体出生后前几年出现的最具挑战性的行为是异常而错乱的，并且大多时候通过惩罚性结果对此进行处理。也就是说，为了消除类似大发脾气、攻击行为、破坏财物和自伤的行为，人们投入使用了操作性条件惩罚原则（cf. Lovaas, 1977）。比如，在当时非常常见的一种方式是，使用一系列令人厌恶甚至痛苦的手段惩罚破坏性行为。实际上，当时的研究文献显示，应对破坏性行为最有效的手段就是使用厌恶性刺激。这些方法包括在脸上喷水雾（Bailey, Pokrzywinski, & Bryant, 1983），电击（Lovaas, Schaeffer, & Simmons, 1965; Risley, 1968），以及其他令人痛苦或不舒服的手段。虽然这些手段在治疗师在场时能够有效减少 ASD 个体问题行为的发生，但是在泛化和维持上存在问题。此外，很多人并不想使用惩罚的方法，他们认为这些手段不尊重 ASD 个体的尊严（c.f., Horner, Carr, Strain, Todd, & Reed, 2002）。这类观点的直接结果是促成了积极行为支持领域的诞生。

积极行为支持的发展

该领域的研究者致力于发展有科学依据的方法，来最小化或消除问题行为，同时提升有障碍个体的人生质量。这些研究大部分都是在美国政府希望避免使用厌恶性刺激干预，因而颁发了一笔非常大的政府拨款以发展非厌恶性干预的时候开始的。许多研究者、家长和实践者都对此付出了努力（Koegel, Koegel, & Dunlap, 1996）。积极行为支持的领域集中于问题行为的预防，但也会在自然社区环境中采用加入生活方式和系统改变的干预策略，并且采用的是积极性而非惩罚性的策略（Horner et al., 2002）。

从一开始，积极行为支持领域就把大部分精力集中在了重新评估测试环节上，与其简单记录问题行为的实例，不如强调理解这些行为的功能。为了做到这一点，研究者和实践者集中分析了维持行为的可能前因和结果。其中，前因包括环境事件（例如，饥饿、疲劳），某个人物的出现（例如，对儿童有高要求的人物），一天的时间，可能的身体状况等。尤其，对前因和结果的集中检查，可以促进理解问题行为的沟通性意图。也就是说，除了记录问题行为的发生之外，也需要评估"为什么"，以进一步了解为什么个体做出了该行为，他在尝试沟通什么。根据这种类型的评估，就可以设计和教学有着相同沟通性功能的替代行为。研究者发现，一旦个体学会了通过恰当的方式进行沟通并得到强化物（例如，获得关注或逃离困难的任务），他们就能够迅速停止破坏性行为。这一点很容易理解。如果他们能够学会表达自己需要休息或帮助的意图，那么为什么还要尖叫、伤害自己或毁坏财物呢？替代问题行为的言语或替代性沟通不仅是身处同一环境中的其他个体所希望的，也是 ASD 个体所希望的。

总而言之，虽然问题行为的功能可能会有很多，但是它们通常可以被归为几个常见的功能：（1）获得想要的物件或活动；（2）逃离或躲避不想要的物件或活动；或者（3）表达因为常规或环境的改变而感到的短暂焦虑或不安（cf. Reese, Richman, Belmont, & Morse, 2005）。

如果希望消除儿童的问题行为，那么通过功能性行为分析确定问题行为的功能以更好地组织适合儿童的干预方法是极为重要的。也就是说，如果儿童没有学会使用一个具有同等功效的替代行为，那么问题行为就很有可能会再次出现，因为它们在获得想要的功能上通常都是有效且高效的，所以很容易被维持。即使问题行为受到了惩罚并已经消除，如果个体没有学会恰当的沟通方法，它们也很有可能再次出现。不过，如果干预能够针对每个问题行为的功能，并且教授个体在非危机情境中练习替代行为，那么替代行为就能够变成一项有力的技能。最后，问题行为变得越来越不高效和不必要，进而被减少或消除，尤其是在问题行为被忽视而变得无效时。比如，如果我们通过功能性行为分析看到儿童是为了获得关注而大发脾气，那么我们就可以教儿童替代行为，比如，通过说"看！"或"看，我的书！"来获得关注，而不是发脾气。

分析行为的功能并教授替代行为

那么，我们该如何执行功能性行为分析呢？要确定维持个体问题行为的因素涉及多项程序，包括非直接的、描述性的和实验性的评估手段。有时候，为了完全理解问题行为而执行的功能性分析还会涉及情境的操控，在可能或不可能产生问题行为的情境之间交替。不过，很多时候，非正式和简单的程序——如观察以及家长、教师或照料者的报告——就能够帮助确定行为的原因（功能）。通过对当时情境的简单功能性分析，个体不一定要置身于问题行为可能发生的情境中，这使得这种方法更为可取。一些研究者发现，会说话的障碍儿童有时候可以准确报告自己为什么会出现问题行为（Kern, Dunlap, Clarke, & Childs, 1994）。

不管采用的方式是什么，重点是理解行为发生的原因，然后根据这些信息制订干预计划让问题行为不再成为必要，同时教授可被接受和恰当的替代行为。这种类型的评估和干预可用于处理在家、学校或其他场景中出现的一系列行为问题。接下来的例子描述了功能性行为分析如何用于年幼的孩子。本章剩余的篇幅解释了如何对稍长的孩子、青少年和成人教授自我管理程序以帮助他们监督和管理自己的行为。

举例：在家中的功能性行为分析和干预

斯蒂贝尔和凯格尔（Stiebel & Koegel, 1998）对 3 个 4—5 岁的 ASD 儿童开展了功能性分析的多基线设计研究，这几个孩子都对其 6—8 个月大的婴儿兄弟姐妹出现了严重的攻击性行为。攻击性行为包括吼叫、掐、踢打、推搡、打滚以及坐在婴儿身上、用头撞、戳、抢婴儿的物品以及踢婴儿。为了能够完全理解攻击性行为发生的契机和原因，治疗师将观察儿童，也会与儿童的家长碰面。攻击性行为发生的时间和活动将得到记录。

比如，一个 ASD 儿童在晚餐期间出现攻击性行为的概率最高，且有 4 个具体的前因刺激与此有关。其中包括：她的婴儿妹妹用脚踢高椅或拿勺子敲高椅上放着的金属托盘，婴儿妹妹发出噪声，婴儿妹妹哭，以及儿童独自坐在桌边等妈妈准备晚餐。为了针对性处理攻击性行为的每项功能，研究者对环境和行为进行了操控。首先，他们猜测婴儿敲击金属托盘导致了以逃避为动机的攻击性行为，因为这个声音是厌恶性的。因此，金属托盘被替换成了塑料托盘以减少噪声。其次，为了减少婴儿发出噪声而导致的攻击性行为，家长提示儿童对婴儿说"她在说话""你觉得她在说什么？"或"也许她需要帮助"。然后，母亲就可以教儿童如何"帮助"自己的兄弟姐妹（例如，给婴儿递远处的奶嘴）。这些行为都是很容易做到的，并且可以迅速消除婴儿正在发出的厌恶性噪声刺激。最后，假设儿童的攻击性行为出现在晚餐前的"无所事事"时间内，它可能会有寻求关注的功能。于是，母亲决定完全准备好晚餐后再让孩子们坐到桌边，这样就能一起给他们关注。此后，该儿童的严重攻击水平从基线的 6% 减少到了在 7/12 的干预环节中完全没有出现，再到追踪调查中的完全没有出现。

在第二个儿童的案例中，有 3 个情境被认为有可能引发了攻击性行为。第一个是母亲去了另一个房间接电话；第二个是婴儿触碰、弄乱或拿了儿童的玩具；第三个是婴儿在哥哥正在玩耍的时候，试图去接近哥哥的玩具。我们猜测，儿童在母亲接电话时出现攻击性行为的功能是获得关注。而与婴儿接近或触碰玩具有关的攻击行为，其功能可能是 ASD 哥哥想要保护自己对玩具的所有权。因此我们猜测该攻击性行为共有两种功能（获得关注和阻止婴儿接近玩具）。对于动机为获得关注的问题行为，我们改变了母亲的应对方式，使儿童可以在越来越长的独自游戏间隔中得到母亲的持续关注。而对行为的另一个可能功能——维持玩具的持有权，我们的方法是，在儿童的游戏区放置了一整篮婴儿弟弟的玩具，并教他在弟弟靠近或接触自己的玩具时从篮子中拿出一个玩具给弟弟。如果婴儿还是继续试图接触哥哥的玩具，我们还教他对妈妈说"带走_____（婴儿的名字）"，妈妈听到后就会立刻抱走婴儿，将其转移到离哥哥的玩具区域较远的地方。在基线时，攻击性行为出现的比例为18%。不过，在干预之后，该儿童在7/11的干预环节中没有出现攻击性行为，并且在后续的追踪调查中也完全没有出现攻击性行为。

在第三个案例中，我们观察到，儿童的攻击性行为与婴幼儿触碰他的玩具或身体，以及哭闹和发出其他被 ASD 儿童认为是厌恶性刺激的噪声有关。同样，我们猜测，儿童做出攻击性行为是因为想要保护玩具持有权，还有是因为逃避动机，也就是为了终止婴儿发出厌恶性触碰和噪声。与前一个案例类似，我们给哥哥准备了一些婴儿玩具，儿童可以在弟弟接触自己的玩具时用来交换。对于触碰和噪声，我们教他与母亲进行言语沟通，用"带走_____（宝宝的名字）"来最小化厌恶性噪声刺激（哭闹），并减少婴儿来玩自己的玩具。在基线时，该 ASD 儿童在大约69%的时间内对弟弟做出了攻击性行为。在干预时，我们观察到其攻击性行为稳定下降，并且在最后一个干预阶段降为零。就像你所猜测的那样，攻击性行为的降低伴随了量表上幸福指数的大幅度提升，从基线的评分"不快乐或不舒服"提升到干预后的"快乐或舒服"。不仅儿童家长的评分出现了这样的变化，ASD 儿童以及观察干预环节的中性个体也一样。简而言之，当攻击性行为消除后，每个人都很开心。

因为这些行为的严重性（婴幼儿很有可能受严重的伤），我们会教家长如何进行干预，使他们可以在 ASD 儿童清醒的所有时间内执行干预。因此，有了家长教育部分的频繁练习，潜在的灾难情境就能够得以避免。

举例：在学校内的功能性分析和干预

若干预方法包含了执行功能性行为分析，并能教学同等功能的社交性恰当替代行为，那么这个方法也可以用来减少发生在学校内的问题行为，就像在融合课堂上对杰克进行的那样。

案例史——教杰克恰当的课堂行为

　　杰克是一个被诊断为 ASD 的 8 岁男孩，他在一年级的全纳课堂中上学。他在听从口头的多步指令上存在困难（例如，"完成你的数学作业，然后将它们放在篮子里，接着拿出你的阅读课本开始读第 2 章"）。当杰克感到困惑时，他就会戳和打扰身边的同学。这通常会导致教师对他的惩罚，然后杰克就会大发脾气。一般来说，大发脾气会导致他被移出教室，直到他冷静下来为止。不幸的是，对杰克而言，离开教室实际上是一种奖励，因为他不再需要听从困难的指令。也就是说，杰克戳和打扰同班同学的开小差行为导致了惩罚，随后杰克会出现更为严重的行为，这又导致了一个常规性结果：杰克要离开教室。而该结果的功能是杰克想要获得的：逃离不喜欢的任务。

　　因为杰克的行为越来越糟糕，教职工决定采用功能性行为分析的策略来确定其行为的原因。他们意识到，杰克大部分的开小差和问题行为都出现在教师口头给出多步指令时。因此，教师开始执行一个简单的干预程序，也就是把多步指令写在黑板上。这一做法对班里所有的学生都是有益的，因为口头的多步指令有时候是比较难的。起初，杰克还需要一些言语提示来看黑板上的视觉辅助，很快他就能够集中于任务并独立完成多步指令了，并且问题行为极大地减少。

　　正如你所见，杰克的教师成功判断出了问题行为的前因（言语的多步指令）并且提供了一个恰当和有效的替代行为（有些许言语提示的视觉线索）。当我们理解了儿童挣扎的原因，我们就能够设置机会来减少诱因，为其提供适应性技能，并且增加成功的可行性。在干预问题行为时，重点在于前瞻性而不只是一味地应对。功能性行为分析程序应该被用来作为一种预防策略以在早期减少或消除问题行为，而不是让问题行为扩大到更严重的境地（Kamps, Wendland, & Culpepper, 2006）。研究显示，不论是在学校环境中（Durand & Carr, 1991; McIntosh, Horner, Chard, Dickey, & Braun, 2008），还是在家和社区环境中，使用基于功能的方法对各个年龄阶段的个体改善行为结果都是至关重要的（Carr, 1994）。

　　图10.1为功能性分析提供了一个指南。如图所示，功能性分析程序包括：首先，写下行为内容及其发生的时间和地点。其次，标注最常见的前因事件，比如，个体被告知做某事，活动发生了改变等。接着，进行结果记录。同样，有一些常见的结果指示，比如，个体得到了关注、受到了惩罚或被忽视。最后，通常也是最重要的，记录"为什么"或功能。比如，个体希望离开某些活动（行为动机为逃避）；问题行为出现在某种转衔阶段里；个体是否是为了获得某物或参与某项活动；还是，个体希望获得关注；问题行为的出现是否是为了躲避某个人、地点或活动。一旦信息收集完毕，就可以制订一份信息全面的、对该问题有针对性的行为功能干预计划。这种类型的干预有别于惩罚，能够极大增加消除个体问题行为的可能性，因为个体学习了与问题行为具有同等功能的恰当沟通方法。

强化在维持替代行为中的作用

　　最后一个要点：在教授个体替代行为时，需要让他知道问题行为不再是功能性的。这意味着，需要通过忽视以确保问题行为不再得到强化。不过，就像任何其他行为一样，撤掉强化可能会导致行为的"消失爆发"（如问题行为的短暂增加），这一点需要告知每一个与儿童有接触的人。并且，如果之前个体的问题行为获得强化的时间不是连续的，比如每隔一会儿得到一次强化，那么问题行为可能会持续一段时间才能消失。也就是说，间隔性的强化会让行为更难被消除。我们可以在课堂上看到这一现象，比如，当教师偶尔回答了那些直接说出答案而不是举手的学生时。因为学生习惯了教师的偶尔回答，所以行为更难被改变，即使行为被忽略也会持续出现一阵子。与之类似，如果问题行为只在某些环境中得到奖励，那么要让该行为完全消失就要花费更久的时间。这也是为什么要采取团队合作，所有人在所有环境中都需要保持一致性，因为这对问题行为的迅速和永久性消除十分关键。

　　还有一个重点是，有一些替代行为比较复杂，需要花一些时间去教学。比如，教儿童与另一个儿童通过对话而不是通过不恰当的行为来获得同伴的

姓名 _____　　　　日期 _____

	行为								
时间									
地点									
之前（前因）									
被告知做某事									
活动发生改变									
移动到不同的区域									
独自一人									
被干扰了									
被告知"不可以"									
之后（结果）									
得到关注									
得到想要的物件									
失去想要的物件									
移动到不同的区域									
被忽视									
被惩罚									
成人撤销其要求									
为什么（功能）									
为了逃离（具体内容）									
转衔阶段									
为了得到（具体内容）									
为了得到关注									
为了躲避（具体的人 / 场合）									
其他（具体内容）									

图 10.1　功能性分析表示例（了解问题行为的前因、结果和功能）

关注，就可能需要一定的时间。在儿童学会技能之前，我们需要安置一些系统措施，确保儿童在技能学习的早期能够获得强化。自我管理系统可以满足这个需求，因为它教儿童对自己的行为进行评估，并且对技能学习过程中的每一步都提供了强化。这种自我反省和强化发生在儿童习得替代行为之前，因为该替代行为需要足够复杂才能从环境中获得自然强化物。自我管理可以单独使用，也可以结合其他技能一起使用。通常，干预项目会让个体对替代行为要素的出现进行自我管理，直到该替代行为足够有力或复杂并能够获得自然强化物为止。这些程序可以促成更独立地应用替代行为。继续阅读如何执行自我管理的相关细节。

自我管理作为一种行为干预的方法

自我管理是一种技巧，通过教个体意识到自身行为从而减少或增加某些行为出现的可能性（Chia, Anderson, & McLean, 2018; Watkins, Kuhn, Ledbetter-Cho, Gevarter, & O'Reilly, 2017）。当行为的结果过于延迟或微小而无法影响行为发生的频率时，该程序就可以起到相当大的效用（Malott, 1984）。自我管理程序中包含了多个步骤。首先，它要求教授个体区分某个具体行为是否出现。其次，为了让个体能够完全独立地完成整个过程，执行自我管理还包含教个体在做出行为后对自己进行奖励。请阅读下面的例子。如果儿童上课的时候没有集中注意力，那么教学"集中注意力"的具体含义可能比较困难。因此，在自我管理项目开始阶段，执行干预的团队需要提供正确和错误的行为范例。他们可能会让儿童瘫坐在椅子上并且眼睛不看着教师，然后教他将这个行为标记为"不是集中注意力"。与之相对，教学正确的行为时，团队可以让学生正坐在椅子上并看着教师，然后教他将之标记为"集中注意力"。

当儿童做出两种行为（集中注意力以及不集中注意力）并且正确地标记后，团队就可以进入下一个阶段：教儿童记录正确行为的发生率（如集中注意力）。然后，团队可以教儿童，在成功做出目标行为并正确记录了该行为后，获取奖励（Baer, 1984）。比如，给儿童一份记录表，当他在时间间隔内

做出目标行为后，教他给自己打钩（在这个案例中，记录的是集中注意力的
行为）。刚开始时，干预集中于较短的时间间隔，之后逐渐加长时间间隔。团
队会给儿童提供计时器（如腕表）。最初，儿童每集中注意力 5 秒钟后就可以
奖励自己打一个钩。之后，团队会逐渐和系统地加长时间间隔，使儿童集中
注意力 10 秒后再给自己做标记，然后延长至 15 秒，以此类推。最后，儿童
能够坐在椅子上集中注意力好几分钟，并给自己做标记。之后，干预团队可
以告诉儿童，当他获得很多个钩，他就可以拿到不同的奖励（更大和更想要
的奖励）。那个时候，儿童可能要在座位上集中注意力一整节课后才做一个标
记，然后再用标记去兑换奖励。

自我管理的好处和多功能性

　　自我管理项目可以有效应用于一系列行为，即使自我监督和自我强化的
具体技术差异极大。比如，个体可以通过在纸上画斜杠、使用计数设备、使
用智能手机、收集玻璃球或其他代币进行自我监督，然后用代币交换奖励物
品或活动（Rosine & Martin, 1983; Sowers, Verdi, Bourbeau, & Sheehan, 1985）。
（本书接下来的章节描述了，如何结合其他高技术或低技术含量的干预方法使
用自我管理程序来改善沟通、社交、日常生活技能以及管理学校和工作中的
职责，比如结合视频示范的自我管理程序。）

　　自我管理是一个灵活的系统，适用于多种不同的行为、不同智力功能
层次的个体，以及多种不同的环境（如家中、学校、营地和工作场合）。此
外，一旦技能习得后，该项技能就可以被设计为在治疗师不在场时使用，使
干预受到更少的指责，并减少干预所需花费的时间和精力，而且由于个体在
自我管理程序中占据了积极的角色，因而可以创造出具有潜在加速度的项目
（Whitman, 1990）。

　　对于提高个体自主性以及减少对持续关注或干预的需求而言，自我
管理是一项极为重要的工具。它的重要性不仅体现在独立性的社会价值上
（O' Leary & Dubey, 1979），还因为人们更倾向于参与自己可以掌控的活动
（Bannerman, Sheldon, Sherman, & Harchik, 1990）。比如，个体可能需要监督

自己的饮食和锻炼来保持健康。为了保持最佳的生活质量，个体可能需要每天进行锻炼和选择健康的饮食等（Bodenheimer, Lorig, Holman, & Grumbach, 2002）。在没有医生、营养师或支持者的持续警戒下，个体需要学习有效的自我管理技能以在日常生活中做出这些被期望的抉择。

自我管理的另一个重要好处是，个体能够在以下状况中学习行为：（1）无法提供自然事件联系或自然强化物时；（2）事件之间的联系不够直接而无法控制行为时；（3）自然强化物太小不足以维持行为时。比如，教师可能会坚持要求儿童在课堂中完成作业，而不提供任何自然强化物。虽然理想的情况是教教师使用自然强化物，然而，如果这一点无法实现，自我管理可以作为暂时的工具让儿童完成活动，同时教授儿童自我协调的技能。

思考下列非常适合使用自我管理的例子：

- 儿童总是一直发出哼唱的声音，对普通教育课堂的教学和学习造成了干扰。自我管理可以作为一种工具，让儿童不发出哼唱声地完成任务，同时教他关键的自我调节技能。
- 成人忘记保持个人卫生，影响了社交关系和工作。自我管理可以用来教学个人卫生，同时教学自我调节技能并改善成人的社交生活。
- 在一个场景中教学的行为可能无法在另一个场景中得以泛化。自我管理可以作为工具，让目标行为在不同场景中都可以出现。

数十年来，研究显示，通过对接受干预的孩子或其他人的行为进行功能性控制，自我管理能够有效泛化和维持所学的行为（Fowler, 1984; Malott, 1984），使外部干预者不再需要在场。

对 ASD 个体使用自我管理

虽然多年来，自我管理都被认为是一项成功的技术，但是直到 20 世纪 80 年代，它才成为干预 ASD 个体的一个关键领域。在 2012 年，美国国家标准项目将自我管理认定为是实证有效的自闭症干预方法。自我管理被成

功应用于减少问题行为（Koegel, Harrower, & Koegel, 1999），自我刺激行为
（Koegel & Koegel, 1990），增加反馈率（Koegel, Koegel, Hurley, & Frea, 1992），
以及改善课堂行为和社交技能（Koegel, Harrower, & Koegel, 1999）。对 ASD
儿童进行自我管理的一个优势就是，儿童能够学会自我监督并做出恰当的行
为，还能够管理自己的奖励，从而减少需要治疗师在场的时间，培养儿童的
独立性。

　　制订自我管理计划时，非常重要的一点是确保目标的现实性，保证目标
是个体可以实现的（见表 10.1）。如果个体在制订的计划中获得成功，那么他
们更有可能实现期望的目标（Corbin & Strauss, 1988）。这一点对于任何类型
的自我管理计划都适用。比如，为严重挑食的 ASD 个体制订每日生活技能
表。治疗师可能不会要求儿童每次就餐时都要尝试 3 种新的食物，而是要求
他每天尝试 1 种新的食物。换句话说，恰当的和可以实现的目标能够增加成
功的可能性。

表 10.1　**恰当的自我管理计划能够增加实现目标的可能性**

问题	目标	不好的计划	好的计划
ASD 青少年不参与运动并超重了	增加日常锻炼	• 每天跑 5 公里（太难了） • 每周跑 5 公里（不够具体）	• 周一到周五每天午餐后走 20 分钟 • 在 2 个月期间逐渐加快步速 • 当个体可以轻快地走 20 分钟时，可以开始尝试时长为 30 秒钟的跑步
ASD 成人需要在对话中提问；基线测量显示个体在对话中没有提任何问题	提高在社交对话中提问题的能力	在对话中提问题	在 5 分钟的对话中，刚开始可以在提示下提 2 个问题
ASD 儿童需要增加在校外与朋友一起玩耍的时间	一般发展儿童每周会花 20 个小时在校外与朋友相处	花 20 个小时在校外与朋友相处	每周至少与一个朋友进行一次简短的（30 分钟）、受期待的社交活动；对于活动的参与使用自我管理程序

自我管理的一大主要优势是它的广泛有效性，它能够在多个场景影响个体的多个行为，比如在学校（Baer, Fowler, & Carden-Smith, 1984），以及在社区中（Koegel & Koegel, 1990）。自我管理可以有效地向有或没有智力障碍的ASD 个体教授多项技能，比如社交技能（Wheeler, Bates, Marshall, & Miller, 1988）和工作技能（Hughes & Peterson, 1989）。这些都是自我管理广泛适用的证据。很多年来，人们一直认为，有言语沟通表达的以及高智商的个体才能管理自己的干预程序，但是研究显示干预程序可以经过调整以适用于需要更多支持的个体。

对需要更多支持的个体使用自我管理

有智力障碍和 ASD 的个体很可能需要更多的支持，对他们教学自我管理的一种方式就是使用辅助技术。比如，对教学无言语的有障碍人士而言，图片提示（线索卡）或计算机辅助系统等是非常重要的。使用辅助技术（如图片提示）的一个好处是，个体并不需要等待成人的提示来做出某个行为（Riffel et al., 2005）。另外一个好处就是，个体不需要记住所有的指令。当个体学会使用辅助技术进行自我管理后，该项技术的操作就会变得很简单，与使用言语提示教授自我管理的前因程序十分相似。首先，教个体使用一张图片或多张图片来区分恰当和不恰当的行为，提示个体做出任务中的恰当行为。之后，教个体对自己做出的恰当行为进行自我奖励。比如，在西恩等人（Singh, Oswald, Ellis, & Singh, 1995）的一项研究中，他们教个体通过图片烹饪书自行准备食物。在这项研究中，有严重智力障碍的个体得到了可以学习制作甜点的图片。在学习完每一步（对应一张图片）后，个体能够根据每一步骤的完成情况给自己奖励，直到完成最后一步可以吃甜点为止。

研究者采用的另一个工具就是，教参与者对自己说出有关任务的指令式陈述。比如，将自我指导作为一种提示，教个体在提前决定好的时间间隔内进行自我指导。这些话语可以是泛泛的（"快一点"）或更为具体的（"首先，把面包从盒子里拿出来"）。

在一个例子中，德特默等人（Dettmer, Simpson, Myles, & Ganz, 2000）采

用了图片活动计划表，教授 ASD 儿童在家中和教室中对活动转衔进行自我管理。研究者向参与者展示了在转衔中需要做什么以及怎么做的图片计划表。图片中，学生迅速从一个活动转衔至下一个活动，从校车转衔到了教室。在每个活动之前，参与者将图片作为独立做出恰当行为的提示。在成功转衔多次后，儿童能够用积分交换奖励。这个自我管理项目带来的结果是，儿童能够更快速地进行独立转衔，并且减少了转衔所需的提示数量。

触觉提示，比如振动寻呼机也可以帮助 ASD 个体。比如，芬恩等人（Finn, Ramasamy, Dukes, & Scott, 2015）使用了振动提示腕表和自行绘图，改善小学生将注意力集中在任务上的行为。目标行为包括，完成学业任务（阅读和写作）、举手寻求帮助，以及把任务收起来等。开小差行为包括，四处看、玩物件、发出噪声、盯着纸发呆和其他无建设性行为。腕表每 2 分钟振动 1 次，研究者教学生，当在时间间隔里注意力集中于任务时，将这段时间间隔标记为"是"。随后，时间间隔会逐步拉长。干预结束后，所有的学生仍旧出现了注意力高度集中于任务的行为，甚至在腕表和绘图完全被移出后也得到了维持。重点在于，学生极少需要治疗师的参与就能够完成项目，让整个程序在应用场景中起到作用，从而培养了对儿童而言极为重要的技能，自主地行使恰当功能。

个人计算机也可以成功帮助教学自我管理。这种方法与涉及图片提示的方法类似，只不过图片被存放在计算机里而已。这种方法的好处在于，计算机系统可能更容易进行组织、改变和调整。同时，可以通过编程将奖励设置为在治疗师不在场的多种时间间隔内提供。比如，兰西奥尼和奥利瓦（Lancioni & Oliva, 1988）教授 2 个严重发展迟缓的青少年，使用计算机学习进行简单的日常生活任务（如把食物放在盘子上）。在该项研究中，当参与者踩到垫子，传感器就会触发一张图片出现在计算机屏幕上，提示参与者收集食物，然后再触发下一张图片。整个过程重复出现，直到活动完成为止。奖励卡可以被随机放置在图片提示中，如可以提示参与者在哪儿和什么时候可以获得强化物。

如上文所述，提示个体自我管理的方式非常多，包括闹铃、振动腕表、计算机或图片。记录系统的使用也可以是多种多样的，包括简单的一张纸、腕表计数器或电子设备。根据个体的能力和需求匹配材料和恰当的记录方法很重要。下文会给出更多的细节。

如何建立一个自我管理项目

到现在为止，我们已经讨论了自我管理的许多应用，接下来我们将探讨建立自我管理项目的 10 个具体步骤（每一步都将在之后的章节中得到进一步的阐述）：

准备阶段（1—5）

1. 定义目标行为

2. 测量目标行为

3. 选择奖励

4. 设定初始目标

5. 收集材料

教学步骤（6—7）

6. 教学行为区分

7. 记录（监督）行为

培养独立性的最终步骤（8—10）

8. 消退对提示的依赖

9. 增加时间间隔或获得奖励所需的分数

10. 消退干预提供者的在场

步骤 1：定义目标行为

首先，你需要写下对目标行为的清晰定义。比如，将期望的恰当行为描述为"好行为"就过于模糊。与之相对，作为干预者必须非常具体地定义恰当和不恰当行为，比如，"在教师提问后，没有举手而直接说出答案"就对每个人而言都很清晰。同样，"没有回应"的陈述不如"当对话方提问后，用至少一个字的言语进行回答"清晰。

步骤 2：测量目标行为

对你想要针对的行为进行测量非常重要，理由如下。首先，对于你想要知道其增长或减少情况的目标行为你需要了解其在干预前的基线水平。这样，你就能够评估自我管理项目是否有效。其次，基线能够帮助你决定干预的起点。比如，如果目标行为是让儿童在学校中可以在座位上坐 1 个小时，但是目前他只能坐 1 分钟，那么第一次自我管理的时间间隔应该小于 1 分钟，让儿童能够体验到成功。还要记住，在开始收集数据时，你需要确定一个具体的时间间隔来测量行为，这个时间间隔应在干预期间内保持恒定。比如，假设你在测量青少年在对话中主动发起社交言语的数量，他在一个时间间隔中出现了 10 次主动发起，在另一个时间间隔中出现了 5 次，而且两个时间间隔长度不一样，那么这个例子中的数据收集就是无意义的，因为时间间隔的长度不一致。与之相对，如果两个时间间隔一致（比如都是 5 分钟），那么很明显，这个青少年在每个间隔中主动发起言语的数量区别是有意义的。

有时候，保证时间间隔恒定是难以实现的。如果出现这种状况，治疗者可以采用一些解决方法来确保测量是有意义的。比如，如果你正在测量游戏期间的主动发起，而游戏时间每天都不一样，那么你就可以将总的反馈数量除以总的测量分钟数，得出每分钟的平均次数。或者，你可以只测量游戏期间的一部分时间（如前 10 分钟），保证每天测量的时间间隔是一致的。

另一个重要的议题是，针对持续时间较长的行为，比如扰乱、发脾气和自我刺激行为等。对于这类行为，你可以选择一个时间间隔，比如 10 秒、20 秒或 30 秒，然后记录在预设的一段时间内，行为是否出现在这些小的时间间隔中。确保时间间隔的设定可以敏锐地记录行为发生。如果行为的出现较频繁，你可能需要选择一个较短的时间间隔。如果行为出现不频繁，你可能只需要在具体的一段时间里（比如 1 小时）计数行为出现的时长。这些方法能够帮助你确定行为在某个时间段内出现的频率。

步骤 3：选择奖励

　　这一步非常有趣！不管你面对的是谁，有机会给他们选择奖励都是非常激动人心的。选择多个较小的奖励，以确保时间间隔较短时可以频繁提供奖励，还要准备几个较大的奖励在时间间隔变长后使用。比如，在我们中心，有一个 11 岁的 ASD 儿童每次在父母离开房间后就出现问题行为。我们开始对她让父母离开房间 10 秒的行为进行奖励，连续 5 次成功后再将时间间隔增加 5 秒。对她在较短时间间隔内的成功，我们奖励了她喜欢的贴纸、小玩具和小糖果。不过，她非常想要玩视频游戏，于是我们告诉她，连续 5 天让父母离开房间 20 分钟，她就能够玩视频游戏。这样，她每天成功后获得的奖励比较少，但是获得最终目标后可以得到很大的奖励。

步骤 4：设定初始目标

　　这时候，你需要仔细查看基线数据。以一个可以轻易实现的初始目标为干预的开始，让个体能够在自我管理项目的最初步骤中体验即刻的成功是非常重要的。随后，你可以逐渐和系统地扩展目标。比如，增加时间间隔的时长或获得奖励所需的反馈数量，只是需要确保初始目标是容易实现的。如果目标行为是提问题，而你干预的个体从未提问过，那么你设置的初始目标可能就是提一个问题，只要在自我管理表格上划掉一个格子，就可以得到初始奖励。同样，如果一个儿童每 10 分钟出现一个问题行为，你设置的初始目标可以是让儿童保持 8 分钟或 9 分钟不出现问题行为。总而言之，在设置初始行为目标时，使用基线数据来决定，确保个体可以相对容易地实现目标，体验即刻的成功。

步骤 5：收集材料

　　现在你已经完成了准备阶段的计划和基线收集，确保奖励以及个体用来记录自己反应的自我管理设备准备到位。设备可以是简单的一张画有离散行为或时间间隔记录格子的纸。智能手机的计时闹铃能够有效记录恰当行为的时间间隔。实际上，个体能够使用任何类型的设备来提示时间间隔的终止。如果需要计数离散行为，那么个体可以使用手腕或手持式计数器（比如高尔夫球计数器）。如果干预项目是为无言语或极少有言语的个体设计的，并且使用了图片提示，那么干预者可以在计算机上组织图片或将图片卡串在一起。

这些前期准备步骤完成后，接下来的中间步骤能够让你帮助个体参与并追踪恰当的行为，使个体最终可以独立操作自我管理。

步骤 6：教学行为区分

现在是教学时间。一个重要的步骤是，确保你干预的个体理解了自己需要管理什么。我们在实践中看过很多行为目标十分模糊的项目，导致个体完全不明白目标行为是什么，或者自己应该做些什么。首先，你需要展示恰当的和不恰当的行为以确保个体真的了解这两种情况。当个体能够区分行为和识别期望的行为，并且能够对你提供的恰当或不恰当示范做出正确的反馈，就可以让个体演示行为。几次即可。比如，让个体展示一个安静学生端正坐着举手的行为，或者任何你设定的目标行为。当个体掌握后，你就可以开始监督过程。

步骤 7：记录（监督）行为

现在你干预的个体已经对目标行为有了一个清晰的认识，接下来你就可以解释监督过程是如何开展的。可以设定计时器，在监督时间到了后响起闹铃；可以是意识到自己回答了一个提问，然后在腕表计数器上记一分；或者使用振动腕表提示个体，该在桌上贴着的小纸条上做标记了。即使是 iPad 也可以用来监督（Xin, Sheppard, & Brown, 2017）。个体需要练习恰当行为，并自我监督期望行为的发生。这时候需要注意的是，个体要真正地独立评估和监督行为。如果你说"很好，做得非常棒，给你自己记一分"，那么个体就不是在真正地自我管理。与之相对，如果你说"你觉得自己做得如何？"，给个体一个机会思考自己的行为，那么这是我们真正想要的。

在完成以上的教学步骤后，现在是时候增加个体的独立性了。为了保证其有效性，整个过程需要细致和系统地进行。余下的步骤能够帮助你消退自己的存在感，使得自我管理项目能够被 ASD 个体独立执行。

步骤 8：消退对提示的依赖

在自我管理的前 7 个步骤中，你会是一个比较积极的教学和提示角色。你会提示个体进行监督，以及奖励自己的好行为和准确的监督行为，还会帮助个体获得奖励。在步骤 8 中，要逐渐消退个体对提示的依赖。就像任何其他教学项目那样，你可以减少提示的数量，逐渐并系统地让它们变得越来越不明显（例如，姿势辅助而不是言语提示），从而鼓励个体独立完成步骤。

步骤 9：增加时间间隔或获得奖励所需的分数

在设计自我管理的前面几个步骤时，我们会使用基线测量来设定促成成功的时间间隔。有时候，时间间隔时长很短。对于计数行为，我们会让他们在一开始只监督少数几次的反馈。当个体能够准确并独立地监督自己的行为和反应后，逐步增加时间间隔的时长或交换奖励所需的反应计数次数。

比如，假设自我管理项目开始时，监督儿童安静端坐的时间间隔是15 秒，而划掉 5 个格子意味着她成功在 5 个时间间隔中完成了该行为目标。现在，你可能需要把时间间隔增加 10 秒，让儿童练习安静端坐 25 秒。等又有 5 个格子划掉后，你可以再增加 10 秒的时间间隔，使现在的目标变为儿童安静端坐 35 秒。如果儿童连续成功了，你可以一次性增加 20 秒、30 秒甚至1 分钟的时间间隔。同样，如果儿童每次正确地对同伴做出反馈后都能进行自我计分并得到奖励，那么你可以增加获得奖励所需的反馈次数，变为 2 次、4 次、6 次，然后 10 次，以此类推。不过，如果你发现增加的目标太难或太快导致儿童没有成功，那么可以退回一点。记住，我们希望设定的目标足够小，以确保 ASD 儿童、青少年或成人的成功，也需要足够大以确保他们的进步。在这个干预阶段，你干预的个体应该能够在期望的时间段内重复监督越来越长的时间间隔。

步骤 10：消退干预提供者的在场

现在，你需要逐步消退自己的存在感，使个体能够在你不在场时进行自我管理。同样，你需要逐步和系统地进行整个过程。首先，我们会消退很短暂的时间，然后与在场的其他人员确认个体是否做出了恰当行为并进行了准确的自我记录。依据自我管理发生的场合，在场人员可以是教师、辅助人员、雇员等。比如，如果儿童正在教室中监督自己的行为，那么你可以短暂离开，然后向教师询问儿童在你离场时的表现如何。如果儿童在你离场后成功执行了自我管理，那么你就可以增加自己的不在场时间。到现在为止，自我管理的进展应该变得越来越顺畅和独立。

培养独立性最重要的一个部分就是，治疗师必须逐步引入行为使个体能够独立完成。也就是说，个体可以通过小的、可以掌控的步骤逐渐改变自己的生活方式。对 ASD 个体的自我管理需要按照能够促成个体成功的步骤完成。如果步骤看起来难以掌握或过于困难，那么个体很可能永远无法达成目标（Corbin & Strauss, 1988）。

确保自我管理出现在其他场景中

自我管理的一大好处在于它是一个可携带的策略，它可以不需要干预者的随时警惕就能执行。我们每个人都在自我管理行为（例如，购物清单、待办清单、日历事件记录），我们都在学习通过管理行为让自己变得更独立。有时候，我们会专门为自己设计自我管理项目，比如体重管理、饮食健康、赞美他人，以及我们希望改进的其他领域。个体能够在任何希望目标行为出现的场合使用自我管理系统，比如，在课堂中、在野外考察时、在家中或学校内等。有时候，你也可以教授关于奖励的自我管理。比如，曾经有一个学生学习了对于在上课时保持安静的自我管理。他能够带着自我管理表格到多个不同的场景中。当保持安静的计分达到一定数量后，他可以奖励自己听爵士音乐；每当他得到了规定的计分后，他能够独立走到教室后面听一首歌。这样，他不仅能够在多个不同的场景中进行自我管理，还能够自行给自己奖励，使得他可以完全独立。

自我管理的广泛应用

除了个别化设计的项目外，自我管理项目也能有效应用于教师培训中。经过培训后，教师可以自我管理某些行为以做出更好的教学决定（Browder, Liberty, Heller, & D'Huyvetters, 1986）。比如，个别化教学是根据学生的学业表现调整教学方法，当教师对此进行自我管理后，课堂中的个别化教学有所增加。此外，自我管理的教师所教授的学生其表现好于没有自我管理的教师所教授的学生（Allinder, Bolling, Oats, & Gagnon, 2000）。因此，并不只有ASD个体才能直接从自我管理中受益。当教师监督自己的行为时，也可以给学生带来间接的好处。

自我管理计划对年龄稍大的ASD个体的多个不同领域也是有效的，包括社交技能（Koegel & Frea, 1993），以及增加ASD青少年参加活动的数量（Newman et al., 1995）。研究显示，自我管理也能有效帮助低（或无）表达性言语技能的孩子完成日常生活技能和家务。

施塔默和什莱布曼（Stahmer & Schreibman, 1992）表示，ASD儿童能够通过自我管理在社区环境中学习恰当的游戏技能。在这个多基线实验设计中，3个儿童学习了在（机构或卧室的）游戏区域管理自己恰当的游戏技能。这项研究还发现，其中2个儿童能够将新习得的游戏技能泛化到无监管的环境中。此外，随着恰当游戏的增加，不恰当的狭隘和刻板行为也减少了。

使用自我管理时的注意点

自我管理存在几个注意点。首先，在个体频繁出现破坏性或问题行为的情境中，自我管理不能代替教授同等功能的替代行为。虽然问题行为在使用自我管理之后有可能会立刻减少，但是如果个体没有合适的沟通方式，其问题行为很有可能会卷土重来。其次，要意识到治疗师可能无法完全消退自我管理（完全消退意味着期望行为变得自动化，使个体不再需要自我管理系统）。尤其当问题行为的动机因素维持得太强烈时，比如，当呈现渴望的食物时，减肥的自我管理可能很难被消退；或者，在自我管理移除后，参与狭隘刻板行为的渴望太强烈。最后，一些行为对复合项目反馈最佳。自我管理是一个策略，也是一个重要的技能，但是一些人或尤其是顽固的行为可能需要结合多个项目同时执行，才能获得期望的结果。

核心理念：应用积极行为干预并培养独立性

下面的原则需要在执行积极行为干预时牢记于心。

- **厌恶性结果不会促成长期的行为进步**：厌恶性结果也没有尊重有障碍个体的尊严和自主性。虽然使用惩罚会有短期效果，但是个体并没有学会在规定情境中如何做出恰当的反馈。了解问题行为出现的原因，并针对其功能教授恰当的反馈，能够促成长期的行为进步。
- **教授同等功能的替代行为**：当问题行为的功能显而易见后，可以设定和教授替代行为。替代行为需要在非危机时期进行反复的练习，以确保在需要的时候可以自动和方便地使用。
- **跨场景协调干预**：当所有场景中的干预程序都保持一致时，问题行为的减少最为迅速。替代行为应该与个体的家庭和照料者进行协调，以确保符合其生活方式和价值观。
- **项目的结合**：大多数的干预都不能完全消除所有不期望的行为。因此，建议多个项目结合使用。
- **自我管理能够增加独立性**：通过教授个体去意识和监督自身的行为，个体的独立性得以增加。这能够减少对干预者持续监督的需求。

总结

自我管理可以有效应用于所有 ASD 的个体，从无言语的个体到高言语能力的个体。让个体追踪自己在期望行为或技能上的表现，增加自我意识，减少对成人或治疗者的提示的需求。此外，自我管理还能够提升个体的自我效能、独立性，以及想要改变的动机。结合功能性行为分析后，自我管理还可以有效增加恰当的行为（Kern & Clemons, 2007）。此外，自我管理非常经济适用，还可以减少治疗师在场对个体造成的可能不良影响。

学习提问

1. 讨论到现在为止对 ASD 个体的问题行为的处理方式发生了哪些改变？
2. 请举出几个可能会造成 ASD 个体问题行为的诱因例子。
3. 请举出几个可能会维持 ASD 个体问题行为的结果例子。
4. 请列举问题行为的常见功能。
5. 什么是同等功能的替代行为？
6. 使用自我管理有哪些好处？
7. 列出自我管理项目的步骤。
8. 自我管理如何与教授同等功能的替代行为相结合？
9. 列出自我管理消退的方式。
10. 讨论自我管理的好处。

第 11 章

提升 ASD 青少年和成人的沟通技能

Lynn Kern Koegel, Shereen J. Cohen

章节目标

目标 1 认识一种可以通过加强沟通技能而提升 ASD 个体长期社交、教育和就业结果的方法。

目标 2 理解视频反馈可以如何用来改善社交对话。

目标 3 学习设计自我管理项目的步骤以改善社交对话。

目标 4 了解视觉框架可以如何用来改善社交对话。

目标 5 熟悉应用问题银行来改善社交对话。

目标 6 针对多种对话性目标行为选择恰当的干预，比如共情、积极的评论、恰当的细节以及韵律。

向成人期的转变对 ASD 人群而言是尤为困难的，因为在面对大学、工作、社区参与、休闲活动、社交以及独立生活时有太多难以逾越的障碍（Hendricks & Wehman, 2009）。实际上，虽然 ASD 个体的异质性很难通过实验进行对比，但是所有的研究都显示，ASD 群体获得有酬劳工作的比例非常低，最乐观的统计结果是只有 1/3 的 ASD 个体能够顺利获得有偿的就业，并且就业与智力功能存在高度的相关性（Howlin, Goode, Hutton, & Rutter, 2004）。其他的研究显示，ASD 群体的就业率远低于 1/3。同样令人担忧的是，就业的 ASD 个体往往都在限制性环境中工作并领取较低的薪酬，而且在适应工作环境时面临诸多挑战（Howlin, 2000）。除了就业困难，独立生活也是一大难题，因为大多数 ASD 成人终其一生都非常依赖其家长。

社交沟通障碍是影响 ASD 成人获得并维持带薪职业、独立生活以及拥有有意义的社交关系的一个因素。ASD 个体可能会在多个日常沟通领域存在困难，比如主动发起并维持对话、对他人表示恰当的关心、表达共情、提问题、在对话中使用恰当的细节，以及对他人给予积极的反馈。虽然这些领域中的大部分都可以通过干预进行改善，但是这些技能的缺乏对社交互动的影响体现在各个情境中——学校、工作、社区和人际关系。一般发展的青少年能够自然而然地学习这些技能，或者他们对这些技能的掌握至少能够应对上述的情境。他们与同伴的互动以及从同伴那儿获得反馈的能力能够帮助他们进一步改善社交对话和社交互动的技能。而不幸的是，许多 ASD 个体并没有机会与一般发展同伴互动，或获得同伴的反馈和社交支持。因此，ASD 青少年可能需要明确的指导和刻意的练习才能获得流利的日常沟通技能。针对性的干预能够提高这些个体获得并维持工作、组建有意义的关系、顺畅探索社交世界的可能性。

虽然这些问题可能让人望而却步，不过，一些研究还是给这个领域带来了希望。接下来的部分将描述能够有效改善与 ASD 成人的就业、社交和独立生活行为相关的项目，并且其最终目标是获得有意义的和令人愉悦的就业，同时拥有令人满意的人际与社交关系。本章讨论的具体干预策略有：（1）使用视觉框架；（2）社交技能的视频示范，包括自我视频示范；（3）共情的指导；（4）教学提问题的合理应用；（5）自我管理。

视觉框架

ASD 个体大多数都有着视觉上的优势，因此，有视觉提示的指导能够协助个体学习并减少使用更为明显的提示。视觉框架是用来教学特定情境中所需技能的一种示意图或其他视觉呈现方式。一般来说，视觉框架很少使用文字，而是大量采用符号来提示 ASD 个体。视觉提示可以伴随口头指导，从而对言语和社交对话有帮助（Quill, 1997）。最近，我们在社交互动中使用了视觉框架来提示恰当的对话。

　　比如，这种方法适用于在对话中给出了太少或太多细节的个体。具体来说，在图 11.1 中的示意图中有 3 个圆圈。前两个圆圈显示，ASD 个体应该对一个提问回应两条信息，而第三个圆圈则提示，个体需要提一个问题。在练习时，治疗师会从提一个问题开始。接着，如果个体总是习惯于只回答几个字或给予很少的反馈，那么治疗师就会帮助个体练习给出更长一些的反馈。或者，如果个体总是习惯于给出太多细节，那么治疗师就会帮助个体练习更短的回应。视觉框架的价值在于，在练习之后，治疗师只需要给 ASD 个体提供视觉提示即可——指着圆圈，从而减少了可能会干扰社交对话的言语提示。

图 11.1　视觉框架，对于总是给出太少或太多信息的个体，可用之改善其社交对话

　　视觉框架可以伴随于任何类型的社交项目，可以单独使用，也可以与其他项目结合，比如自我管理，这个内容会在本章的自我管理部分进行描述。接下来的内容将描述，如何使用视频示范来教学 ASD 个体在社交对话中表达恰当的共情反馈。

PRT 的视频示范

　　教学 ASD 个体的另外一个技术就是视频示范。它建立在社会学习的理论基础之上，也就是人们可以通过观察行为及其结果进行学习（Bandura, 1977）。视频示范可以成功应用于各个年龄阶段（从儿童早期到成人期）的学习者，用以向他们教授一系列的技能，包括社交、沟通和职业技能。视频示范是一项可以单独用来有效教学的具体技能，或者也可以与其他有帮助的技能结合使用，比如自我管理或视觉框架。

有实证支持视频示范是教授游戏技能（Akmanoglu, Yanardag, & Batu, 2014; Hine & Wolery, 2006; Ozen, Batu, & Birkan, 2012）、社交与沟通技能（Plavnick, MacFarland, & Ferreri, 2014），以及自我照料与日常生活技能（Acar & Diken, 2012）的有效策略。比如，普拉夫尼克及其同事（Plavnick et al., 2014）使用视频示范的方法向5—6岁的ASD儿童教授了主动发起，具体来讲，是教他们如何加入其他儿童的游戏。对于青少年，该项技能被用来教授社交技能（O'Handley, Radley, & Whipple, 2015）、独立生活技能（Allen, Vatland, Bowen, & Burke, 2015; Smith, Ayres, Mechling, & Smith, 2013）、学业技能（Burton, Anderson, Prater, & Dyches, 2013; Hart & Whalon, 2012），以及职业技能（Alexander, Ayres, Smith, Shepley, & Mataras, 2013; Allen et al., 2010; Kellems & Morningstar, 2012; Van Laarhoven, Winiarski, Blood, & Chan, 2012）。对于成人，视频示范可用来改善社交对话（Koegel, Ashbaugh, Navab, & Koegel, 2016; Koegel, Navab, Ashbaugh, & Koegel, 2016）、独立生活技能（Canella-Malone, Sigafoos, Reilly, Cruz, & Lancioni, 2006），以及职业技能（Kellems & Morningstar, 2012）。

开展视频示范的方式有很多种。在设计视频示范时，其中一种方式就是考虑示范者是谁。也就是说，示范的人可以是"自我"，也可以是"他人"；前者是指录制接受干预的个体参与目标行为的过程，后者是指录制同伴或其他成人参与目标行为的视频。如果采用的是将其他人作为视频示范的模范，建议尽可能选择与接受干预的个体有着相近年龄、性别、种族等特征的。另一种方式是考虑视角（如表演者或观察者）。在这种类型的视频示范中，通常由某个人在视频录制过程中完成所有行为步骤，使接受干预的个体能够从自身的角度出发了解当时的情境。还有一种方式是考虑视频长度（如全序列的还是短暂的），以及是否需要使用旁白。这些多样的方式及其应用会在接下来的内容中进行阐述。

由自己、同伴或某个成人示范的视频

对 ASD 个体干预有帮助的其中一种视频示范方法就是自我视频示范（Hart & Whalon, 2012; Koegel, Ashbaugh, et al., 2015）。在自我视频示范中，先录制 ASD 个体参与活动的内容，然后让 ASD 个体观看自己在视频中的表现。在向个体展示的视频中，包含一些正确的反应，以及一些"需要改进"的反应。在反馈环节中，治疗师会提供建议，并参与讨论个体能够改善行为的方法。后续将持续录制视频，并按照这样的干预方式继续进行，直到个体能够成功做出目标行为为止。

比如，凯格尔等人（Koegel, Ashbaugh, et al., 2015）对在社交对话中出现过度消极评论或自我贬低的成人使用了这种干预策略。在干预最初的讨论环节中，治疗师向个体展示几个需要进步的具体视频片段。一般来说，这些需要改进的片段都是夹在成功的、无须干预的社交互动视频片段中间出现的。之后，治疗师和 ASD 个体相互配合共同设计改善方案，以此代替个体的消极陈述，比如用"我过了一个轻松的周末，看了书"代替"我过了一个非常糟糕的周末，什么都没做"。这种积极的陈述能够减少 ASD 个体的消极评论，同时也能让 ASD 个体在与同伴对话中被评价为更受欢迎的沟通对象。表 11.1 列举了几个简单的、重构的反馈陈述，个体能够通过学习来代替过度消极评论。

表 11.1　重构的反馈：举例

举例 1. 沟通对象问："你的周末过得怎么样？"

　消极反馈："我讨厌周末。我从来都是无所事事的。"

　重述："我没做太多事情。只是过了一个低调放松的周末。"

举例 2. 沟通对象问："在学校过得怎么样？"

　消极反馈："特别糟糕，我这周有两个期中测试。"

　重述："我在刻苦学习，因为这周有两个期中测试，不过我喜欢我上的所有课。"

举例 3. 沟通对象问："你假期打算干什么呢？"

　消极反馈："因为我的哥哥在海外学习，所以应该不会很有趣。"

　重述："我会想念我的哥哥，他在海外，但是可以见我的其他家庭成员也很有趣。"

　　自我视频示范还可以应用于 ASD 个体的其他困难领域，比如通过提问题进行主动发起和维持对话，以及在社交对话中表示出对他人的兴趣。使用自我视频示范教授提问题的程序，与减少消极评论和自我贬低的流程是类似的（Koegel, Ashbaugh, et al., 2015）。首先，录制学习者与同伴对话的视频。之后，治疗师和 ASD 个体一起观看视频。在听到学习者问同伴一个问题后，治疗师暂停视频，并说，"很好的问题！"接着，当视频中的对话出现了一个尴尬的停顿或者出现了一个应该进行提问的时刻时，治疗师会暂停视频，并说，"你在这里问什么问题比较好呢？"之后，治疗师和学习者联合为此时可以提的问题列出几个选项，使学习者能够更好地理解哪种类型的反馈是合适的，也可以学习如何在此时组织一个好的反馈。当在现实生活中发生了对话后，自我视频示范提供了反馈的机会，并且治疗师和学习者联合的努力能够帮助 ASD 个体设计舒适和个别化的提问。接下来，学习者将与同伴练习另一个对话，这个过程也会被录像，供稍后进行回顾和反馈。整个过程可以反复进行，直到学习者在社交对话中能够做出恰当的反馈，并且表现出舒适感。同样的方法可以应用于在社交对话中总是执着于一个话题的个体。

　　另外一个研究使用了他人作为模范的视频，比如年龄相仿的同伴（Akmanoglu et al., 2014; Plavnick et al., 2014）或成人（O'Handley et al., 2015; Van Laarhoven et al., 2012）。其中，同伴或成人做出我们希望 ASD 个体做出的目标行为，录制这个过程，随后 ASD 个体有机会观看这些视频。比如，艾伦及其同事（Allen et al., 2010）在对 ASD 青少年和成人进行工作任务（在店里扮演吉祥物）培训时，他们向参与者展示了成人做出目标行为的视频，比如在店内走动、招手以及在吉祥物的服装内操作杠杆以控制面部表情。上述两个研究的结果都显示，示范行为的频率和多元化在所有参与者身上都有所增加。

视角

　　执行视频示范时还需要考虑的一个点是视角。这涉及在录制行为示范视频时，选择从表演者还是观察者的视角出发。比如，在一项教授游戏技能的研究里，它录制的视频越过了展示技能个体的肩膀，这样，在观看视频时，个体就能够看到手在玩玩具，就像正在看自己做出这些行为一样（Hine & Wolery, 2006）。在大多数情况下，视频是从观察者的角度录制的，使个体能够通过视频了解在该情境中应该做些什么（Burke et al., 2013）。

其他要素

执行视频示范时还要考虑的要素是关于编辑过程的。展示的示范视频，可能包含了完整的事件，让个体观看后再执行任务；或者可能会将视频分成更小的步骤，然后可以用更短的视频向参与者提示离散的各个行为。这个变换形式后的视频示范也称为视频提示（Canella-Malone et al., 2006）。此外，视频可能会包含旁白和其他音频，从而制造出一个多感官的学习体验（Smith et al., 2013）。比如，示范的视频可能看起来很像一个教学视频，也就是示范者一边执行任务一边给出旁白："首先你需要打开袋子，然后拿出牛奶。再拿着牛奶到冰箱前，打开冰箱，把牛奶放进冰箱。"旁白还可以用来强化行为，比如进行这类评论"比利的眼神对视做得很棒。出发吧，比利！"（O' Handley et al., 2015）。或者，如果视频示范旨在教授或提高社交互动（对话或游戏），那么接受干预的个体可能只是观看视频中的对话或活动，就像看电影一样（Ozen et al., 2012）。如果 ASD 个体没有机会接受直接的反馈，那么这类视频示范对他们可能有效，也可能无效，因为做出他人示范的技能有时候也是颇有挑战的。

总的来说，视频示范对 ASD 个体而言是一个相对较新的干预程序。到现在为止，大部分的干预都是针对有表达性言语沟通能力的个体，因为干预大多涉及对视频内容的讨论。一些文献显示，当干预内容涉及与另一方进行社交互动时，相比喜欢直接反馈的 ASD 个体，那些喜欢观看视频的个体受干预的积极影响更大（Charlop-Christy, Le, & Freeman, 2000）。同时，自我和同伴的视频示范可能比教师的视频示范对 ASD 个体更有效，并且模仿技能是习得技能的必要条件，不过该领域还需进一步的研究（McCoy & Hermansen, 2007）。此外，就像之前提及的那样，视频片段常常与某些类型的主动教学一起使用，因为青少年和成人通常无法通过单纯地观看视频就实现观察性学习。随着领域的进步，研究者和干预者很可能会探索出更多使用视频示范的方法，惠及更多样的目标行为和需要更多支持的个体。

共情的教学

正如之前所提及的，ASD 个体在社交沟通上存在困难，包括在对话中存在情绪表达和交互性沟通的困难，在解读面部和其他非言语线索上的能力缺陷（Bons et al., 2013; Deschamps, Been, & Matthys, 2014），以及换位思考的能力不足（Schwenck et al., 2012）。因此，有一些人认为 ASD 是一种共情障碍。然而，共情是一个多方面的概念，它包含认知和情绪的成分。ASD 个体缺乏共情不应该被误解为，ASD 是一种社会病态的形式或是在关心他人幸福方面的无能（Krahn & Fenton, 2009）。

ASD 个体在共情和社交互动上的困难也可能与他们中的很多人几乎没有机会在成长过程中接触一般发展同伴有关。历史上，总是将 ASD 儿童与其他有严重沟通困难的孩子一起安置在独立的教室中，他们经常没有机会参加校外和课外的活动或运动。儿童在自然发生的同伴互动中，变得越来越擅长社交，他们可以从朋友那里获得社交支持，也能够获得社交沟通和行为的反馈。与这些互动隔离的孩子则无法从中受益。因此，被隔离意味着他们在某种程度上可能学不到一些重要行为，这很可能会对他们造成消极影响。不过，我们的研究表明，一些干预手段能够帮助共情的建立。那么，什么是共情？ASD 个体在共情上的困难有哪些？

什么是共情

文献中达成一致的一点是，共情主要包含两个部分：认知共情和情绪共情（Krahn & Fenton, 2009; Oxley, 2011; Smith, 2009a）。认知共情指的是，识别他人正在感受的情绪的能力；而情绪共情指的是，对他人的感受进行情绪性反馈的能力，或者某些定义认为，情绪共情是真正感受他人正在体验的感受的能力。正如温科泽维斯基等人（Winczewski, Bowen, & Collins, 2016）陈述的那样，准确识别他人的情绪状态并不足以建立一个令人满意的共情互动。个体还必须能够表达对他人情绪状态的关心。从他人的行为中推断其情绪、感受其情绪、关心其感受，以及传递理解和关心，都是共情的总体构成要素。比如，当看到一个朋友在哭时，一般发展的个体可能会认为他们的朋友在伤心，自己也会因此有些伤心，然后会对朋友说一些支持性的话语，比如"发生了什么？"或"你这样我也很难过。"

研究显示，在大部分情况下 ASD 个体都缺乏认知共情的表达，而不是情绪共情（Bellebaum, Brodmann, & Thoma, 2014; Dziobek et al., 2008; Jones, Happé, Gilbert, Burnett, & Viding, 2010）。一些研究甚至表明，ASD 个体可能比一般发展的个体有更高的情绪共情能力（Gu et al., 2015; Smith, 2009a）。换句话来说，ASD 个体非常关心他人的感受，但是可能在推测他人正在感受的情绪上存在困难。最后，因为社交沟通的困难，他们可能也难以传递自己的共情，尽管他们出现了生理和情绪上的共情反应（Charman et al., 1997; Koegel, Ashbaugh et al., 2015）。因此，共情的这些认知和沟通成分是干预研究的目标。

首先，一个重要的问题是我们如何测量共情。共情的测量包括标准化的纸笔测试［《人际反应指数》（Interpersonal Reactivity Index, IRI, Davis, 1983）、《情绪共情问卷测量》（Questionnaire Measure of Emotional Empathy, QMEE, Mehrabian & Epstein, 1972）、《共情商数》（Empathy Quotient, Baron-Cohen & Wheelwright, 2004）］，以及诸如心率、皮肤电传导和神经学的生理测量（比如，功能性磁共振成像、镜像神经元系统、梭状回和内侧前额叶皮质）。然而，作为干预者和研究者，我们倾向于查看个体的行为特征。也就是，我们会设置人们通常都会表现出共情的情境（如社交对话）来评估 ASD 个体的反馈。例如，我们可能会让个体与其年龄相仿的同伴进行社交对话。同伴可以给出一些应该能够引发共情的陈述，比如"今天我感觉不是很好"或"我的周末过得非常有趣"。如果 ASD 个体的反馈是"哦"或"我昨晚参加了一个物理讲座"，或者完全没有反馈，那么我们就认为个体的这个领域是需要进行干预的。

共情可以教吗？——研究概要

下一个相关问题是，我们是否可以教授共情。雷蒙森等人（Rameson, Morelli, & Lieberman, 2012）发现，共情可能不是完全自动化的，也就是说它是有可能变化的。很多研究者都在努力寻找方法向普通个体和 ASD 个体教授与认知共情和共情沟通相关的技能。目前已建立的干预方法有很多，比如实时的提示、视频示范、视觉框架和强化时间表（自然的和代币制）。接下来的部分将阐述关于向 ASD 儿童和成人教授共情技能的研究。

通过软件培训教授共情技能

格兰和巴伦·科恩（Golan & Baron Cohen, 2006）测试了针对亚斯伯格综合征或高功能 ASD 群体的思维解读软件培训项目的有效性。他们的 DVD 中包含了用演员的声音和面孔进行的情绪表达，以帮助个体学习情绪。研究将参与者随机分配到计算机培训项目组或无干预的控制组中。在实验的第 2 部分，另一拨 ASD 成人被随机分成两组，一组分配到计算机培训项目并额外提供每周咨询，一组则接受与往常一样的社交技能训练。该项目每周持续 2 小时，共持续 10 周。在该实验的两种条件中，参与了软件培训项目的参与者在一系列认知共情测试中都出现了显著的进步，并且进步程度大于控制组。不过，该研究结果没有泛化到新的刺激或场景中。因此，关于计算机干预还需要更多的研究。

通过故事片段教授共情技能

施兰德特等人（Schrandt, Townsend, & Poulson, 2009）测试了培训 ASD 儿童对故事片段（比如故事里的一个玩偶撞了腿后说"嗷"）做出共情反馈的干预方法。这个研究使用了多基线设计，统计了 4 个 ASD 儿童的反馈类别。在基线时，所有的参与者都没有做出共情反馈。在干预时，儿童在成人提示后给出了正确的反馈，因此得到了一个代币的奖励。干预结束后，所有参与者都学会了对痛苦和悲伤的共情反馈，一些参与者甚至学会了对所有的情绪类别做出反馈（悲伤、痛苦、快乐、兴奋和沮丧）。所有的参与者习得的技能都得到了泛化，他们在新的刺激或场景中都能给出正确的反馈。

通过视频示范教授共情技能

埃克斯和伊瓦斯（Axe & Evans, 2012）使用视频示范教 3 个 ASD 儿童对面部表情做出反馈。他们采用了多基线实验设计，测试了视频示范干预在教授 ASD 个体对面部表情做出言语反馈的有效性。参与者先观看视频中出现的面部表情，然后观看视频中有人示范恰当反馈。参与者重复该反馈，然后练习只对表情做出反馈。当参与者做出正确反馈后，予以口头表扬。所有的参与者都学会了对面部表情的恰当反馈，并且都能够泛化到新的场景和刺激中。

视频示范和视觉框架的结合

在另一项研究中，凯格尔等人（Koegel, Ashbaugh, et al., 2015）使用视频示范和视觉框架的结合，来教 ASD 成人在社交对话中使用共情陈述和共情提问进行反馈。作者采用多基线实验设计，测试了该干预方法的有效性，其中参与者的年纪分布在 19—26 岁之间。干预环节每周进行一次，每个环节持续大约 40 分钟。在干预之前，基线中的对话数据是在参与者与其年龄相仿的同伴对话时收集的。为了评估共情是否在社交对话中出现，研究者向参与者呈现了需要做出共情反馈的机会。比如，治疗师可能会说，"我昨天做了一件特别好玩的事情""我这周过得非常艰难"或"我有一个很难的考试，压力好大"。基线数据显示，成人参与者在平均 0%~37% 的时间内做出了共情陈述（比如"喔，听到你焦虑，我很难过"或"太难了"），在平均 12%~33% 的时间里提了共情相关的问题。在干预时，我们使用了视觉框架作为图示指引。如图 11.2 所示，该视觉框架有 3 个格子，并附有举例。第一个格子中列出了几个情绪陈述的类型，每一类都包含了例子。

- 生病——"我今天感觉不是很舒服。"

- 焦虑——"我对期末考试感到很紧张。"
- 兴奋——"我的朋友这周会来拜访我。"

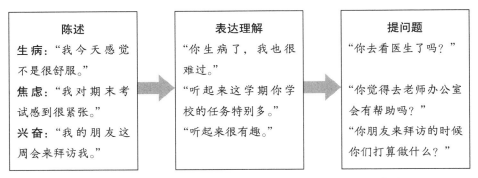

| 陈述 | 表达理解 | 提问题 |

陈述
生病:"我今天感觉不是很舒服。"
焦虑:"我对期末考试感到很紧张。"
兴奋:"我的朋友这周会来拜访我。"

表达理解
"你生病了,我也很难过。"
"听起来这学期你学校的任务特别多。"
"听起来很有趣。"

提问题
"你去看医生了吗?"
"你觉得去老师办公室会有帮助吗?"
"你朋友来拜访的时候你们打算做什么?"

图 11.2　帮助个体学习在社交对话中给出共情反馈的视觉框架

第二个格子被标记为"表达理解",并且列出了能够表达对情绪状态的理解的例子,比如"你生病了,我也很难过"或"听起来这学期你学校的任务特别多"或"听起来很有趣"。表达理解很重要的理由有两个。首先,人们进行对话当然是希望确认自己理解了沟通对象的感受。其次,作为干预者,我们希望确保 ASD 个体能对情绪状态而非对话的其他方面做出反馈。比如,如果对方说"我的电脑昨天坏了,我在做的所有东西都没了,我觉得我可能会丢掉工作",那么表达理解的恰当反馈可能是"如果你因此丢掉工作那也太惨了",或"你也许能够从硬盘里恢复一些信息"。与之相对,不恰当的反馈可能是"你在哪里工作?""哦,我总是备份文件的,那种事情绝对不会发生在我身上"或"你用哪种电脑?"同样,如果有人说"我妹妹和我昨天闹了矛盾,我觉得她在生我的气",那么恰当的反馈可能是"那太糟糕了",或"我能明白你为什么感觉很糟糕了"。而不恰当的反馈可能是"你妹妹多大了?"或"我不喜欢参与别人的家务事。"

视觉框架的第三个格子被标记为"提问题",其中包含了几个例子。比如,当沟通对象表示自己不是很舒服的时候,可以说"你去看医生了吗?";或者当对方表示自己考试考得不是很好时,可以说"你觉得去老师办公室会有帮助吗？"；或者在对方说自己有镇子外的朋友来访时，可以说"你朋友来拜访的时候你们打算做什么？"ASD 个体可以通过视觉框架用例子进行练习。比如，治疗师可能会说"我过了一个非常愉快的周末"，那么 ASD 个体会被提示说出一个共情的陈述，比如"太好了！你做了些什么？"或者，如果治疗师说"上周真的好焦虑"，那么 ASD 个体可能会被提示表达共情理解，并提一个共情的问题，比如"你上周很焦虑，我也很难过。发生了什么？"

　　除了提示之外，与基线录制的视频类似，研究者每周还会录制一段 ASD 个体与年龄相仿的同伴进行社交对话的视频，其中也穿插了积极和消极的情绪。在每周的干预环节中，对话视频片段会展示给 ASD 个体看。如果个体做出了一个恰当的共情反馈，那么治疗师就会讨论这个反馈有多么好。这其实也是一个共情反馈的积极示范。接下来，展示"需要改进"的对话例子，治疗师和 ASD 个体讨论在那个情境中可以做出哪些合适的反馈。

　　干预后，所有的参与者都在共情反馈和提问上有了显著的提升。具体来讲，就共情陈述而言，参与者从基线的平均 0%~37% 进步到了干预中的 71%~87%，在预后追踪时平均达到了 50%~100%。共情提问的使用从基线的平均 12%~33% 提升到了干预后的 82%~97%，并且在追踪时在平均 90%~100% 的时间内都出现了共情的提问。因此，将视觉框架的练习与现实生活中的对话视频示范进行结合，能够极大地提升参与者在社交对话中使用共情言语。此外，干预后，所有的参与者都在共情的标准化测试上有进步，并且报告在社交对话中的自信有所提升。自陈报告中的自信提升是非常重要的，因为许多 ASD 成人都对社交有焦虑情绪，并且对友谊和社交互动的缺失有抑郁的情绪。

提问题和问题银行

　　正如本章一直在讨论的，社交对话的困难对友谊的建立、工作的获得与维持、社区休闲与其他活动的全面参与有着消极的影响。虽然能够改善 ASD 青少年和成人社交技能的循证程序相对较少，但是文献表明，细致和系统的干预还是能够帮助他们获得进步的。可以促成进步的其中一个领域就是提问题（Koegel, Koegel, Green-Hopkins, & Barnes, 2010; Palmen, Didden, & Arts, 2008）。对言语功能很好的个体以及存在严重言语障碍的个体进行语言样本分析后发现，他们的语言功能大多局限于提要求、抗议和评论，而很少有甚至完全没有提问题（cf., Koegel, Koegel, Harrower, & Carter, 1999）。提问题对主动发起对话、社交互动和自我发起的学习很重要，也是沟通的一个必要语言功能。同时，当幼龄儿童的沟通中包含了主动发起和提问题时，其长期结果会得到进一步改善（Koegel, Koegel, Shoshan, & McNerney, 1999）。

对于青少年和成人来说，提问题能够以多种方式进行教学。其中一种方法就是提前演练。比如，执行者可以在卡片上提前印好包含多个问题的"问题银行"。它们起到了开始对话的功能，比如"你周末过得如何？""你喜欢哪类食物？""你最近看过什么好的电影吗？"等。接受干预的个体能够同治疗师或家长练习这些问题，同时使用恰当的眼神接触、语调和肢体语言。以我们的临床干预经验来看，大约 4 个练习环节后就能看到，之前就可以组织句子并参与对话但在社交对话中缺乏恰当提问的 ASD 青少年和成人现在在提问题上得到了泛化。

问题可以通过应用引导式陈述来进行教授。引导式陈述的作用在于，提示 ASD 个体学习策略以保持对话进行并避免长而尴尬的停顿。在练习时，对方可以出现类似于"我这周末要去看我最好的朋友"的陈述。然后，ASD 个体被提示针对该陈述想出 3 个不同的恰当反馈。比如，他可以问"你的朋友住在哪里？"或"你们会去哪儿呢？"或"你多久见她一次？"。这个过程将持续练习，直到个体不需要提示就能提出问题。长此以往，ASD 个体就能学会做出恰当的反馈以保持对话的生动，并在日常对话中展示对沟通对象的兴趣。

自我管理

最后，正如在前一章讨论到的那样，自我管理是另一个可以用来提高成人社交对话技能的干预方法。我们不会在这里回顾自我管理流程的细节，不过，按照第 10 章中描述的综合步骤，自我管理可以单独或与其他诸多干预策略结合使用来提高沟通技能。比如，我们曾经让 ASD 成人在对话中对他们集中于话题的时长进行自我管理。集中于话题的时间段可以被监督。图 11.1 的图示展示了一个项目，可以用来提示个体提供对话细节的准确数量。在图示下方简单加几个格子，使 ASD 个体能够监督每次添加的细节数量是否恰当。我们还曾经让青少年和成人对共情陈述的使用进行自我管理。提问题也可以进行自我管理。比如，如果青少年或成人并没有提问题，那么治疗师可以为 ASD 个体准备一个清单，用来自我监督在对话中提问题的频率。再次重申，自我管理是一个关键领域。一旦个体能够自我控制行为，那么他们在多个领域上都会得到改善。下文中雅各的案例史阐述了如何运用本章描述的干预策略改善 ASD 青少年的沟通技能。

▌▌▌ 案例史——改善雅各的社交沟通技能

雅各是一个被诊断为亚斯伯格综合征的 22 岁男生。他很优秀，就读于一所常青藤大学，直到后来因为抑郁症而退学。虽然他在高中有几个朋友，但是步入大学对他来说还是太困难。在大学，他没有勇气邀请朋友参加社交活动。结果，他开始通宵打游戏，早上越来越难起床。他开始翘课。虽然他之前每门课都是 A，但之后他的成绩一路下滑，最好的成绩只有 C，有好几门课都是 D 和 F。随着时间的推移，他在抑郁状态中越陷越深，甚至有了自杀的念头。

当雅各的各门课都开始不及格后，他的父母采取了行动。他们带着雅各和所有的行李转学到了我们工作地点附近的大学，这所大学为存在社交障碍的 ASD 学生提供支持。一些大学只提供一套标准程序来应对学生的学业困难，比如延长考试时间，在安静的教室中进行考试，帮助记笔记等。几乎没有项目是专门针对有社交困难的 ASD 个体的。当雅各开始了我们的项目后，我们收集了他与年龄相仿的同伴进行对话的语言样本。在督导时，我们讨论了他的优势和劣势。他很聪明，能够有智慧并有趣地回答每个提问。他衣着整洁、不留胡子，并且个人卫生良好。他说话的韵律不错，速度很合适，语调和音量也都很好。

但是，他最大的沟通问题就是从不提问。因此，如果对方不接话，那么对话中就会出现令人痛苦和尴尬的长时间停顿。总而言之，就因为他缺乏主动发起和提问，从而导致大部分时间都是他的沟通对象在讲话。雅各说自己有过几次约会，但是从未和同一个人约过第二次。因为他长而沉默的停顿，所以这一点不难想象。其他几个没有那么重要的问题也凸显了出来。他的姿势很僵硬，手部动作也很尴尬。此外，他偶尔会给别人一个拥抱以表示温暖和友好，但实际上却打到了被拥抱的那个人的鼻子。最后，他每天都穿着同样的短裤、人字拖和短袖 T 恤，无论是下雨天还是晴天，并且据他妈妈说，他在下雪天也是如此。

因为第一印象很重要，所以我们带着雅各去逛街买衣服。雅各的妈妈说，她因为雅各的穿着苦恼了好几年却一直都没有成功。不过，作为一个亚斯伯格的青少年，他有很强烈的动机交朋友并渴望有一个女朋友。因为一位热情的研究生陪同他去购物了，所以着装的改变也很有可能得以实现。在一次购物后，这个好看的年轻人开始穿得像个时尚模特（当然，是按照学生的预算）。

接下来，我们开始教学拥抱。我们建议先练习一些温柔的拥抱，那种只是把手臂轻轻放在他人周围的拥抱。这是一个速成法。

最后，我们开始深入教学社交对话。我们使用视频示范向雅各展示他在社交对话中出现的长时间停顿。每次出现长时间停顿后，我们都会暂停视频，帮助他想出 3 个可以提的问题让对话进行下去。短时间干预后，治疗师开始消退辅助，使雅各能够自己想出问题。每周 1 小时共持续 4 周的提问干预后，他能够进行流畅的对话了，也能够表现出对对方的兴趣。与雅各合作的研究生还带着他外出了几次，让他与新认识的人练习新学会的问题。我们还让他练习在社交对话中以放松的姿态坐着，不出现尴尬的手部和肢体动作。

干预结束后，雅各与一位女士约会了几个月，搬离了父母的家开始与许多大学生住在一起。他最后以优异的成绩完成了大学的学习，并进入了研究生院。很有意思的是，过去好几年他都一直在看心理医生，每次咨询的时候他们都在谈论雅各为什么交不到朋友。他从来都没想过，不会在社交对话中提问题是造成他社交能力不足的原因。正如第 2 章提及的，行为观察对了解那些可能会阻碍成功的重要行为是至关重要的。

核心理念：提升青少年的沟通技能

在帮助 ASD 青少年提升沟通技能时，请记住以下几点。

- **向成人期的转衔是颇具挑战的**：一些 ASD 个体在大学、工作场合和社交活动中会出现社交对话困难。对社交对话的干预可以促成其进步，因此应该在成人期得到针对性干预。
- **视觉框架可以是有帮助的干预工具**：许多 ASD 个体对视觉线索都反馈良好。对于社交对话而言，视觉框架可以用来对那些给出太少或太多细节的个体提示恰当数量的社交对话，或者也可以提示其他技能。很多时候，都可以使用视觉框架来减少社交对话中对口头反馈的需求。
- **视频示范可以是一种有帮助的干预策略**：视频示范能够以多种形式执行。对于社交对话，会有帮助的一种做法是，使用最近的社交对话视频片段来讨论之后的对话中能够加以应用的具体策略。这为 ASD 个体提供了一个机会可以审视自身行为，并在改进方法上得到反馈。
- **教学共情**：许多 ASD 个体都在言语沟通情绪上存在困难。研究显示，教 ASD 成人在社交对话中做出共情反馈是可行的。
- **教学提问题**：提问对于开始对话以及保持对话的进行十分重要。ASD 个体提问题的数量总是很少。提高 ASD 个体提问题的能力可以通过多种形式展开，其能力的增长反过来也会改善社交互动。
- **自我管理能够改善社交对话**：正如其他行为一样，到了一定阶段后，想要改善社交对话技能的个体也需要能够掌控自己的干预。自我管理对社交对话来说是一个非常棒的工具，因为对话发生在一天之中，而治疗师大部分时间都不在场。在自然环境中，恰当的工具可以提示个体提问题，对他人进行反馈，或者针对任何其他可能需要干预的领域。

总结

总的来说，沟通在个体一生中都极为重要，并且干预项目显示，社交对话是可以得到改善的。正如其他行为那样，对可能会干扰交友、在工作场所与他人的和睦相处或者参与社交休闲活动的因素进行细致分析是非常关键的步骤。一旦确定了需要针对性干预的领域，不管是提问题、反馈、共情、积极的陈述还是其他行为，之后都需要开发恰当的干预。其中可能包括视频示范、自我管理、视觉框架或其他干预程序。重点在于，无论何时开始干预都不算晚。社交对话技能可以得到改善，而它的改善会给渴望交友、工作、参与社交休闲活动的 ASD 个体带来极大的改变，让他们感受到更多的社交联系。

学习提问

1. 请描述 ASD 成人的一些常见担忧之处。
2. 如何使用视频示范来改善社交对话？
3. 什么是共情？
4. 缺乏共情言语反馈的 ASD 个体可以如何在该领域得到提升？
5. 视觉框架的好处有哪些？
6. 如何使用视觉框架来改善 ASD 个体的社交对话？
7. 讨论自我管理的几点好处。
8. 请描述一个针对 ASD 个体的自我管理项目。
9. 讨论自我管理与其他干预结合的方式。
10. ASD 成人常见的沟通困难有哪些？
11. 请描述视觉框架以及用以协助社交对话的方法。

第 12 章

改善 ASD 青少年和成人的社交

Lynn Kern Koegel，Kristen Ashbaugh，Daina Tagavi

章节目标

目标 1　理解 ASD 个体在社交上的问题。

目标 2　讨论执行社交干预对 ASD 个体的重要性。

目标 3　描述为 ASD 青少年设计融入其刻板兴趣的社交小组的过程。

目标 4　描述提升 ASD 个体社交性和社交沟通能力的综合干预项目。

目标 5　讨论与 ASD 个体的长期社交结果相关的研究。

本章讨论了 ASD 个体的常见社交困难及其可能造成的间接并发症。此外，我们还讨论了社交障碍对心理健康的不利条件，及其对发展友谊、参与休闲活动和创造教学机会造成的局限。之后，我们还描述了为学校、大学以及工作场合的同伴社交创造更多机会的干预技术。为了改善社交动机和生活质量，我们强调集中于 ASD 个体的优势进行干预的重要性。纵观全篇，我们强调了综合性社交干预项目，终生持续执行干预，并以改善友谊、工作机会和总体生活质量为目标。

社交困难的影响

社交是所有年龄和发展阶段的 ASD 个体都会出现的一个核心障

碍（American Psychiatric Association, 2013; Seltzer, Shattuck, Abbeduto, & Greenberg, 2004）。研究显示，ASD 青少年报告自己希望组建社交关系并对社区做出贡献，却因为参与较少和缺少社交技能而经常感到孤独（Adreon & Durocher, 2007; Hendricks & Wehman, 2009; Howlin, Mawhood, & Rutter, 2000; Muller, Schuler, & Yates, 2008）。幸运的是，现在已经有许多循证的临床干预策略可以帮助提高 ASD 青少年和成人的社交参与度。因此，非常重要的是，确保 ASD 个体在希望得到进步的社交领域上可以获得支持和干预，从而帮助他们改善与同伴和同事的社交。

虽然 ASD 的征兆出现在发展早期，诊断一般也发生在儿童早期，但是其症状却是持续一生的，尤其是社交，它极大地影响了 ASD 个体及其照料者的生活质量。ASD 成人的日常总是充满了挑战。研究发现，ASD 个体在找到并维持就业上尤为困难，尤其因为他们在沟通和社交上特殊的障碍（Hendricks, 2010; Müller, Schuler, Burton, & Yates, 2003）。根据塞尔特泽及其同事（Seltzer et al., 2004）的研究，许多 ASD 成人在独立生活、结婚、获得高等教育、维持有竞争力的工作，或者建立有意义和长期的关系或社交网络上都存在很大的困难。实际上，大多数 ASD 个体终其一生都极为依赖其家庭成员和专业服务提供者（Seltzer et al., 2004）。勒维和佩瑞的一篇文献综述指出，大约有 50%~60% 的 ASD 成人没能达到学业里程碑或没能在学校中得到足够的职业准备，超过 75% 的 ASD 成人没能找到工作，而其主要原因就是社交上的障碍（Levy & Perry, 2011）。

研究还显示，极少有（仅有 8%）ASD 成人报告，自己在工作和学校等预设场景之外有互惠互利的同龄朋友（Howlin et al., 2000; Orsmond, Krauss, & Seltzer, 2004）。ASD 个体通常都缺乏合理追求和维持浪漫关系的社交技能和社交沟通技能，尽管他们与其一般发展同伴一样都很渴望这种关系（Mehzabin & Stokes, 2011）。他们报告自己经常感到孤独，向往有意义的社交关系，但总是缺乏主动发起和维持成功社交互动的社交技能（Howlin et al., 2000）。ASD 青少年的社交障碍与其接受高等教育的成功率较低可能有关联，并进而关乎较低的就业率、生活质量、自信和技能发展（Vanbergeijk, Klin, &

Volkmar, 2008）。对于社交领域的结果，不同研究的乐观程度各不相同，并且其结果与 ASD 个体所接受的支持类型有关，因此，这个议题很显然还需要更多的研究和关注。

ASD 成人出现共病障碍的比例非常高，进一步影响了他们的日常功能和结果。根据文献所述，ASD 成人和高智商个体都容易遭受更多的社交隔离、回避以及来自同伴的欺凌（Shtayermman, 2007; Sterling, Dawson, Estes, & Greenson, 2008）。科林和沃克曼（Klin & Volkmar, 1996）发现，焦虑症和抑郁症是高功能或亚斯伯格综合征个体最为常见的共病障碍。抑郁症的症状可能是生活多个领域的反复失败造成的（比如，教育、社交、语言发展），而焦虑症的症状则可能是因为，个体在一个高度重视恰当社交互动的社会中尝试互动，并因此遭遇了挑战而造成的（Klin, McPartland, & Volkmar, 2005）。抑郁症和焦虑症也有可能来自 ASD 个体在成长过程中形成的高强度习得性无助状态。

研究显示，大部分的 ASD 个体都出现了这种状况，持续的失败造成了焦虑和抑郁的症状（Seligman, 1975）。针对这些可能会造成共病症候群的特定领域进行干预和支持，比如针对社交缺陷或习得性无助导致的情绪，能够减少共病症状，甚至 ASD 的整体症状。比如，凯格尔等人（Koegel, Ashbaugh, Koegel, Detar, & Regester, 2013）证实，一个结构化社交计划干预能够促进 ASD 大学生的社交，从而提高同伴互动的满意度、大学的综合体验感以及生活质量。西里尔等人（Hillier, Fish, Siegel, & Beversdorf, 2011）发现，以讨论为基础并集中于提高 ASD 青少年的社交和职业技能的干预，能够极大缓解焦虑和抑郁的症状。

改善社交的干预方法

如果不加干预，社交障碍将会贯穿 ASD 个体的一生。对比一般发展的个体，ASD 个体学习社交和浪漫技能的机会更少（Stokes, Newton, & Kaur, 2007），导致他们难以理解用恰当的方式建立友谊和浪漫关系。这种机会的不幸缺失可能是由多方面因素造成的，包括（不局限于）：

- ASD 个体的自我隔离
- 社会对 ASD 个体缺乏接纳
- 与其他有着沟通和社交迟缓的个体一起被安置在特殊教育项目中
- 缺乏社交干预项目
- 学校教职工没有接受培训
- 缺乏可行性社交项目的执行

ASD 的核心障碍以及他们被排除在有效干预项目和一般发展同伴之外的状况促成了一个恶性循环，阻碍了 ASD 个体建立社交关系的能力（Stokes et al., 2007）。

然而，有一些研究探讨了在 ASD 个体出现社交行为时，他们参与的究竟是哪些类型的活动。具体来讲，研究显示，大约 40% 住在家中的 ASD 青少年和成人每周会参加与其爱好相关的社交活动，并且几乎所有的 ASD 青少年和成人在一年中都会不同程度地参加与爱好相关的活动（Orsmond et al., 2004）。这些都说明，如果 ASD 个体参加社交活动，那么这些活动很有可能是基于个体兴趣的。

考虑到这一点，我们的研究表明，在为 ASD 个体设计社交项目时，特别重要的是要考虑到强化物层级。也就是，实践者将潜在强化物按照个体渴望程度进行排序，而狭隘兴趣通常都处于强化物层级的顶端。很多时候，陷入狭隘兴趣的 ASD 个体很难得到满足，并且总是在活动转衔时出现很多干扰的问题行为。因此，从理论的角度来看，如果可以将狭隘的兴趣用作参与社交互动的自然强化物，那么 ASD 个体就会有极强的动机进行社交。这个推测得到了许多研究的证实。

利用狭隘兴趣来改善社交的基础研究

作者在这个领域的早期工作就是从探究狭隘兴趣的使用开始的，实验选择了几个年龄为 5 岁 4 个月到 8 岁 9 个月的 ASD 个体，他们在学校午餐时间极少和同学进行社交互动（Baker, Koegel, & Koegel, 1998）。我们在这个研究中发现，如果识别每个儿童的个别化狭隘兴趣（通过对家长和教师的访谈和观察），并将其融入小组活动中，那么 ASD 个体的同伴社交和感受度就能够实现极大的提升。比如，一个四年级的学生在所有的午餐和休息时间里，都去幼儿园荡秋千。实际上，她从幼儿园就开始这么做了，并且每当其他学生提出和她分享秋千时，她都会开始尖叫、哭闹和大发脾气。起初，这个看起来似乎是她唯一的兴趣。不过，当我们开始进行访谈时，她的妈妈告诉我们，她女儿在家时，几乎把所有空闲时间都用在看电影上。于是，她知道现阶段所有电影的名称和其中的角色，并且记住了大部分的电影台词。结合儿童狭隘兴趣的社交活动比起没有结合的活动对她的吸引力更大。因此，我们在午餐时间开展了一个活动，在"冻结解冻"游戏中结合了电影主题，把电影明星的照片布置在操场各处。活动中，"发号者"会引用电影中的一句台词、角色的名字或某个场景，儿童需要根据这些描述性信息跑到对应的照片那边才能"安全"。如果儿童在跑到目标照片之前就被其他人用手拍到，那么该儿童就会变成"发号者"。正如你猜测的那样，因为电影是这个孩子的一个重复和刻板兴趣，所以她立刻跳下了秋千和同伴一起参与了这个活动。

在这个最初的研究中，当狭隘兴趣融入小组活动中后，所有儿童在游戏中的社交参与度都得到了极大的提升，并且这个参与度的提升泛化到了其他活动中。也就是说，在干预开始后，他们在其他与其刻板和狭隘兴趣无关的操场活动中也出现了社交程度的上升。此外，在干预后，所有的 ASD 儿童及其一般发展同伴，在兴趣感受度和幸福指数上都有所提升。这个初步的研究表明，使用狭隘兴趣作为小组活动的主题对 ASD 个体有着极强的吸引力，可以作为促进亲社会行为的简单方法。在参与这些特别围绕其刻板和狭隘兴趣而设计的社交活动之前，ASD 儿童都极少与同伴进行互动，即使他们被提示要这么做。与之相对，他们非常迅速且愉快地参与到了与其狭隘兴趣相关的小组活动中。

为 ASD 青少年和成人群体创造基于兴趣的社交机会

根据这些早期发现（Baker et al., 1998），我们开始将干预扩展到 ASD 青少年和成人身上。比如，在另一个研究中，总是独自度过午餐时间的 ASD 中学生被选为参与者。这个研究围绕每个学生的兴趣组织了社交俱乐部，他们会在活动中提供一些简单的甜点，并通过传单和通知进行宣传（Koegel, Fredeen, Kim, Danial, Rubinstein, & Koegel, 2012）。比如，一个学生对电影有着刻板兴趣，于是我们设计了一个电影冷知识俱乐部，活动中用类似于娱乐节目的形式由成人向学生提问。学生们分成 2~4 人一组，每次有 10 秒的时间讨论问题的答案。第一个给出 7 个正确答案的小组可以得到一个小奖励，比如一根棒棒糖。第二个学生的刻板兴趣涉及漫画书、动漫和卡牌游戏。于是，针对他设计了漫画书和游戏俱乐部。学生们要学习画卡通画，并且在完成后讨论并创造出小组图片。卡牌游戏俱乐部是为刻板兴趣为卡牌游戏的第三个学生设计的，在午餐期间开展的俱乐部活动中会玩一些符合其年龄的卡牌游戏。该研究的结果显示，社交隔离的 ASD 学生都在俱乐部开始后在与同伴的互动上立刻有了提升，并且在 100% 的活动时间内保持了参与度。结果还显示，未被针对的社交言语主动发起也随之得到了提升，并且所有的中学生都在与同伴的社交主动发起上出现了进步。因此，在小组活动中加入刻板和狭隘兴趣能够极大改善 ASD 青少年的社交参与。不过，该研究表明，如果学生转学到了新学校，而新学校中没有围绕其狭隘兴趣开展的俱乐部，那么这些习得的社交技能可能无法得到泛化和维持。因此，将这些支持方法加入学生的个别化教学项目以确保社交提升的维持是非常重要的。

在这项研究后，我们还在高中开展了类似的研究（Koegel, Kim, Koegel, & Schwartzman, 2013）。在这个研究中，我们为 7 个在午餐时间出现社交隔离的高中生设计了俱乐部。围绕他们的狭隘兴趣所设计的俱乐部有电影冷知识俱乐部、飞盘俱乐部、视频游戏俱乐部、校内篮球俱乐部、计算机绘图俱乐部以及一个烹饪俱乐部。与小学和初中的学生一样，参与者在基线的大部分时间里都是独自一人度过的。与之相对，当围绕他们的狭隘兴趣建立俱乐部后，他们立刻在与一般发展同伴的社交上出现了进步。除了参与度外，所有的参与者都在对同伴的社交主动发起数量上出现了极大的增长，这也是俱乐部一个意料之外的连带所得。有意思的是，在干预结束后开展的一个社交认同问卷调查中，ASD 学生及其一般发展同伴都报告了对俱乐部和交新朋友的喜爱，认为俱乐部让他们感到"快乐"。一些学生甚至要求更频繁地开展俱乐部。有趣的是，我们观察到许多 ASD 学生被评选为"俱乐部代表"，因为他们在俱乐部的主题上有着丰富的知识。因此，俱乐部不仅围绕 ASD 个体喜爱的和对他们有吸引力的主题为之提供了社交的机会，还经常因为他们对主题有着高水平的知识和能力而使他们被认为是最有价值的成员。

虽然俱乐部取得了巨大的成功，但是研究仍然显示，如果学校不继续维持该俱乐部，学生很有可能会回到社交隔离状态中。不过，如果俱乐部得以延续，或者学生能够参加类似主题的俱乐部，那么习得的技能就可以在干预结束后得到维持。

训练辅助人员执行社交项目

在这些基础研究中，有临床干预经验和技能的治疗师将会执行干预。不过，有许多研究显示，专业辅助人员很容易在经过训练后执行社交干预。比如，罗宾森（Robinson, 2011）的一项研究显示，简略的视频反馈训练包能够有效且高效地培训专业辅助人员协助 ASD 学生改善社交。在这个训练包中，由培训者示范对每个学生执行大约 15 分钟的 PRT，专业辅助人员在旁观察。PRT 干预策略包括找到个体选择的活动，为每个个体的目标行为提供清晰的机会，使用分享式控制，以及给学生提供自然和依情况而定的强化物。在看完培训者的示范并听完简单的 PRT 描述后，专业辅助人员将被录制下执行 PRT 的过程。然后，培训者将观看大约 15 分钟的视频（如果需要，可以快进）并与专业辅助人员进行讨论，暂停视频给出纠正性反馈，并对正确的社交项目执行进行表扬。每个环节都会有表扬和鼓励。研究结果显示，在基线时专业辅助人员极少甚至完全没有辅助 ASD 学生进行社交，只是在一旁徘徊或保持不干涉的状态。不过，在 2~4 次培训后，专业辅助人员实现了 PRT 的执行效度，能够执行并监督有效的干预。此外，专业辅助人员习得的技能还在之后维持了一两个月。ASD 个体也在专业辅助人员参与培训后出现了较大的进步。而且在专业辅助人员接受 PRT 社交干预培训后，所有学生的感受度都出现了提升。

一个类似的研究开展了 1.5 小时的 PRT 培训，然后给专业辅助人员就 PRT 社交技能的执行情况提供了实时的反馈（Feldman & Matos, 2013）。同样，需要测量专业辅助人员在个体的选择、清晰而具体的指导、提示以及自然奖励提供上的执行情况。该研究的结果显示，经过 3 天的培训，以及在 15~20 分钟的操作中大约每隔两分钟给出一次实时反馈后，所有的专业辅助人员都在执行效度上有所改善。此外，经过培训后，一些专业辅助人员在其他没有被培训过的活动中也能实现技能的泛化。额外培训一阶段后，最初没有出现泛化的专业辅助人员最终也在未被培训的活动中实现了泛化。根据罗宾森（Robinson, 2011）的研究，培训结束后，所有的专业辅助人员都减少了徘徊或不干涉的行为，并在社交协助和监督上出现了改善。此外，所有人都报告了对培训的极高满意度，声称自己会向他人推荐这个培训项目，并且说自己会继续使用学到的干预方法（正如追踪调查中他们的高执行效度分数显示的那样）。

归纳起来，这些研究都阐述了两个主要原则：

- 教学者和执行者对显著提升 ASD 个体的社交保持积极的态度。
- 相对来说，培训教职工以较高的执行效度执行社交干预是比较简单的。

结构化社交计划：增加成人的社交机会

到目前为止，我们描述的干预方法都是先评估 ASD 个体的兴趣，然后设计以兴趣为基础的社交活动，增加他们与同伴社交的动机。"结构化社交计划"也采用了同样的理念，这是针对 ASD 成人的一种干预方法。结构化社交计划吸收了 PRT 的基本动机策略来帮助改善 ASD 青少年和成人的社交活动（Ashbaugh, Koegel, & Koegel, 2017; Koegel, Ashbaugh et al., 2013）。这种干预方法吸收了 PRT 的原则，并由以下几个部分组成：

1. 确认社交活动的动机与兴趣；
2. 设计社交活动列表；
3. 提供执行功能技能的培训；
4. 提供同伴督导；
5. 执行个别化社交技能干预。

表 12.1 简单描述了这 5 个组成部分以及它们与 PRT 核心策略的联系。每个部分都在下面的步骤 1—5 中得到了进一步描述。每一步骤旁边的文字都具体阐述了干预将如何在一个叫尼娜的女生身上开展。

表 12.1　结构化社交计划及其潜在的 PRT 策略

结构化社交计划	描述	PRT 策略
1. 确认社交活动的动机与兴趣	确认个体的喜好、动机与兴趣并加入社交活动中	增加动机
2. 设计社交活动列表	向个体提供包含至少 3 个可选社交活动的列表，从中选择一个；这些社交活动均与个体的兴趣和动机是匹配的	个体的选择
3. 提供执行功能技能的培训	个体接受与社交活动相关的执行功能技能的培训	直接和自然的强化

（续表）

结构化社交计划	描述	PRT策略
4. 提供同伴督导	个体在社交活动中与年龄相仿的同伴督导进行了搭配	自然的支持
5. 执行个别化社交技能干预	个体接受与同伴参与社交活动有关的社交技能培训	自然强化物的穿插

步骤 1：确认社交活动的动机与兴趣

增加 ASD 青少年和成人社交活动的第一步是，确认其可以加入同伴社交中的兴趣和爱好。就像 PRT 会将个体的动机与兴趣加入干预中那样，结构化社交计划在确定哪个社交活动最为匹配时也会使用个体的动机与兴趣。正如之前讨论过的那样，文献显示，ASD 成人喜欢参加与其兴趣一致的社交活动，并且这些活动参与得也最成功，这指的正是那些结合了他们喜好和兴趣的活动（Koegel, Dyer, & Bell, 1987; Muller et al., 2008; Wenzel & Rowley, 2010）。为了评估个体的偏好和兴趣，干预者可以讨论个体的兴趣、喜欢与不喜欢的事物，以及偏好。如专栏 12.1 中的例子所示，根据青少年或成人的个人爱好、感兴趣的社交活动、之前的课外活动、职业道路以及未来的目标收集信息是有帮助的。如果可能，家长也能够对个体的兴趣和喜爱的活动提供有帮助的信息。

专栏 12.1 结构化社交计划：步骤 1 示例

尼娜是一个希望交更多朋友、参加更多活动的 18 岁女性。她大部分时间都待在家里，或者和她的父母一起外出。尼娜的治疗师确认了她的兴趣和爱好，之后根据这些兴趣寻找适合尼娜的社交活动。与尼娜交谈后，治疗师了解到，尼娜喜欢在家里画画、看动漫作品、缝制服装以及练习冥想。此外，她在小的时候参加过舞蹈课。

步骤 2：设计社交活动列表

干预者的下一步骤就是，调查以个体偏爱的兴趣为基础的社交活动。ASD 个体通常都希望与同伴进行互动，只是他们没有学会在社区中参与社交活动的技能（Muller et al., 2008）。为了解决这个问题，干预者会列出一张活动清单，包含至少 3 个可供选项。表 12.2 描述了一份成人的社交活动综合清单。

之后，个体可以选择自己想要参加的活动。就像 PRT 对于儿童选择的重视一样，结构化社交计划也涉及让青少年或成人使用社交活动清单来选择参与的活动。这可以增加个体的个人控制和独立性。调查社交活动时可以优先寻找学校俱乐部、娱乐与休闲课程、以社区为基础的课程和事件、露营、聚会小组、社区服务小组、教堂项目、图书馆、社交媒体页面、志愿服务机会（比如动物收容所）或邻里小组。

专栏 12.2 描述了尼娜的治疗师是如何开展调查为她设计选择清单的。治疗师向尼娜提供了一系列选项，最后她选择尝试休闲舞蹈课。

> **专栏 12.2　结构化社交计划：步骤 2 示例**
>
> 当尼娜的动机与兴趣得到确认后，治疗师根据其爱好和兴趣研究了社交活动，并列出了 3 个活动以供选择。清单中包含了参加社区中心的绘画课程、当地的动漫俱乐部，以及休闲舞蹈课。治疗师向尼娜提供了一系列选项，最后她选择了尝试休闲舞蹈课。

表 12.2　ASD 个体的社交活动示例

学业相关的	艺术	文化与语言	社区
科学俱乐部	动漫俱乐部		
辩论俱乐部	艺术俱乐部		社区庆典
写作俱乐部	艺术课程		仁爱之家
历史俱乐部	陶艺	任何感兴趣的文化小组	志愿者小组
荣誉协会	时尚设计	外文课程	新闻
机器人俱乐部	绘图设计	国际俱乐部	电台
学习小组	摄影		杂志
写作俱乐部	缝制		

音乐	表演艺术	宗教	角色扮演和幻想曲
音乐兴趣俱乐部	喜剧表演		
合唱队	摄影俱乐部	教会	角色扮演
乐队	影片制作	青年组织	龙与地下城
音乐课程	舞蹈	圣经研读	游戏俱乐部
管弦乐队	戏剧		真人角色扮演
演唱会	学校与社区剧院		

特殊的兴趣	运动与休闲	技术	志愿行为
	任何运动团队		
	任何运动事件		
纸牌游戏小组	武术		
读书俱乐部	休闲课程		当地慈善
下棋俱乐部	校内体育活动		当地施粥处
烹饪小组	网球课程	计算机俱乐部	宠物收容所
马术俱乐部	瑜伽	网页设计俱乐部	国际最佳搭档
电影	击剑	视频游戏俱乐部	医院志愿者
政治小组	骑自行车		美国红十字会
棉被制作	保龄球联赛		
	远足俱乐部		
	徒步小组		

步骤 3：提供执行功能技能的培训

在 ASD 青少年或成人个体选择了参加的社交活动后，下一步就是提供相关执行功能技能的培训。研究显示，ASD 青少年和成人在执行功能技能上存在困难，其中包括计划、时间管理、主动发起任务、记忆力以及组织能力（O'Hearn, Asato, Ordaz, & Luna, 2008）。这些执行功能上的挑战会形成社交的另一个障碍。为了成功参与社交活动，个体必须能够计划活动、管理参与的时间，以及组织必要的材料和细节。许多社交活动都要求报名或提交预定表、安排交通、携带或准备材料、提前计划以及管理时间。

在结构化社交计划中，每周都会提供社交活动注册、方向定位、公交协调或停车信息，以及找到活动要求的培训。此外，许多 ASD 个体需要心理教育培训来学习如何使用一个日历表或计划表，如何设置闹铃或提示来提醒社交活动的开始。如果青少年或成人 ASD 个体能够向干预者展示，自己是如何将活动放到日历表或计划表中的，那么这对于评估准确性会更有帮助。提供执行功能技能的培训与 PRT 的直接和自然强化物策略是互为配合的，因为计划社交活动的个体之后就会被参与社交活动而强化。专栏 12.3 描述了尼娜的治疗师是如何帮助她使用所需的执行功能技能来参加她选择的舞蹈课程的。

> **专栏 12.3　结构化社交计划：步骤 3 示例**
>
> 尼娜选择休闲舞蹈课程作为她的社交活动，但是她表示自己并不知道应该如何去上课。治疗师教她如何在线报名课程，找到上课的那栋楼和房间，并协助她阅读了课程描述，看是否需要在第一节课的时候带什么材料。此外，治疗师提示她查找上课乘坐的公车路线，并让尼娜把课程时间输入手机，设置闹铃在课前一小时提示。最后，治疗师提示尼娜存下休闲中心的手机号码，在迷路或有问题需要与职员沟通时可以使用。

步骤 4：提供同伴督导

为了帮助 ASD 个体在实际社交活动中感到更自信和被支持，将他们与一般发展的同伴督导进行搭配会很有帮助（Chan et al., 2009; Dillon, 2007; Koegel, Ashbaugh, et. al., 2013）。作为一个干预者，识别并选择有动力和热情去帮助 ASD 个体的同伴十分关键。这些同伴在经过培训后可以成为同伴督导，也就是说，他们需要接受简单的培训，了解 ASD 和帮助 ASD 个体的基本支持策略（Hart, Grigal, & Weir, 2010）。同伴督导能够根据 ASD 个体的具体需求提供个别化的支持，包括在活动、时间和场所上提供灵活性，研究证实这些对 ASD 学生是有益处的（Adreon & Durocher, 2007; Dillon, 2007）。此外，同伴督导旨在自然环境中以无形的形式在结构化社交计划中提供社交协助。为了实现这个目的，同伴督导要学习像 ASD 个体的普通朋友那样参与社交活动（Ashbaugh et al., 2017; Koegel et al., 2013）。PRT 重视在自然环境中提供干预，与之类似的是，同伴督导包含了在实际社交活动中提供支持。同伴督导能够帮助示范恰当的社交行为，不显眼地提示 ASD 个体与同伴互动，以及在活动后对个体的社交行为提供反馈（Hart et al., 2010; Koegel, Ashbaugh et al., 2013）。反馈可以实时或稍后由治疗师给出。这个策略对 ASD 青少年和成人的帮助非常大。实际上，所有我们合作过的 ASD 青少年和成人都希望与同伴督导建立除参加社交活动之外的联系。专栏 12.4 描述了同伴督导是如何加入尼娜的结构化社交计划中的。

> 📁 **专栏 12.4 结构化社交计划：步骤 4 示例**
>
> 尼娜申请了舞蹈课程，并在手机里设置了上课的提示。她对参加课程感到很紧张，不确定自己是不是还想去。治疗师将尼娜和一位叫艾莉森的同伴督导组队，还安排她们俩提前见面培养默契。艾莉森说她会在上课的那天早晨打电话给尼娜，并计划在课程开始前 15 分钟在教室外见她。在舞蹈课上，艾莉森向其他人介绍了自己和尼娜，并帮助维持

尼娜与其他小组成员的对话。课程结束后，艾莉森和尼娜会花 15 分钟讨论上课的体验，艾莉森会对尼娜做得好的社交行为（例如，对他人微笑、说"你好"、按时到达）给出言语表扬，也会给出建设性反馈（例如，下次用提问题来表达对其他成员的兴趣或者在课程结束后跟其他人说再见会更好）。尼娜报告，有了同伴督导后自己在活动中感到更舒服。治疗师也能够与尼娜一起加强提问题和说再见的技能。

步骤 5：执行个别化社交技能干预

　　为了帮助 ASD 个体成功与他人参与社交活动，我们还针对他们即将参加的社交活动提供了相关技能的培训。研究显示，对参与社交活动所需的社交技能进行教学和排练能够帮助 ASD 青少年改善社交行为（Gantman, Kapp, Orenski, & Laugeson, 2012）。比如，对以下几个领域的教学和提前演练能够使 ASD 个体受益：对话技能（例如，如何介绍自己、向同伴提问题，以及讨论恰当的话题），电子沟通（例如，使用诸如脸书[1]、邮件、短信等社交媒介），以及外表（如卫生、合适的衣物）（Laugeson, Frankel, Gantman, Dillon, & Mogil, 2011）。此外，家长也报告，社交技能的教学和排练能够提升 ASD 青少年的综合社交技能、社交反馈度以及聚会的频率（Gantman et al., 2012）。在 ASD 个体开始与同伴参加更多的社交活动时，社交技能训练应该持续执行。如专栏 12.5 所示，协调同伴督导以及个体所需干预的领域是非常重要的。阅读第 11 章可获得更多关于改善沟通技能的信息。

　　📁　**专栏 12.5　结构化社交计划：步骤 5 示例**

　　尼娜开始每周参加舞蹈课。她告诉治疗师自己很享受上课，但要求能够在提高参与度和与他人互动的社交技能上得到帮助。在治疗师使用

---

[1]　即社交网络服务网站 Facebook。——译者注

了视觉框架、视频反馈以及自我管理的策略（见第 10 章和第 11 章）之后，尼娜在许多方面都有所改善，比如恰当地问候他人、提问题以表达对他人的兴趣、结束对话，以及与他人在社交媒体上保持联系的能力。她的同伴督导报告在接受了社交技能干预后，尼娜开始在舞蹈课上与他人有了更多的互动，并且开始与同伴建立友谊。

结构化社交计划的好处

结构化社交计划可以改善 ASD 个体的社交（Ashbaugh et al., 2017; Koegel, Ashbaugh, et. al., 2013）。可以将 PRT 的动机策略融入干预包中帮助 ASD 青少年和成人顺利参加更多的社交活动。研究发现，结构化社交计划能够增加 ASD 个体的社会融合，帮助他们参加更多的社区社交活动，还可以增加他们课外活动的参与度以及在社交活动中互动的同伴数量。此外，研究表明使用 PRT 的动机元素促进社交有着连带效应，包括学生的学业表现、生活质量，以及 ASD 个体的满足感和幸福感的提升（Ashbaugh et al., 2017; Koegel et al., 2013）。

核心理念：针对社交

为了改善 ASD 青少年和成人的社交，以下几个因素需要重点考虑。

- 虽然 ASD 的征兆出现在儿童早期，但其症状却是持续一生的。它能够极大地影响生活质量，因而需要得到持续和综合的针对性干预。
- ASD 个体经常有孤独的感受，但缺乏主动发起和维持社交互动的必要社交技能。因此，这个领域需要得到针对性干预。
- 除了社交障碍之外，ASD 成人有很高的比例患有共病障碍，使日常功能被进一步影响了。
- 研究显示，针对社交障碍进行干预能够减缓共病的症状，甚至还能减轻 ASD 的总体症状。

- 将 ASD 个体的狭隘兴趣和高度喜爱的东西作为社交互动参与的自然强化物或活动主题能够帮助提高 ASD 个体的动机。
- 结构化社交计划能够成功应用于促进 ASD 成人参与社交活动。这个干预包含以下几个步骤：（1）确认社交活动的动机与兴趣；（2）设计社交活动列表；（3）提供执行功能技能的培训；（4）提供同伴督导；（5）执行个别化社交技能干预。
- 应用这些技术提升 ASD 个体的社交能够帮助他们在高等教育中获得成功、获得有竞争力的工作，以及独立生活，还能改善他们的总体生活质量。

总结

社交是 ASD 个体的一个核心缺陷，它会持续一生，并对多个领域的综合功能产生影响。虽然 ASD 成人报告自己渴望亲密的友谊和浪漫关系，但是他们总是因为缺乏主动发起和维持这些关系所必要的社交和沟通技能而感到孤独、焦虑和抑郁。社交障碍及其导致的共病障碍经常让他们无法顺利完成高等教育、开始成功的职业或对总体的人生表示满意。与 ASD 个体共事的治疗师可以针对这些领域进行干预，并通过加入个体的狭隘兴趣（被证实能够提高个体的动机，且十分有效）来改善其综合功能。同伴督导、执行功能培训以及列有可接受社交活动的清单都被证实是针对该群体的有效干预方法。在接受了恰当的培训和干预之后，ASD 成人能够在社交上出现进步，从而引发其他生活领域的进步，有更高的概率实现日常的功能性生活和社会融入。这些干预的益处被归纳在图 12.1 中。

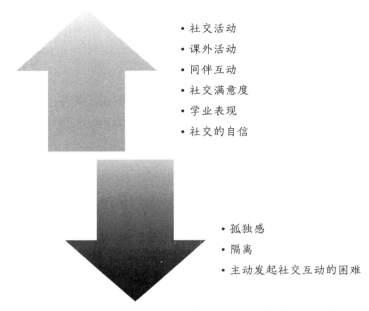

- 社交活动
- 课外活动
- 同伴互动
- 社交满意度
- 学业表现
- 社交的自信

- 孤独感
- 隔离
- 主动发起社交互动的困难

图 12.1　结构化社交计划如何增加积极结果并减少消极结果

学习提问

1. 讨论社交对于 ASD 个体的重要意义。

2. 描述在社交上有困难的 ASD 个体可能出现的共病障碍。

3. 讨论在 ASD 个体的社交项目中使用狭隘兴趣的重要性。

4. 描述一个应用 ASD 个体狭隘兴趣来促进社交的干预方法。

5. 参与 PRT 社交项目会给 ASD 儿童、青少年和成人带来哪些连带的好处？

6. 描述培训专业辅助人员执行 PRT 社交项目的方法。

7. 什么是结构化社交计划？

8. 列出为 ASD 成人或青少年设计结构化社交项目的步骤。

9. 动机是如何加入社交项目设计中的？

10. 讨论 ASD 个体开始社交后所获得的积极连带效应。

第 5 部分　成人期：
高等教育以及就业

第 13 章

改善 ASD 成人的高等教育成果

Kristen Ashbaugh, Erin Engstrom, Lynn Kern Koegel, Katarina Ford

章节目标

目标 1 描述 ASD 成人在高等教育场景中面临的常见困难。

目标 2 描述在为 ASD 学生选择大学时所需考量的因素。

目标 3 描述帮助 ASD 学生提升在高等教育场景中的学业成功率、社会融合、执行功能以及日常生活技能的策略。

目标 4 讨论对有障碍的大学生有帮助的校园和社区资源。

目标 5 描述如何使用 ASD 个体的优势来改善高等教育的结果。

ASD 是发展最快的障碍类别之一（Cimera & Cowan, 2009）。在 1980—1994 年预测的自闭症患者比例增加了 373%（Dales, Hammer, & Smith, 2001），导致急剧增加的 ASD 群体进入了现阶段的成人期。将该群体融入社区环境所面临的挑战是显而易见的，因此针对 ASD 成人的具体需求进行干预十分重要。本章描述了 ASD 成人在进入高等教育场景时可能存在的独特优势和挑战，并提供了具体干预和支持信息，能够帮助缩小其与一般发展同伴的积极结果之间的差距。

对 ASD 群体的高等教育提供支持

研究和文献显示，个体可以从大学的教育和体验中受益（Dowrick, Anderson, Heyer, & Acosta, 2005; Grigal, Neubart, & Moon, 2001; Hart, Grigal, & Weir, 2010; Zafft, Hart, & Zimbrich, 2004）。大学是一个能够促进学业和个人技能培养、未来就业、增加自信以及社区融入的环境（Webb, Patterson, Syverud, & Seabrooks-Blackmore, 2008; Zafft et al., 2004）。对于有障碍的学生而言，大学应该是一个自然和全纳的环境，使他们能够融入没有障碍的学生群中，在探索校园环境和习得独立生活技能上建立自信（Hart et al., 2010）。图 13.1 总结了高等教育可以使这些学生受益的几个方面。

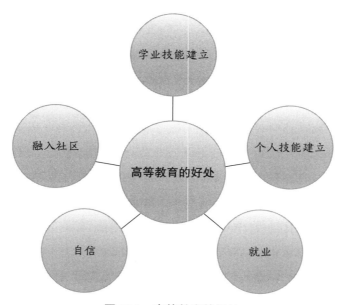

图 13.1　高等教育的好处

高等教育也是成功就业的一个预测指标（Dowrick et al., 2005; Zafft et al., 2004）。数据显示，有障碍的学生参与高等教育后，获得有竞争力的工作的比例更高，所需与工作相关的支持（比如就业指导）也更少，比未参加高等教育的有障碍个体所得的薪酬更高（Zafft et al., 2004）。虽然有着诸多好处，但还是有许多 ASD 个体因为在社会融合、组织、时间管理和日常生活技能等众多领域上存在困难，所以没有参加或完成大学学业，而这些技能都没有得到大部分干预项目的针对性干预（Van Bergeijk, Klin, & Volkmar, 2008）。因此找到 ASD 学生在高等教育场景可能会面临的挑战，并设计相应干预策略以支持 ASD 学生顺利完成高等教育变得尤为重要。

常见的挑战

追求高等教育的 ASD 学生可能会遭遇到一系列不同的挑战，包括比高中时获得的个别化支持更少，校园生活的社交融入困难，以及在独立和学业成功所需的执行功能和日常生活技能上存在障碍。

个别化支持的减少

当 ASD 学生从高中毕业后，他们便不再受到《残疾人教育法案》的保护（IDEA，2004），这是关于为学生提供个别化干预项目、配置和调整的方案（Adreon & Durocher, 2007）。虽然《残疾人教育法案》要求学生的个别化教学项目包含根据学生喜好、优势和兴趣所设计的转衔方案，但是高等教育环境并不总能提供类似于小学、初中和高中时提供的个别化教学项目（Van Bergeijk et al., 2008）。在高等教育阶段，《美国残疾人法案》（Americans with Disabilities Act, ADA）和《康复法案》（Rehabilitation Act）规定了提供服务的条款（ADA，1990；Graetz & Spampinato, 2008）。《美国残疾人法案》旨在防止任何公共设施对有障碍的个体出现不公平对待的情况（ADA，1990）。出于这个规定，大学一般都能够提供配置的综合清单，但其支持性服务却并不一定会针对具体学生的需求进行个别化设计（Graetz & Spampinato, 2008）。从历史上来讲，大多数大学都对不同障碍的学生提供了关于学业成绩的"一刀切"服务，比如延长考试时间和提供记笔记的服务。然而，这些服务大多都没有针对 ASD 学生独特的需求领域，尤其是沟通和社交的领域（Graetz & Spampinato, 2008）。并且，为 ASD 成人在高等教育环境中取得成功所提供的服务也通常面临着资金和培训不足的局面（Graetz & Spampinato, 2008），尽管越来越多关于 ASD 学生的高等教育途径和方法（比如暑期转衔项目）开始出现（Barnhill, 2014; Hart et al., 2010）。

大学阶段的服务除了有以上的限制外，还要求 ASD 学生必须进行自我辩护才能给予协助（Adreon & Durocher, 2007; Stodden & Mruzek, 2010）。从学前班到高中，法律都要求教师和教职工提供针对目标的干预服务，而到了高等教育阶段，学生必须主动公开自己的障碍并为所需的配置进行自我申辩（Stodden & Mruzek, 2010）。不幸的是，ASD 学生通常难以了解要成功进行大学生活需要的服务类型，也不清楚该如何接触这些恰当的资源（Adreon & Durocher, 2007）。因此，他们的大学生活需要得到特殊的安排。文献清晰地表明，自我辩护培训对有障碍的大学生的必要性（Webb et al., 2008）。比如，个体必须知道如何主动联系学校的残疾人办公室，和教授沟通为了成功所需的配置，按步骤使用资源，以及探索全新和复杂的社交环境。在高等教育环境中的障碍学生报告，他们并不总能意识到自己所需的服务，自己可以获得的配置，以及获得这些服务的途径（Dowrick et al., 2005）。

社交融合的困难

目前大学所提供的服务并不总是包含对社交领域的支持。然而，社交却是 ASD 学生最需要针对的领域之一，社交问题会对顺利进行大学生活造成实质性的障碍（Nevill & White, 2011）。适应高等教育和独立生活的社交压力才是 ASD 大学生面临的最严峻的挑战。文献显示，大学和研究生阶段的成功需要个体展示高级的社交技能（Nevill & White, 2011; Webb et al., 2008）。ASD 学生通常都在转入大学时存在困难，不是因为他们缺乏完成任务的认知能力，而是因为他们在一个不熟悉的场合所遭受的新社交互动挑战（Wenzel & Rowley, 2010）。

研究显示，很多接受高等教育的 ASD 学生报告，感觉自己处于隔离状态，并放任自己缺乏人际关系，也不主动尝试改善自己的孤独感（Muller, Schuler, & Yates, 2008）。对于 ASD 学生而言，他们在休闲时间大多都是单独活动，比如玩视频游戏、上网或看电视（Hendricks & Wehman, 2009）。虽然他们在主动发起社交互动上存在困难，但是大部分 ASD 成人还是渴望为社区做出贡献并能够融入其中（Adreon & Durocher; 2007; Muller et al., 2008）。个体所体验到的社交障碍以及对融合的渴望之间的矛盾表明，对 ASD 大学生进行有效的社交干预存在必要性。

大约近一半的 ASD 个体的社交障碍症状会持续到成人期，并发展出如焦虑症和抑郁症等共病障碍，而其中的主要原因之一就是在社交上遇到的重重挑战（Kring, Greenberg, & Seltzer, 2008）。数据显示，相比一个普通的社区样本，ASD 个体患抑郁症的比例更高（Hendricks & Wheman, 2009; Stewart, Barnard, Pearson, Hasan, & O'Brien, 2006）。研究显示，ASD 学生在参与同伴积极社交关系上存在困难，从而导致了社交排斥、隔离和学业失败的结果（Webb et al., 2008）。ASD 大学生经常报告自己很少有朋友、感到孤独，这影响到他们的智力技能，妨碍他们在学业上取得优异成绩（Dillon, 2007）。ASD 个体经常因为无法建立和维持关系而感到隔离和压抑，最终无法在大学学业上获得好的成绩，甚至出现肆业的情况（Dillon, 2007）。

简而言之，社交是高等教育成功的一个关键领域，也是 ASD 大学生最具挑战性的领域之一（Ashbaugh, Koegel, & Koegel, 2017）。因此，在为他们设计支持性策略时，考虑与同伴的社交融合以及与校园集体的融合是至关重要的。

执行功能和日常生活技能

许多 ASD 个体在涉及认知功能的日常生活技能上存在困难（Bal, Kim, Cheong, & Lord, 2015）。其中包含的技能有：个人卫生、准备午餐、健康和药物管理、预算和管理社区交通等。认知和适应性功能技能之间的差距会持续到成人期并且随着年龄增长而逐步增加（Matthews et al., 2015）。适应性功能技能的困难会给高等教育的成功带来障碍，因为高等教育环境对这些领域的独立功能性要求更高。接受高等教育的 ASD 学生大多都是第一次搬离家独立管理自己的日常生活和活动。在为 ASD 大学生提供支持时，这些技能是需要重点针对的领域。

执行功能技能对 ASD 学生而言也是十分具有挑战性的，也为高等教育环境制造了诸多困难。大学要求学生拥有大量的时间管理、优秀的计划能力、问题解决、有效的学习习惯和规划力，因此，许多 ASD 大学生都需要在这些领域得到具体的培训以增加他们成功的可能性（Adreon & Durocher, 2007）。

本章剩余的部分将会讨论如何应对 ASD 学生所面临的一些挑战，如图 13.2 所示。不同的策略、资源和行为支持都能帮助 ASD 学生提高高等教育成功的可能性。

防碍 ASD 学生获得高等教育成功的障碍

- 个别化支持的减少
- 社交融合的困难
- 执行功能和日常生活技能的挑战

图 13.2　防碍 ASD 学生获得高等教育成功的障碍

应对挑战的方法

虽然 ASD 大学生面临的挑战可能会让人望而却步，但是这些困难仍然能够被管理。与 ASD 学生合作的专业人士可以提供协助来帮助这些青少年转入高等教育并为之争取最好的体验。具体的协助领域包括：选择大学、在大学内执行学业支持策略，以及提供支持以促进社交融合。这些内容将在下面进行讨论。

选择大学

在与 ASD 学生共事时，花时间选择合适的大学很重要。有许多要素需要进行考量（Adreon & Durocher, 2007; Graetz & Spampinato, 2008; Van Bergeik et al., 2008）。核心要素包括大学的规模、住宿安排的选择、提供的专业、学业配置以及可获得的社交支持资源（Adreon & Durocher, 2007）。其他重要的因素还有学校的位置、与学生家庭的距离以及可获得的社区资源（如，康复部门，州和地区的中心）。在选择大学的过程中，需要考虑个体的具体优势和劣势。通常，ASD 学生可以先进入当地的社区大学，以适应高等教育的要求和结构，然后再决定自己的职业目标是否可以通过证书或副学士学位实现，或者是否希望转到一所四年制的大学中。以社区大学为开始通常能给学生一个机会以得到更多个别化的关注，是更适合探索的简单场所（Adreon & Durocher, 2007; Graetz & Spampinato, 2008）。许多学生发现，他们只要获得技术证书或副学士学位后，就能在自己感兴趣的领域中得到就业机会，而一些学生会决定在社区大学中积累一定经验后，再继续学习获得学士学位。

学校的规模

对于 ASD 学生而言，规模大和小的学校都各有优缺点（Adreon & Durocher, 2007; Van Bergeik et al., 2008）。规模大的学校能够提供更多元化的学生群体，因此更容易找到其他有着类似兴趣的学生（Adreon & Durocher, 2007）。规模较大的校园通常会提供更广泛的课程，使 ASD 学生可能有更多的机会在某个具体的学业领域或优势项目上取得成就（Van Bergeik et al., 2008）。此外，规模较大的校园还有着更多的科系选项，让个体能够接触到更多感兴趣的领域的课程。不过，规模较小的学校可能会更容易探索，不会让人觉得难以承受（Adreon & Durocher, 2007）。如果他们更喜欢较小的课堂或很容易因为拥挤人群而崩溃，那么规模较小的大学可能更为适合（Van Bergeik et al., 2008）。在决定每个 ASD 学生最适合的大学时，需要考虑规模较大和较小的学校各自的好处和挑战。

住宿安排

除了大学的规模之外，学生也应该考虑可供选择的住宿安排类型，注意是否需要与室友一同居住、餐饮安排、交通、住校内还是校外，以及校外公寓的类型等（Adreon & Durocher, 2007）。联系学校的住宿办公室会很有帮助，可以查询关于食物、寄宿和交通的选项。此外，了解 ASD 学生对居住环境的具体优缺点很重要。比如，如果学生发现很难在吵闹的环境中学习，那么与比较安静和专心学习的学生一起住宿舍或生活可能会更好。将大学生安排在以研究生为主的公寓里是可行的，这样就能够给更成熟的学生们提供更安静的环境。同样，一些学生更希望在公寓里能有一个单独的房间，且只有少量学生同住，这样就能在需要社交的时候与他人进行交往，而在觉得社交过度的时候也有地方可以退避。大多数大学都会为有障碍的学生提供优先的住宿选择，从而帮助他们找到最适合的选项。联系学校的住宿办公室请求优先报到住宿，同时讨论不同的选择是非常值得的。

提供的专业

支持学生选择匹配自身兴趣、能力以及长期目标的专业是非常重要的。很多学生可能需要就业服务部门、教授、家长或咨询师在选择符合其优势的现实性专业上提供额外的支持。（作者就曾遇到过一些学生，在不了解专业的严苛或要求的情况下，选择了难度极大的专业进行攻读，最后因多科不及格而不得不改变专业。）每个专业的要求同时取决于大学的规模或本质。如果是一所规模较大的大学中颇有竞争力的预修课程（如商学和生物学），那么学生的成绩很可能会通过多选题（含 2~3 个选项）考试得到的分数曲线来决定。课堂人数较少的专业（如古典文学和西班牙语），学生的成绩更有可能是由教授综合考虑家庭作业、研究论文、课堂参与和文字叙述考试来决定。提前了解专业的课程体系和要求是有帮助的。此外，许多 ASD 学生有特殊的兴趣，比如视频游戏设计或运动科学，可能只有几所学校有相关的专业。如果学生知道自己想要学习某个专业，那么就可以与几所有可能的学校联系，确定该校是否提供相应的学习领域。

学业支持

在选择大学时，学校所提供的学业支持和配置是重要的考量因素（Van Bergeik et al., 2008）。学生应该通过学校的残疾学生事务处申请对学业进行调整（Graetz & Spampinato, 2008）。个体应该考虑自己所期望的配置水平，比如学校是否提供提早注册，是否鼓励学生与教授单独见面，是否允许考试时使用手提电脑，是否提供在另外的房间考试，是否提供额外的考试时间和作业时间，是否有人帮忙记笔记，是否使用音频或电子教科书，或者使用辅助技术（Van Bergeik et al., 2008）。大多数教授在理解 ASD 学生的困难后都能够进行灵活的调整。比如，我们曾经遇到过一个觉得在课堂小考中使用无线即时答题器（i-Clicker）很困难的学生，于是教授采用了另外一种方法评估他的知识。另一个学生在参与小组项目上存在困难，于是教授调整了作业允许他单独完成。还有一个学生在课堂发言上有困难，于是教授允许她可以单独进行观点表达。个体可以联系学校为有障碍的学生提供的支持性服务部（比如，残障学生项目，无障碍及残疾服务），了解更多可获得的服务并询问对 ASD 学生的辩护活动。正如之前所提及的，许多大学生认为自我辩护或描述自己的障碍及其对学业的影响很困难，因此，有一个拥护者帮助他们获得资源是非常有帮助的。如果无法获得对 ASD 学生的此类个别化关注，那么学生和家长可能需要考虑其他大学。

社交支持资源

社交支持资源也是评估大学是否适合 ASD 学生的关键因素。在决定进入哪所大学时，个体应该记录咨询服务部、校园俱乐部和组织以及教职工提供的社交支持水平。虽然大学可能不会专门为 ASD 个体提供具体的社交支持，但是了解大学提供的综合社交支持水平相关信息还是有帮助的（Van Bergeik et al., 2008）。联系学生生活办公室、咨询和心理服务部、学生健康部，以及 ASD 学生感兴趣并能让其了解更多社交支持资源的具体部门，也是有帮助的。如果没有可获得的社交支持，那么一些家长会选择雇用一个类似于同伴督导的同学与 ASD 个体共同参加社交活动，一起学习并监督 ASD 学生可能觉得困难的领域。此外，如果校园内无法提供社交支持服务，那么大多数大学都有一些社区项目资源，比如独立生活服务部或康复部门可能会提供专门的社交支持。除了校园提供的支持之外，调查社区的服务和资源以及大学与这些资源之间的关系也是值得一做的。

案例史——杰克转入大学

杰克在高中时成绩优异，于是想要继续接受高等教育，学习计算机编程。在高中，他有一份个别化教学项目，学校的咨询师、教师和家长都参与其中，他们帮助杰克完成作业，提醒他上交作业，提示他完成日常活动，并协助他准备上学和参与活动。杰克和他的家长意识到，向大学环境的转衔将让他难以承受，于是在决定哪个环境最匹配杰克特殊的困难和优势时，他们开始考虑其他的选项。杰克的目标是获得一个学士学位，但是他决定先进入一所两年制的社区大学，以了解更多对不同专业的要求。在较小的班级内适应独立生活，调整和适应大学的学习负荷和结构。他选择参加当地离家较近的一所社区大学，但是选择住在学校的宿舍以更多地融入校园。他联系了住宿办公室，并对自己的障碍进行了自我辩护，申请优先注册。杰克能够与其他几个也对计算机编程感兴趣的学生住在同一层，并且有自己单独的房间。虽然杰克在社区大学没有个别化教学项目，但是在学年开始前，他与残障学生项目的咨询师见面，了解了更多自己可以获得的学业配置相关信息。之后，他可以优先注册并申请到了首选课程。残障学生项目的咨询师告诉他，他也有资格获得其他配置支持，包括在上课时有人帮忙记笔记、额外延长的考试时间以及考试时使用手提电脑。杰克很感激这些配置，但是他没有通过注册获得帮助或主动申请支持的经验。残障学生项目的咨询师非常详细地教了他如何浏览网站、与教授沟通以及获得笔记和手提电脑。杰克还联系了宿舍的住宿指导员，表明了自己的障碍以及希望可以从一些社交支持中受益。杰克描述了自己在与他人沟通以及交友方面的一些困难，住宿指导员则同意帮助杰克参与宿舍活动，并将他介绍给了其他学生。杰克在开学前去了好几次校园，找到自己的教室，熟悉不同的办公室和大楼的位置，还买了教科书。

杰克还联系了康复部门，收集为 ASD 大学生提供的支持信息。康复部门的咨询师为杰克的就业设计了一份个别化干预方案，其中包括通过本书作者的自闭症中心授权获得的个人职业和社交调整服务。接受高等教育是获得工作的奠基石，康复部门也是 ASD 大学生的一个重要资源。杰克每周都会去自闭症中心见治疗师，并接受一份个别化干预方案，这有助于改善他的社交、学业和行为技能。治疗师（一位优秀的临床心理学研究生）提供的干预能帮助他整理外表、自我辩护、与同伴和教授互动、调节情绪、在校园中做出恰当的行为，以及发展组织和计划技能。杰克的治疗师还经常与残障学生项目、住宿生活办公室、学业指导部门以及其他校园部门一同参加会议，为杰克提供支持并帮助他人理解杰克独特的需求和学习类型。很多时候，教职工和教授不确定如何管理杰克，甚至打算因为他的某些行为（如在餐厅吼叫、在考试时看笔记）而给予处分。这时，干预项目中的治疗师和职员就能够向他们解释杰克的障碍，与教职工一起设计恰当的能够帮助杰克学习合理行为的计划，而不是简单给出对其毕业的目标没有帮助的结果。虽然杰克处于一个新的环境，体验着与转入大学相关的压力，但是他有着坚强的支持团队帮助他适应和学习获得高等教育成功所必要的技能。最后，他以文学学士学位毕业，现在就职中。

当 ASD 个体进入匹配其特殊需求的高等教育环境中后，特定的支持可以帮助他们顺利毕业获得学位（Van Bergeik et al., 2008; White, Ollendick, & Bray, 2011; Zager & Alpern, 2010）。下面的几个策略可以帮助促进学生的学业成功、社交融合、执行功能和日常生活技能，以及探索大学校园的能力。第 14 章关于就业的部分也提供了关于这些领域的一些建议。

促进学业成功的策略

许多技术都可以用来促进 ASD 大学生的学业成功，包括提前演练、请教教授、使用学习伙伴以及采用大学为有障碍的学生提供的配置。

提前演练

对于任何学生而言，适应高等教育环境中的课堂结构和学业要求都是颇具挑战的。在高中，大部分的学习时间都是在教室上课，而大学则需要适应只有几小时在教室上课而其余大部分时间是在课外主动学习。研究显示，在课外提前演练是帮助促进学生学业成功的一个有效策略（Koegel, Koegel, Frea, & Green-Hopkins, 2003）。具体来讲，提前演练是 PRT 的一项策略，指的是在正式教学之前以放松的气氛预习活动，并对个体参与活动的行为进行强化。提前让学生熟悉材料和活动能够让他们在低要求的环境中接触目标，"占据优势"，提高他们在正式走进课堂或参与学业活动时的动机。

对于提前演练大学的总体体验有帮助的是，让学生在开学前拜访几次校园，熟悉各种大楼和办公室，与教职人员、支持团队和指导教师见面，去书店购买与学习相关的材料等。许多学校还会给新生提供暑期学习项目，或者给将要正式成为全日制学生的新生提供在暑期修一两门课的机会。暑期开学项目和暑期选修课通常学生数量较少，有时候学业要求也会比较低，对于刚开始熟悉大学、学习如何探索大学和在学年开始前想在大学课堂中获得经验的 ASD 学生而言，这比较有帮助。此外，学生可能需要与大学的残障学生项目的教职工谈论可以获得的支持，探讨在适应新环境的第一学期是否能够减少课程要求。所有这些策略的设计目的都在于使成功和强化尽可能发生，减少课程要求并改善 ASD 学生的动机。

提前演练也可以用来帮助学生为学业课程做好准备，最大化正式课程开始之前和之后得到强化的可能性。学年开始前，学生可以向教授要求一份课程大纲复印件，预习要求的作业和课堂形式。然后，学生可能会意识到自己希望退出这门课程，因为内容不吸引他们或看起来太有挑战性了。如果课程看起来很有意思，那么提前拿到教科书熟悉整个课程材料可能会有所帮助。学生可以阅读章节标题，标出不熟悉的词汇，写出课程的基本框架，甚至阅读一些章节。此外，很多教授会在课程开始前提供讲座笔记（比如讲义）让学生熟悉讲课内容。其他提前演练的例子还有，练习多项选择测试（如填写电子表），第一天上课前提前去每个教室，练习考试规范（如拿下帽子、把所有笔记收起来和关闭手机）。

教授和学习伙伴的帮助

在高中这个高保护性环境中，ASD 学生每天见到的是同样的教师和同伴，也会从家长、学校咨询师及其他帮助管理其工作的人员那儿接受定期的支持。而在高等教育环境中，通过校园督导服务参加学习小组是非常宝贵的机会。因为这些小组能够帮助学生在更放松的和私人的环境中获得额外的支持，增加他们对材料和作业的理解。此外，ASD 学生定期拜访教授和助教也会有收获。如果教授能够认识学生本人，那么他们就会更愿意做出调整。然而，学生必须主动寻求这些服务。虽然学生能够去学校的残障学生项目咨询可以获得的支持，但是我们合作过的学生都没有很积极地参与这些项目。因此，同伴、治疗师或朋友的陪伴对 ASD 学生是有帮助的。此外，学生可能需要在如何申请督导小组或请教教授上获得详细的教学。比如，ASD 学生在寻找教授办公时间的信息上可能需要帮助，并且可能需要他人提示该学生将教授具体的办公时间放在时间计划表里。一些 ASD 学生对于见教授或督导时需要问什么问题需要他人协助，由治疗师帮忙设计一系列问题或学生想要讨论的领域对 ASD 学生很有帮助。另外一项策略就是，确保每科都有"学习伙伴"，该伙伴可以在每节课后与 ASD 学生见面一起复习和学习。如果家长或治疗师、团队成员或者 ASD 学生提出了"学习伙伴"的要求，那么大学的治疗师或者教职工可以进行安排。当 ASD 学生错过课程、对内容感到困惑或需要赶上笔记和作业进度时，学习伙伴也可以起到小教师的作用。所有这些策略都最大化了教育体验在学业和社交上有强化作用的可能性。

我们看到过，如果没有这些支持，那么一些在高中平均成绩很高的 ASD 大学生很快就会出现留校察看的状况。ASD 学生通常都在管理持续学习计划、保持阅读、组织重要作业以及准备期中、期末考试上有较大的困难。这些问题与小学全纳教育所面临的问题是类似的，我们不能简单地将 ASD 学生放在大学里就期望他们能有最好的结果。提前进行系统的计划是至关重要的。学习伙伴能够帮助 ASD 学生设计学习时间表、传授好的学习技巧（比如划重点或记卡片）、提醒他们可以复习的内容或校园里可以安静学习的地方、告知额外的校园资源（如写作中心和图书馆开放时间）以及复习上课笔记。

在为 ASD 大学生安排学习伙伴的时候，我们首先会询问教授是否愿意帮忙协调，在课后或通过发邮件询问是否有同学愿意督导一位学生。如果不需要保密，教授甚至可以提及这位学生有 ASD。但是，教授不能透露该学生的姓名或者其他能够识别出学生身份的个人信息。或者，助教也可以在课程中接触学生，询问他们是否愿意成为学习伙伴。有时候，学习伙伴会因为他们的协助而获得学分，一些家庭愿意按小时付费或者按季度或学期给津贴。可以教学习伙伴如何安排学习环节，或者他们也可以发邮件给助教协助组织学习小组。这些定期的学习环节给 ASD 学生提供了复习阅读材料和课程内容的机会，同时也为同伴社交创造了场合。我们发现许多学生很乐意、也非常高兴能够帮助 ASD 同伴，有的还报告，成为 ASD 同学的学习伙伴也提高了他们的学业成绩。

残障学生项目的配置

当大学为残障学生提供项目或服务时，大多数 ASD 学生都会在到达大学校园前被提前录入这些项目。提前录入可以在开学介绍会或去学校亲自办理，也可以在网上办理。带 ASD 学生熟悉服务的位置，向他们介绍如何接触这些服务，以及了解督导和考试举办的地点都是有帮助的。如果没有支持，一些学生便不愿意寻求这些服务，或认为他们不需要配置。另一些学生可能会担心，自己参与这些项目是否会影响与教授、助教和其他学生的关系。从我们的经验来看，常见的影响都是积极的。学生和教职人员双方在了解到有一个系统的项目可以帮助班级里的学生后，都对此持有非常积极的态度。极少出现拒绝的情况，尤其当项目得到合理的解释时。

开始大学生活是一段全新的体验。ASD 学生可能并不会立刻寻求自己所需的支持。而等到帮助到来时，部分 ASD 学生可能已经因为一些原本可被预防的问题（比如，被误解、糟糕的时间管理、不完整的作业或考试时间不充分）而没有过及格线。我们发现，一旦教授理解了学生的障碍，他们就会协助帮助 ASD 学生顺利完成课程。此外，如果学生在季度或学期开始前被录入残障学生项目，那么他们就能在任何问题出现之前先要求支持和配置。我们极为推荐在学生上第一节课之前就安排好配置。有帮助作用的配置可能会包含以下要素的任意一个。

- 记笔记：可以向学生提供同班同学所记的每一节课的笔记复印件，帮助他们在较少分心的情况下集中于教授的讲课内容。如果听觉通道对他的帮助更大，那么有一些电子设备能够允许学生听笔记。
- 适应性技术资源：学生能够获得可以阅读或听的电子教科书。此外，一些软件还能够录下讲座内容，或者通过语音写论文和作业。
- 考试配置：学生可以申请延长期中和期末考试的时间，也可以申请其他考试条件，比如一间安静或私人的房间，组织口头考试，或者用手提电脑打字写答案（而不是手写）。
- 优先注册：除了获得住宿配置的优先权外，ASD 学生还可以早于一般注册时间进行录入。这对于每季度或学期修课较少而因此注册时间更晚（注册日期一般都由学生累计的学习课程而决定）的 ASD 学生来说尤其有帮助。优先注册可以确保 ASD 学生能够选修任何他们想要或需要完成的课程。

增加社交融合的策略

对社交融合的支持是至关重要的，这能增加 ASD 学生的能力，使其可以顺利接受高等教育并最终毕业（Adreon & Durocher, 2007, Jobe & White, 2007; Van Bergeik et al., 2008）。研究显示，ASD 个体并不喜欢独自一人，但是他们却因为缺乏社交技能和理解力而在大学中体验到越来越多的社交隔离（Jobe & White, 2007; Koegel & LaZebnik, 2009）。

同伴督导是帮助 ASD 学生在社交上融入校园社区的有效支持性策略（Ashbaugh et al., 2017）。实证研究显示，如果 ASD 学生与同伴督导结伴参加社交活动，那么他们就能够参与更多的校园和社区活动，也能增加与同伴的互动，而且他们报告，自己对大学总体体验的满足感也有所上升（Ashbaugh et al., 2017）。同伴督导可以起到社交指导员的作用，从而帮助 ASD 学生找到与其兴趣相关的活动，学习参与活动所需的必要细节（比如报名流程、活动举办地点），陪伴学生参加社交活动，在活动中提供支持，示范恰当的互动并且在活动结束后对 ASD 学生在活动中的社交技能提供反馈。ASD 学生报告，同伴督导是询问恰当社交行为并提供有用的校园活动信息的绝佳资源。当询问 ASD 学生支持计划中最宝贵的部分是什么时，同伴督导总是位列前茅。

在选择参与的社交互动时，很重要的一点是，ASD 学生能够找到一群与自己有着相同兴趣的同伴一起参加活动。虽然对于所有的学生来说，在大学刚开始就试图找到适合自己的定位和社交圈是比较困难的，但是对 ASD 学生而言，参加活动和建立友谊却是更加困难的。他们通常都需要额外的支持来找到与自己的兴趣相关的活动。大学校园里有着无数的社交机会，学生可以寻找俱乐部、宿舍活动、休闲活动、部门小组、实习以及其他涉及自己的动机和兴趣的机构。比如，如果学生对艺术和舞蹈感兴趣，那么学生就可以寻找艺术俱乐部、舞蹈课程或其他可以遇见志趣相投的同伴的社团。让学生参与围绕个人兴趣的社交活动是让他们在高等教育中增加社交融合的关键因素。在我们对 ASD 青少年进行干预时，偶尔会有家长问为什么我们那么看重大学的社交部分，明明学业才是最主要的目标。当学生在校园中的社交生活很愉悦时，他们在学业上的表现也更好；在社交关系中遭遇挫折后，他们会出现抑郁的症状，从而给学习带来负面影响。因此，当社交互动得到了恰当和系统的应对时，它们就能在多个重要方面加强学业学习。同样，参加与其兴趣相关的活动并得到支持的 ASD 大学生，他们的平均成绩上也出现了进步（Koegel, Ashbaugh, Koegel, Detar, & Regester, 2013）。

还有一个重点是，ASD 学生需要获得个别化的支持来提高他们与其他学生、舍友、教职工和教授的社交沟通技能。在学习如何在新环境中与他人互动上，他们可能需要帮助，比如与舍友一起生活，在教学大厅或餐厅中的互动，以及见到新的人。接受了恰当培训后的大学教职工，可以有针对性地在社交沟通领域帮助 ASD 学生，他们可以详细地教授恰当的社交礼仪，示范社交技能，使用角色扮演来练习社交情境，以及在自然环境中让同伴督导协助社交（Van Bergeik et al., 2008）。亚当的故事阐述了定向干预是如何帮助 ASD 学生直面大学社交困难的。见第 12 章中更多用于帮助 ASD 青少年社交的干预细节。

案例史——亚当在大学的社交生活

亚当进入了一所四年制的大学，同时搬进了有一个室友的宿舍里。在几周相对顺畅的相处后，他的室友把啤酒带进了房间。亚当知道宿舍中严禁酒精。看到啤酒后，亚当朝着室友尖叫，摔门而去，并把这件事告诉了住宿助理。虽然告诉住宿助理是正确的，但是其他学生听到这件事后，都把他视为"告密者"。之后，亚当的室友拒绝与他说话，宿舍里的其他学生也是如此。

以我们的经验，我们能够与亚当合作，向他提供社交技能训练，用于处理与舍友或其他同伴之间的冲突。比如，第一步是礼貌地与室友讨论问题。在这个年龄段，学生可以这样开始："我对你把酒带进宿舍不是很舒服。可不可以请你在别的地方喝酒呢？"经过详细的教学后，亚当理解了，但他还是成了不受欢迎的人，不仅在宿舍里，甚至在以前的伙伴中。因此，我们为他安排了一位同伴督导，让他能够在见同伴以及与其他学生建立积极关系时得到支持。对于陪伴亚当参加社交活动和俱乐部的同伴，我们向她提供了学分。亚当对跳舞有兴趣，他选择参加国际标准舞社。他的同伴督导也会每周与他在餐厅吃几次饭，一起寻找看起来可以接近的同伴，然后练习主动发起的问候。

在我们每周与同伴督导的会面中，她提及，亚当在与他人沟通时总是流露出消极情绪。比如，有人问"嗨，亚当，你最近怎么样？"他就会开始一长串对生活不顺的抱怨，还会把大多数学生都觉得有压力的事情小题大做，比如考试、论文、上早课等。因此，在我们与亚当的一对一干预环节中，我们开始教他如何对反馈进行自我管理，将社交对话重新塑造成积极的。比如，不说"我过了一个有史以来最差的周末。我的电脑死机了，整个周六都没办法用它。"而是说"幸运的是，周六电脑坏了之后，能够在书店把它修好，周日就可以用了。"

在同伴督导和每周一对一的干预支持下，亚当顺利毕业，与室友和同伴建立了积极的关系，并在毕业后找到了一份全职工作。他还在大三的时候开始与一位女生约会。亚当报告，社交技能训练和同伴督导是非常重要的，能够教他如何恰当地与他人沟通，并给他提供参加社交活动所需的舒适感。如果没有支持，他很有可能在社交上困难重重，总是给人"消极先生"的形象，再加上障碍所致的交友困难，很可能会影响求职和维持这份工作。

提升执行功能和日常生活技能的策略

许多 ASD 个体都在高等教育里表现出良好的认知能力，但是仍需要在提升执行功能和日常生活技能上获得支持（Duncan & Bishop, 2015）。凯格尔和拉泽博尼克（Koegel & LaZebnik, 2009）指出，对于大多数的 ASD 大学生而言，单是环境结构的改变就已经是巨大的转衔了。在高中学习期间，他们有 75% 的时间是在教室里度过的，25% 在家中学习，而到了大学却是完全相反的模式。大学新生可能会出现"他们就是不知道如何管理时间；没有人监督他们；而人类的天性就是拖延"的情况（Koegel & LaZebnik, 2009, p. 225）。许多 ASD 大学新生在缺乏日常行程、规则以及帮助他们顺利度过高中的提示后，面临的挑战更大了。不过，计划表和视觉清单可以为他们提供另一种结构形式，让他们可以自行管理并持续在成人生活中使用。帮助学生学习如何建立日常生活节奏的策略将在接下来的内容中进行讨论。

每日计划

许多忙碌的成人都笑称，自己永远记不住任何一件没有记在手机日历表或计划表中的事情。而与之相对，很多即将进入大学的 ASD 学生却从未使用过计划表，只是依赖于教师和家长对即将到来的截止日期、活动和作业的提醒。在大学中，教授可能只会在教学课程表或网上提供这类信息，他们期望学生能够自己管理学习计划并记住作业和考试日期。虽然很多大学新生都在时间管理和提前准备考试及作业上有困难，但 ASD 学生更是如此。这些学生还可能对自己记住事情的能力过度自信，不管是固定的每周会面、课程材料，还是家庭作业的截止日期。

可以教给 ASD 学生的一个有效策略就是，使用电话或纸质计划表。很多大学都会在新生大会上免费提供含有学校假期、休息日和注册截止日等重要日期的纸质计划表。重点是，保证学生持续使用计划表并随身携带。在每个季度或学期开始时，ASD 学生应该花时间将所有的考试日期和作业截止日期记在计划表上（最好能够在重要截止日期之前设置提示）。最重要的是，他们能够使用该计划表来规划每节课的每日学习时间。许多 ASD 学生都在执行功能技能上存在困难，比如计划与排序、组织以及主动执行任务。有规律地使用计划表能够反过来协助技能提升，改善学业。计划表能够用于计划每周反复出现的非学业任务，比如去健身房、洗衣服、超市购物以及在办公时间拜访教授。

清单

在大学环境中，清单也是能有效改善组织和日常生活技能的方法。清单可以作为帮助 ASD 个体遵循每日日程的视觉支持，比如组织作业，将比较艰难的大型任务（如论文）分解成更小的步骤。正如梅西波夫等人（Mesibov, Shea & Shopler, 2005）说的那样，结构对于 ASD 个体的功能而言是很关键的，而视觉方法是帮助 ASD 个体更独立和更成功的最高效手段。（在第 14 章，我们描述了在工作场合如何将清单作为视觉支持。类似的清单可以用在大学中。）

我们合作过的许多学生都把清单作为一种每周进行自我管理的表格。学生可以针对诸多目标使用这些表格，比如个人卫生行为、社交、学习时间、办公时间、组织和生活技能。每周表格中可能涉及的内容举例如下：

- 在办公时间拜访教授
- 在某个时间睡觉或起床
- 洗澡
- 洗衣服
- 去图书馆学习

- 参加社交活动
- 检查计划表
- 锻炼

每周表格可以根据具体的个体进行量身定做，定期更新，还可以加入个别化的强化物帮助增加使用该表格的动机。图 13.3 展示了一位 ASD 大学生的每周表格，这是经过个别化和改良过的。注意，所有针对性目标都是围绕他在自我帮助、社交和学业领域的困难。

	周日	周一	周二	周三	周四	周五	周六	总计	周目标
早晨									
刷牙	√		√	√	√			4	5
除臭		√	√	√	√		√	5	5
得体的穿着					√	√		2	3
晚上									
整天都携带手机		√					√	2	3
健康的晚餐	√			√	√	√		4	3
洗澡时洗头	√		√		√			3	2
刮胡子	√							1	1
刷牙		√	√	√		√	√	5	5
社交活动		√		√	√			3	3
凌晨 1 点前入睡	√		√	√	√			4	4
每周									
超市购物	√							1	1
洗衣服							√	1	1
写邮件给指导教师						√		1	1
30 ~ 37 分：周二玩桌游								35	37

图 13.3 每周自我管理表格示例

清单可能还可以用来协助日常行程和具体的任务（Mesibov et al., 2005）。我们讨论过清单在日常任务中的使用方法，但是视觉清单也可以在大学中用来帮助改善应对多步骤任务的技能。下面是用视觉清单帮助管理日常行程和活动的几个例子。

- 晨间和晚间的个人卫生流程
- 放入包中的物件
- 洗衣服的步骤
- 写论文的步骤
- 准备考试的过程

图 13.4 和图 13.5 展示了，ASD 大学生可以用来完成晨间流程以及写论文的视觉清单示例。学生可以在完成任务的过程中检查每一项。这些清单能够增加结构性，提供日常行程，并给出完成任务所需各个步骤的视觉提示。当步骤需要被分解为更小的部分，或者学生需要在完成具体行程或活动上得到更多技能支持时，清单都能够有所帮助。此外，视觉清单还有一个好处是，学生不再需要依赖于其他人的言语提示。

晨间行程
- ☐ 刷牙
- ☐ 洗澡
- ☐ 喷除臭剂
- ☐ 吃药
- ☐ 吃早餐
- ☐ 检查计划表

图 13.4　完成晨间行程的清单举例

写论文

☐ 阅读教授的说明

☐ 选择一个主题或论点

☐ 给论文列提纲

☐ 让教授或助教给出提纲的反馈

☐ 编辑论文（检查格式指南）

☐ 在截止日期前交论文

* 如果需要，截止日期可以加上去

图 13.5　写一篇论文的清单举例

虽然大部分 ASD 个体都对视觉支持和清单反应良好，但仍然有一些个体反应并不热烈。如果出现这种情况，需要帮助他们调整清单上的项目数量，改变强化物，或者在一周中通过短信、邮件或电话提供完成清单的提示。

帮助探索大学的策略

除了改善学业成绩、社交融合以及组织技能的策略之外，考虑能够帮助 ASD 学生适应大学环境的支持也十分重要。首先，通过详细的教学来帮助他们探索大学校园是有帮助的。高等教育场所有很多不同的部门、办公室和资源，这经常让 ASD 学生难以承受。因此，给学生提供视觉提示表，列出常见问题以及联系人和地址会有所帮助。比如，视觉提示看起来可以像这样：

- 如果你生病了：打电话或拜访学生健康服务（列出电话号码、网址和地址）；

- 如果你对班级配置有疑问：打电话或拜访残障学生办公室（列出电话号码、网址和地址）；

- 如果你对宿舍房间有疑问：与住宿管理员交谈（列出姓名和联系方式）。

ASD 个体通常有着较强的视觉技能，像这样的视觉提示可能会对他们有帮助。

其次，虽然大学可能没有专门受过 ASD 相关培训的服务提供者，但是 ASD 学生还是可以通过学校提供的咨询和心理服务有所受益。ASD 学生可以询问，是否有可以提供行为治疗或认知行为疗法的心理咨询师，他们可能比较适合 ASD 学生。最重要的是，服务提供者能够积极协助安排同伴督导和学习伙伴，确保 ASD 学生每周都能获得社交聚会和学习的支持。如果学生能定期与大学里的心理咨询师或其他专业人士见面这是非常有帮助的，可以确保他们能够保持日常生活活动（比如自我照料活动），检查学业表现，提供可能有帮助的额外资源信息，并为共病障碍提供治疗。然而，许多 ASD 个体报告，当这种"谈话治疗"没有针对他们的社交需求时，是没有帮助的，尤其是当他们没有朋友时。因此，对与建立友谊有关的具体社交行为进行针对性练习和反馈，比只是简单地谈论问题更有效。简而言之，精心选择校园中能够提供正确支持的服务提供者是至关重要的。许多 ASD 学生直到负面事件发生后才会获得干预，比如挂科或与同伴发生冲突。主动寻求咨询师和心理治疗师的支持可能有助于预防这些事件。

虽然实证研究和临床经验显示，这些策略有助于改善 ASD 大学生的结果，但是同样重要的是，认识到高等教育并不是每一个 ASD 个体的最佳选择。许多 ASD 成人可能并不渴望继续学习，或者他们可能会发现就业才更符合自己的长处和能力。因此重要的是，在走上这条道路之前先评估 ASD 个体是否想要上大学，判断高等教育是否对于他们的长期目标而言是现实和合适的。图 13.6 概述了在大学环境中能够支持 ASD 学生的有效策略。

学业

- 与残障办公室联系
- 提前演练
- 暑期课程
- 减少课程量
- 选专业的支持
- 校园督导项目
- 办公时间
- 学习伙伴和学习小组

社交

- 同伴督导
- 校园俱乐部
- 休闲课程
- 宿舍活动
- 社交技能训练

组织和日常生活

- 计划表
- 视觉清单

探索校园

- 社交支持
- 咨询和心理服务

图 13.6　增加高等教育成功率的策略

核心理念：帮助 ASD 大学生取得成功

在与计划进入大学或即将进入大学的 ASD 个体合作时，请记住以下几点。

- 许多 ASD 个体都渴望接受高等教育，但是如果没有恰当的支持，他们顺利进入大学或获得学位是极为困难的。
- 此类学生的常见困难包括：（1）个别化支持的减少；（2）社交融合的困难；（3）日常生活和组织技能的困难。
- 在选择最合适的大学时需要考虑多个不同的因素，其中包括：（1）大学的规模；（2）住宿安排的选择；（3）提供的专业和学业配置；（4）可以获得的社交支持资源。
- 研究显示，存在一些有效的策略能够帮助 ASD 大学生在以下几个领域得到改善：（1）学业的成功；（2）社交融合；（3）执行功能技能；（4）组织；（5）探索校园的能力。
- 改善学业表现的有效技能有：（1）提前演练；（2）学习伙伴；（3）通过为残障学生设计的项目获得配置。
- 在与 ASD 个体兴趣相关的活动中安排同伴督导提供社交支持，将之与针对具体沟通性领域的干预结合，通常能带来社交、自信和综合幸福感的实质性提升。
- 学习伙伴是促进学业表现和社交互动的有力资源。
- 视觉清单和自我管理能够在学业、社交领域、日常行程和独立生活技能上给出提示，并提供恰当的结构化程度。
- 组织技能对于许多大学生而言都是困难的，但是对 ASD 学生而言尤其如此。使用计划表或电子设备来建立日历表，创建和管理时间表，以及设置提示，这是非常有帮助的。
- 综合性项目对 ASD 学生在高等教育环境中获得成功至关重要。

总结

大学对 ASD 个体而言可以是一段非常美好的体验，因为它能够提供机会与同伴社交、增加独立性和提升信心。接受大学的教育或从大学课堂中获得技能可以在毕业后获得较高的收入，增加就业机会和职业满足感。然而，确保 ASD 个体在高等教育阶段获得成功需要多个具体的步骤。很多时候，ASD 个体报告，他们渴望高等教育却没有得到成功所需的支持。有效的项目是有的，但数量太少，而且并不是所有的大学都能提供具体的支持。随着越来越多的 ASD 个体迈入成人期，这个领域需要得到更多的关注。

学习提问

1. 谈论高等教育对 ASD 个体的好处。

2. 描述 ASD 大学生和成人常见的挑战有哪些，尤其是在寻求支持、社交融合、执行功能和日常生活技能这些领域上。

3. 谈论在为 ASD 学生选择大学时需要考虑的多个因素。

4. 描述能够让 ASD 学生在高等教育中增加学业成功率的策略。

5. 描述能够让 ASD 学生在高等教育中增加社交融合成功率的策略。

6. 讨论能够让 ASD 学生在高等教育中提升组织和日常生活技能的干预方法。

7. 描述能够帮助 ASD 学生探索大学环境的支持有哪些。

8. 讨论可能对 ASD 大学生有益的校园和社区资源有哪些。

第 14 章

给 ASD 个体提供就业支持

Erin Engstrom, Kristen Ashbaugh, Lynn Kern Koegel, Katarina Ford

章节目标

目标 1 理解将就业作为 ASD 个体的现实目标的重要性。

目标 2 讨论就业对 ASD 个体以及广大社会的好处。

目标 3 讨论 ASD 个体就业的阻碍以及减少这些阻碍的潜在方法。

目标 4 描述针对 ASD 个体在工作场合中的行为和工作任务的干预方法。

目标 5 描述关于 ASD 个体的就业未来还需要更多研究的相关领域。

    许多社会成员并没有接受过关于 ASD 的教育，也没有与之相处的经验，于是他们认为 ASD 儿童的未来是一片黑暗。似乎，一个有着严重障碍的孩子在成人后获得一份有酬劳的工作是不可能的。然而，随着研究的进展显示，一些类型的有意义工作实际上完全可以作为所有 ASD 个体的恰当目标。

    开始思考就业目标时，一系列重要问题浮出水面。对于所有个体，包括 ASD 个体，寻找和获得稳定的工作是在接受了中等或高等教育之后的又一个关键转衔领域（Hendricks, 2010）。图 14.1 总结了就业的好处，在与经济独立和更佳的精神健康状态产生关联后，其效应是重大的。也就是说，除了收益稳定之外，有工作的个体更少依赖于政府或其他第三方的支持，ASD 群体工作所缴纳的税收对整个社会都做出了贡献。ASD 个体成了社会中有贡献的成员，而不是被看作经济负担。此外，就业能够促成更好的认知表现（Garcia-

Villamisar, Ross, & Wehman, 2000）。就业还提升了人格尊严，改善了 ASD 个体的综合生活质量（Garcia-Villamisar et al., 2000; Hendricks, 2010）。值得注意的是，雇主对 ASD 雇员的独特优势持有较高的满意度（Hagner & Cooney, 2005; Hendricks, 2010）。

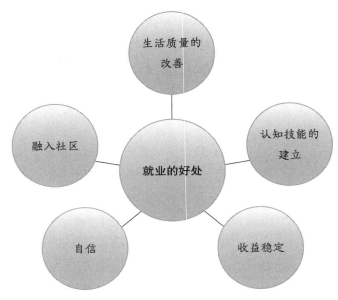

图 14.1　就业的好处

不幸的是，ASD 总是被认为是缺陷型障碍（Graetz & Spampinato, 2008），这种观点忽略了一个事实，大多数 ASD 个体在多方面存在优势，并且能够在工作场合有所体现。比如，ASD 个体通常都对细节有着较强的关注，有超强的专注力，能够完成其他员工觉得枯燥的任务（Hillier et al., 2007），而且他们在视觉领域具有优势（Kaldy, Giserman, Carter, & Blaser, 2016; Keehn, Shih, Brenner, Townsend, & Müller, 2013; Mayes & Calhoun, 2003; Samson, Mottron, Soulieres, & Zeffiro, 2012）。结合长期记忆力和高准确度（比一般发展的同伴要优越），ASD 个体是许多特殊职位的高度推荐人选（Hagner & Cooney, 2005）。此外，他们还极有可能表现出诸如可靠、公正、友善和热爱学习的个性和性格优势，使他们成为工作环境中受人喜爱的成员（Kirchner, Ruch, &

Dziobek, 2016）。本章探讨了 ASD 成人就业所面临的潜在障碍，以及工作场合能够提供的职业重建选项和具体的支持类型。

就业面临的障碍

虽然雇用 ASD 个体有着诸多好处，但是该群体的就业结果仍旧是持续偏低的，并且其中有工作的个体也比患有其他障碍的个体工作时数更少、工资更低（Burgess & Cimera, 2014; Cimera & Cowan, 2009）。实际上，美国高中转衔纵向调查（Institute of Education Science, 2009）显示，只有大约 32.5% 的 ASD 青壮年获得了有酬劳的工作，而接受特殊教育服务的其他群体在高中毕业后却有 59% 的比例获得了有酬劳的工作。此外，对高中毕业两年后的群体进行研究的结果发现，超过 50% 的 ASD 青壮年没有参加工作或接受高等教育，在所有障碍类别中比例最低（Roux et al., 2013; Shattuck et al., 2012）。此外，来自低收入家庭的毕业生就业概率更低，尤其是那些语言和认知能力较差的个体（Roux et al., 2013; Shattuck et al., 2012）。这些就业成功的差距有一部分是因为 ASD 个体所面临的特殊问题，包括社交沟通和行为的困难。图 14.2 列出了就业的潜在障碍。这些潜在障碍包括：没有服务协调点、对雇用残障人群的误解、对支持残障人群就业的服务缺乏意识，以及接下来即将讨论的社交沟通和行为问题。

阻碍 ASD 个体成功就业的因素

- 缺乏服务协调点
- 社交沟通和行为上的障碍
- 执行功能和日常生活技能的困难
- 对雇用残障人群的误解
- 对现存支持就业残障人群及其雇主的服务缺乏意识

图 14.2　阻碍 ASD 个体就业成功的因素

社交沟通困难

ASD 个体要寻找工作，首先必须能够通过文字简历表达自己的技能和经验，然后需要在面试环节进行更复杂的社交互动。不幸的是，由于该障碍所带来的沟通困难，许多 ASD 个体都无法给对方留下积极的第一印象，并且对于合理地回答面试问题存在困难（Hagner & Cooney, 2005）。此外，因为社交沟通障碍，就业的 ASD 成人很难维持工作，他们被开除大多都是因为社交相关问题而不是糟糕的工作表现（Müller, Schuler, A. & Yates, 2008）。

ASD 个体的社交障碍可能包括对话困难，或在自然地维持交互对话模式上存在困难（Capps, Kehrs, & Sigman, 1998; Landa et al., 1992）；在描述故事主旨，以及在监控他们所给的信息类型上存在困难（Eales, 1993; Landa, Klin, Volkmar, & Sparrow, 2000）。这些困难可能会导致 ASD 个体对喜爱的话题进行频繁和过度的讨论（Zager & Alpern, 2010），或者因为分享过多的细节而导致对话缺乏凝聚力，影响对话中对沟通目的的表达（Landa et al., 2000）。因此，ASD 个体的对话方式可能会令人感到混乱，让对话的另一方觉得突兀（Eales, 1993; Landa et al., 2000），从而影响他们与同事和上级进行有效沟通的能力。

此外，ASD 个体通常在提问题上有困难，如果没有得到针对性干预很可能持续一生（Howlin, Alcock, & Burkin, 2000; Koegel, 2000）。因此，如果 ASD 个体无法在对话中表现出同样的兴趣，那么一般发展个体可能会认为他们不感兴趣或感到扫兴（Chambres, Auxiette, Vansingle, & Gil, 2008）。同样，许多 ASD 员工不会在需要的时候向他人寻求帮助（Burt, Fuller, & Lewis, 1991）。再加上，他们在学习如何对反馈做出积极反应和礼貌沟通上也有困难（Burt et al.,1991; Sperry & Mesibov, 2005），从而要他们在工作场合建立积极和专业的关系，做出理解指令或职责所需的探究行为难上加难。因此，在这些领域对 ASD 个体进行充分和持续的干预是至关重要的。

行为上的挑战

除了社交沟通障碍之外，一些 ASD 个体还会出现行为问题，进一步阻碍了成功就业和工作维持。日常生活技能（如个人卫生、按时参加会议）是这个群体常见的困难领域，直接影响了他们呈现积极的第一印象和获得就业的能力（Burt et al., 1991）。此外，仪式和重复行为以及刻板也会影响他们的工作表现和社交成功（Hillier et al., 2007）。比如，ASD 个体可能有刻板的日常行程，导致他们只能在有限的时间里可以参与工作（例如，只能在早晨联系到他们，不愿意在周末上班），或者拒绝适应日常行程或安排。即使是重复性动作和发声也会影响到职场的顺利与否。与之类似，任何破坏性行为，例如发脾气、攻击性行为或过度的言语都会限制职场的成功率（Burt et al., 1991）。这些困难可能有一部分归因于执行功能的缺陷，家长对成人个体投入的减少，以及向新生活环境的转衔（Adreon & Durocher, 2007）。不过，在支持和干预下，这些社交沟通和行为困难能够得到极大的改善，让 ASD 个体更容易在职场中获得成功。

职业重建以及相关项目

美国并没有足够多有水准的项目能够帮助 ASD 个体找到工作并获得成功，而且现存的项目大多都不太清楚具体应该做些什么。不过，联邦政府、州政府以及社区项目都在尝试减少阻碍 ASD 成人顺利就业的挑战。比如，针对 ASD 个体的机构和项目有：州职业康复项目、社区康复项目、州和地区发展障碍机构、一站式职业中心以及工作激励计划和协助项目（McDonough & Revell, 2010）。

州职业康复项目是由美国教育部门主持的，为全美的 ASD 群体提供就业服务。其主要目标是提供一系列服务以最大化 ASD 个体的就业结果，这些服务包括评估、诊断、就业指导、职业搜寻支持及在职训练（Lawer, Brusilovskiy, Salzer, & Mandell, 2009）。州职业康复项目是针对 ASD 成人的最大支持系统，每年有 60 万以上的个案结案（U.S. Department Education，2012），意味着有 60 万以上个 ASD 个体在接受了这些服务后成功就业了。然而，虽然在州职业康复项目中，ASD 个体的结案数呈现增长趋势（Cimera & Cowan, 2009; Migliore & Butterworth, 2008），但是对比其他障碍人群，这个数字仍旧非常小（Migliore, Butterworth, & Zaleska, 2014）。此外，尽管接触州职业康复项目的人数有了极大的增长，但是 ASD 群体的就业率仍旧偏低，雇主对州职业康复项目在工作场合的价值感到喜忧参半（Alverson & Yamamoto, 2018; Gilbride, Stensrud, Ehlers, Evans, & Peterson, 2000），这意味着这些服务可能需要进一步的回顾和分析来改进有效度。雇主对雇用残障人群感到迟疑，以及有的雇主报告不知道州职业康复项目和该项目对残障劳工的支持，这些都让问题变得更加复杂（Gilbride et al., 2000）。还有一个重要的考量是，每个州支持残障群体的政策和手段不一样，因此，州职业康复项目的成功可能有一部分是由地理位置（Migliore et al., 2014）和职员的技能水平决定的。

社区康复项目是为残障人群提供职业支持的公益或非公益组织（McDonough & Revell, 2010）。社区康复项目通常都与州职业康复项目或高等教育场景合作，以提供更能针对具体障碍的服务，这可能涉及多个不同领域，例如工作指导、职业咨询、就业准备或工作安置。此外，州和当地的发展障碍部门和一站式就业中心能够帮助 ASD 个体设定转衔计划和获得工作，虽然后者一般都是适合青壮年的。工作激励计划和协助项目与社会保障总署一起为社会保障受益者做出更明智的决定（McDonough & Revell, 2010）。

总而言之，这些项目可能是非常复杂的。不像小学和中等教育系统，这些项目并不存在任何单一的服务协调点。因此，ASD 成人必须摸索这个多面系统，找到成功就业所需的具体服务和支持。

支持就业的行为干预

虽然在接触有质量的服务上存在困难，但是研究显示，具体的行为干预有助于减少阻碍 ASD 个体就业的因素，以及改善社交沟通、组织和日常生活等对其顺利工作极为关键的技能。越来越多的研究显示，行为矫正技术能够改善 ASD 成人的就业结果（Burt et al., 1991; Cimera, 2012; Hagner & Cooney, 2005; Hendricks, 2010; Schaller & Yang, 2005）。有效的干预程序包括：示范、教学同等功能的替代行为、自我管理、塑造、强化和视频反馈（Burt et al., 1991; Hendricks, 2010）。本书之前的几个章节描述了如何针对 ASD 儿童和青少年使用这些行为技术，以及如何用这些技术改善 ASD 成人的社交对话。接下来的部分将描述这些技术可以如何用在工作场合，尤其是具体到上班情境中的社交沟通和日常生活技能。

改善工作场合中的社交沟通

在所有的工作职位或场景中，员工都需要与同事和上级进行恰当的沟通。此外，随着工作场合的沟通从面对面的言语沟通向邮件和短信息交流的转变，熟练的文字沟通技能变得对就业越来越重要。然而，许多 ASD 个体报告，他们在工作领域的社交互动上存在较大的问题（Schmidt et al., 2015）。研究发现（Kirchner & Dziobek, 2014），与顾客、同事和上级领导之间的互动是影响 ASD 成人工作表现的一个主要因素。

对于这些领域，可能需要多个干预来应付。以 ASD 员工深受困扰的文字和言语社交沟通技能为例。比如，如果员工需要得体地问候他人，那么教职人员可以为 ASD 成人示范恰当的问候，角色扮演问候，使用视频反馈评估恰当和不恰当问候之间的差异，设置自我管理项目，以及对恰当的问候进行积极的强化（Burt et al., 1991）。不管这些技能是如何或是在哪里学的，ASD 员工都可以学会将社交沟通技能泛化到新的工作场合，与同事、顾客的交流，以及工作可能出现的情境中。使用自我管理可以协助员工进行泛化。这个跨场景和背景的适应能力对获得并维持独立的工作而言至关重要。对就业技能的干预需要根据环境进行细致的协调，因为随着新的成员不断地加入居住和家庭环境，ASD 成人会为此感到困扰。ASD 成人通常依赖于父母或支持人员的近距离支持，如果支持人员出现调整，则会对他们造成非常大的影响（Hume, Loftin, & Lantz, 2009）。

目标社交沟通技能的选择

虽然有一系列复杂的功能性评估过程可以用来确定目标技能，但值得注意的是，让一位治疗师或就业指导员以非正式的功能分析直接观察 ASD 成人的工作，可以相对容易地决定恰当的目标行为。如果 ASD 个体还没有就业，那么可以通过观察 ASD 成人的社交对话、其与不熟悉个体的对话，或者甚至去观察在其渴望的岗位或工作场所中工作的员工的对话，来选择恰当的目标技能。很有可能需要针对多个社交沟通领域进行干预，因为大部分的工作场合都需要掌握一系列复杂的社交技能。

比如，一位工程师在开发项目时可能需要与同事合作并且考虑每个团队成员的独特贡献。同样，超市装袋员在与顾客互动时需要使用多种社交技巧，比如必须有眼神接触，呈现积极的态度，询问顾客是否带了购物袋，并且对不同物件应该如何装袋的询问做出恰当的反馈。同样，一个整理货架的员工也需要与超市后方的同事沟通，询问顾客是否需要帮忙寻找物件，在需要的时候要告知顾客通向合适通道的路线。不管确切的职位或工作场所是什么，许多社交沟通技能都是必要的。第一个需要针对的领域可能包括：礼貌地问候他人、寻求帮助、寒暄、在对话中使用恰当的细节、对顾客的负面话语或面部表情进行恰当的反馈、对建设性批评反应冷静等。

在具体场景中的技能指导

社交沟通技能可以在机构、社区或工作场合得到针对性干预。在机构内的角色扮演和练习能够帮助 ASD 个体适应工作场合的问题情境，比如如何应对批评或来自其他同事的冲突。角色扮演可以基于个体自身的工作经验或模拟的情境。不过，因为自然主义的方法更容易促成泛化（e.g., Koegel, O' Dell, & Koegel, 1987），所以尽可能在自然的工作场合执行行为干预项目，这一点非常重要。在自然环境中，如果可以让 ASD 个体工作时接触或看到非指令性干预材料，那么对他们是有帮助的。比如，员工在问候顾客的时候，可以在口袋中放一个腕表计数器来监督自己的行为，如微笑和眼神接触，询问顾客是否需要任何帮助，或者对提问给出恰当的回复。此外，社区场景也可以为就业技能提供进一步练习的机会。比如，如果行为（如恰当的问候）需要与多个人或不熟悉的个体进行练习，那么个体可以绕着一个可能有问候机会的区域（如大学中心的供货摊、商店或饭店）走动。

自我管理

自我管理是一项离散和有效的策略，可以用来改善 ASD 成人的一系列目标行为。（见第 10 章中关于自我管理程序的细节。）它能够教个体独立地评估、记录并强化自己的恰当行为，在社区环境中学会使用自我管理能够增加目标行为的泛化和维持（Boettcher, 1977; Koegel, Koegel, Hurley, & Frea, 1992; Koegel, Koegel, & Parks, 1995）。在工作场合中，人们期望 ASD 员工在没有干预者的持续监督下做出恰当行为，因而自我管理尤为有用。比如，个体只需要在一个领域中练习自我管理，就能够在工作时使用清单自我管理多个社交沟通技能。下面的例子展示了本章作者设计的一个自我管理项目，其目的是为了改善工作场合中集中于任务的行为以及社交对话。

▎▎▎案例史——迈克在自行车修理店的自我管理系统

图 14.3 中展示的自我管理清单是为在社区自行车修理店内工作的迈克而设计的。当迈克开始在这里工作后，他的老板注意到他很少与顾客和同事交谈，并且在大部分的轮班时间都出现了开小差的行为，比如发呆、盯着店门外和玩手机。不幸的是，迈克的就业指导并没有与 ASD 个体合作的经验，因此需要为迈克安排一位有经验的治疗师，每周提供工作指导。目标行为则是根据基线观察以及老板的报告中对迈克的个别化需求来确定的。社交沟通目标得到了清晰的定义，并写在了迈克的清单的底部，贴在了办公桌的墙上。为了开始自我管理干预，一位有经验的治疗师独自与迈克见了面，并对他描述了每个行为，然后在较短的时间间隔内练习这些行为，以确保迈克能够在工作时做出并监督自己的恰当行为。当迈克能够在一对一场景中熟练做出目标行为并独立监督自己的行为后，他就准备好可以在工作场合使用自我管理

程序了。迈克的就业指导学会帮助迈克设定一天的目标积分，并在每次换班前选择强化物，这样就能在一天的固定时间给迈克了。强化物可以是比较小的奖励，全天都可以获得的；也可以是较大的奖励，在换班后给他。迈克选择在每小时顺利完成目标后给自己额外 5 分钟的休息时间，以及一天积累到目标积分后奖励自己在换班后喝一杯咖啡。奖励系统是与迈克本人、老板和就业指导进行协调后决定的，确保他能够在不影响完成工作职责的情况下获得强化物。接下来，迈克在手机中设置了计时器，并在每小时和每天结束时填写清单。自我管理项目的使用对确保迈克集中于任务并在轮班时间进行恰当的互动是有帮助的。在自我管理和就业指导的定期监督下，迈克的主观能动性和社交互动得到了极大的提升，老板也对他的表现很满意。（想了解更多相关的信息，请阅读下面的就业指导文字说明，这是为了支持迈克在自行车店的工作所写。）

	周一			周二			周三		
	第1小时	第2小时	第3小时	第1小时	第2小时	第3小时	第1小时	第2小时	第3小时
恰当地问候同事									
使用完整的句子									
大声并清晰地说话									
问同事一个问题									
专注于工作									
在需要的时候寻求帮助									

每小时 6 个 "√" = 5 分钟休息时间　　每天 18 个 "√" = 下班后奖励喝咖啡

一周总积分数：

恰当的问候：说 "嗨，你好吗？" 或 "早上好！"；有眼神接触；微笑。

完整的句子：对提问给出完整的回答。（不是回答 "不是" 或 "我不知道"。）

大声并清晰地说话：使用恰当的音量慢慢说，让对方能够理解你的话语。

专注于工作：注意力集中在任务上，看着计算机屏幕或文件或自行车部件。

图 14.3　自我管理清单：用于改善自行车修理店员工在工作中的社交沟通技能

视频示范

视频示范是一种相对较新的干预方法，它在改善 ASD 成人社交沟通上展现出了潜力。将视频示范与自我管理结合，能够提升 ASD 成人的一系列技能，包括眼神注视、积极话语、共情表达、问候、反馈延迟以及社交性（Ayres & Langone, 2005; Bellini & Akullian, 2007; Koegel, Ashabugh, Navab, & Koegel, 2016; Koegel, Navab, Ashbaugh, & Koegel, 2016）。因为视频示范已经在第 11 章进行了描述，所以本章对这个特定方法的描述会比较简略。

视频示范能够针对目标行为以多种方式执行。很多时候，当本书作者与 ASD 成人合作时，都会从录制他们的行为视频开始，用来帮助识别目标行为。当然，视频录制一定要谨慎，避免标签化或让他人识别出他们的情况。当视频录制完成后，我们会选择目标行为出现的片段，以及恰当行为应该出现却没有出现的片段。在之后与治疗师进行视频反馈的环节中，治疗师和 ASD 个体双方都拿到了出现成功行为或需要改进的行为的视频片段。然后，对目标行为进行讨论和练习。这个过程将重复进行，直到 ASD 成人达到使用目标行为的期望标准为止。

视频示范也可以与自我管理一起使用。这样，ASD 员工就能够做出目标行为，在视频示范环节得到反馈，并且监督自己的行为。对期望行为的自我管理可以在设计后应用于其他场景中，比如工作场合。这种干预的结合是有帮助的，因为个体能够在现实情境中观察自己，并练习使用自我管理程序监督自己的目标行为。当成人能够在视频示范环节熟练运用自我管理程序后，该程序可以泛化至自然场景。通常，这个泛化都比较容易实现。比如，只需要向个体解释他现在可以在社区中使用这个程序来获得积分。有时候，确认个体是否在自然环境中真的做出了目标行为并进行了监督，是有帮助的；不过，大部分流程都可以让个体独立完成。自我管理项目的其中一大好处就是，在治疗师不在场时也能实现干预。

改善工作表现和日常生活技能

自我管理除了可以改善工作中的社交互动之外，还可以帮助教学一系列工作职责（Burt et al., 1991; Wehman et al., 2017）。新到达一个岗位时，雇主希望员工能够在短时间内记住相当多的信息，比如当顾客走动时应该做什么，或者如何打包快递的货物。很多时候，这些日常流程在不同的情境中会有细微的差别，或者会有阶段性的修改，而 ASD 个体难以理解或接受日常流程和情境中的改变，因此这对于他们而言无疑是难上加难。将艰难的任务分解成较小的步骤，让 ASD 个体对职责进行自我管理，可以帮助个体减少错误，增加主观能动性（Burt et al., 1991）。正如之前所指出的那样，当使用自我管理作为干预方法时，应该提前为 ASD 个体准备好清单，并且根据需求、行为和进步情况的改变进行更新或消退。

图 14.4 展示了一个针对 ASD 成人的自我管理项目，他的工作为协助分发册子。这张清单还对工作中的多个步骤起到了提示作用。

手册订单清单

☑ 签到

☑ 把订单从手册订单文件夹中转移出来，然后找到每份订单所要的手册。

☑ 将订单分成两类：（1）将通过邮局支付的订单；（2）已在网上支付的订单。

☑ 如果只有 1~2 本手册，可以使用最小号的信封；3~5 本手册，使用大一号的信封或更好的泡沫邮寄袋；超过 5 本手册，使用最大号的信封或盒子。

☑ 当你填完所有的订单之后，在督导过来检查工作之前再次检查自己的工作。

☑ 完成订单，打印标签。

☑ 包好包裹，确保把每个标签正确地贴在包裹上方。

☑ 清理办公室，将书架补满。如果手册数量不足，那么写下还剩多少手册。

☑ 当所有的包裹都检查完毕后，给签到表拍一张照。因为你即将要出门，所以需要确保信息尽可能准确，知道自己在工时表上是何时到达的和何时离开的。

☑ 将包裹带到邮局，在投递包裹之前支付邮费。

☑ 出门时在手机上记录时间，以便了解你工作的时长。

图 14.4　自我管理清单：帮助协助分发册子工作的员工改善工作表现

　　自我管理策略也可以用来改善日常生活技能，而日常生活技能对 ASD 个体的独立性以及工作环境中的顺利进展也是必不可少的（Smith, Maenner, & Seltzer, 2012）。在成人阶段，阻碍个体独立的因素包括时间管理困难、家长参与度减少以及转衔至新的生活环境（Adreon & Durocher, 2007），这些障碍反过来会影响工作的获得和维持。十分重要的一点是，干预者要重视 ASD 个体的日常生活技能，因为这个领域的成功可以最好地预测就业环境中的积极结果（Adreon & Durocher, 2007）。

　　日常生活清单的使用，以及其他结合了视觉时间表和自我管理的行为干预都显示出了相当大的潜力（Wilkinson, 2008）。与工作任务和沟通一样，针对日常生活技能的自我管理项目，可以根据个体当前的需求和技能层次进行调整，可以将具体的任务需要分解成比较容易训练的多个小步骤进行操作。比如，有一个个体可能需要在清单中将洗澡分解为多个组成部分（例如，洗头发、用肥皂洗身体、用浴巾擦干），而其他个体可能只需要"洗澡"这个综合类别即可。图 14.5 是为一个独立生活的青年所设计的日常生活清单。有趣的是，当该年轻人与父母一起住在家里时，这些领域都没有问题，因为父母会时不时提示他去洗澡、刷牙和完成家务。然而，当父母不再与他住在一起后，问题就出现了。在基线测量时，我们进行了观察，与个体做了讨论并对他的老板进行了访谈，最后确定了几个自我管理领域。理解个体在基线测量时的表现，能够帮助其设定行为目标（每周所需完成的行为次数）。目标被列在最后一行，代表了提升每个目标行为所需经历的小的递增步骤。个体会在每周与治疗师见面时带上清单，一起讨论他在每个目标领域的表现。当他达成初始目标后，其获得奖励所需的时间间隔或行为数量将会逐步和系统地增加。对于有困难的领域，可以将之分解为更小的任务，或者可以降低目标。使用该清单的个体能够每天持续记录每个领域的数据，而本书作者合作过的其他 ASD 个体可能需要额外的支持，尤其是一开始，需要短信提示或经常实地拜访，直到个体能够定期监督自己为止。

	周一	周二	周三	周四	周五	周六	周日	目标
洗澡	√	√		√	√	√		每周5个√
刷牙	√	√	√	√	√	√	√	每周7个√
洗衣服		√						每月1个√
扔垃圾/垃圾回收			√					垃圾回收每周1个√ 扔垃圾每隔一周
清洗并擦干碟子				√				每周2个√
找工作								每周3个√
申请工作			√					每周3个√
查看邮件	√		√		√			每周2个√
将计划表带到会议中	√							每周1个√
社交活动							√	每周1个√
							实际总计	21分
							本周目标	20分

图 14.5　年轻人独立生活的日常生活技能清单

工作场合的功能性行为评估

对个体在目标环境中的表现进行直接观察这种非正式评估通常都是比较简单的。然而，有时候更加正式的过程也是必需的，比如开展系统的功能性行为分析并为工作场合设计恰当的替代行为（Hendricks, 2010）。如果确定了员工的不恰当行为（如迟到、干扰工作环境、不完成任务）的功能，那么督导和就业指导就能够针对恰当的替代行为设计一个干预项目，从而改善个体的行为（Hendricks, 2010）。比如，作者曾经合作过一个 ASD 成人，他每天工作都迟到，因为他熬夜在计算机上工作，从而导致早晨很难起床。当我们帮助他在合理的时间入睡后，他就能够早起并按时上班了。另一个例子中，

ASD 成人因为不想完成自己工作中的一部分任务而长时间待在卫生间里。当我们为那一小部分工作设置了自我管理项目之后，他在卫生间内的时间就急剧减少了。再次强调，理解行为的功能能够帮助设计恰当的干预。

应对严重的行为问题

正如梅南特等人（Manente, Maraventano, LaRue, Delmolino & Sloan, 2010）讨论的那样，干预 ASD 成人的严重行为问题是极其有挑战的，且需要高强度的劳力。成人期的一些严重行为问题会抗拒改变，这可能是由多方面的原因造成的，包括个体做出该行为的长期历史、行为的多个功能或行为的多个特征〔如尖叫、扔物件、哭闹以躲避任务（Manente et al., 2010）〕。使用功能性行为分析来理解特定行为的所有方面或不同的行为模式，使治疗师或就业指导能够进行针对性干预，从而帮助 ASD 员工通过恰当的沟通方式而不是破坏性行为来尝试沟通。

此外，对于有些 ASD 个体而言，他们的破坏性行为或不恰当行为较温和，但却难以找到解决问题的方法，此时功能性行为分析是一种有用的工具。比如，丹尼是一个 ASD 个体，他在 3 年内被 3 份工作辞退，他对自己与同事和上级之间的消极沟通表示非常困惑和沮丧，不知道自己为何会与他们起冲突。在执行了功能性行为分析后，他的治疗师了解到，丹尼为了努力做一份自认为高质量的工作而制作了过度详细的待办列表，他给上级写的邮件包含了大量额外的细节，并且经常以粗鲁的口吻与同事交谈。值得注意的是，当他花时间制订待办列表时，他的工作效率下降了，并且他的同事和上级对这些邮件给自己的工作效率造成的影响表示生气。对丹尼的干预方法包括，向他展示其行为如何对工作效率和同事关系造成了消极影响；练习制订待办列表和写邮件，使长度合适；以及通过干预、练习和自我管理改善说话语气。通过这些干预，丹尼能够减少破坏性的和无效的行为，增加恰当的沟通和发邮件行为。值得注意的是，对于该群体的干预可以非常成功，接受过就业支持的个体会越来越少因为自身行为或与工作相关的问题而离开工作（Mawhood & Howlin, 1999）。因此，设计一个综合性干预计划不仅是有价值的，还对实现个体长期的成功就业至关重要。

将优势结合到工作中

集中于 ASD 个体的优势是十分必要的，虽然在历史上集中于缺陷是更为常见的手段。然而，对于这些个体，在选择工作或分配具体工作任务时，考虑其特质和特殊的优势是很有价值的。长期以来的文献都表明，集中于优势能够促成该群体最积极的就业结果（Hendricks, 2010; Howlin et al., 2005; Koegel & LaZebnik, 2009）。此外，治疗师也应该考虑个体的智力、教育背景和社交技能，以确保工作与其技能水平是相匹配的（Hendricks, 2010）。将 ASD 成人安置到与之能力相匹配的职位上能够增加其工作满意度。然而这并不一定意味着，个体需要在认知功能上达到非常高的水平。比如，我们曾经遇到过一位很少出现恰当行为的年轻女性，她在一天的大部分时间里都在水池里玩水。我们尝试利用她的优势——玩水——来为她找一份工作。我们发现了一份洗碗工的招聘信息，于是开始测试她是否能够胜任这份工作。结果我们发现，她很喜欢在碟子上冲水，并且在简单的干预后，能够很开心地连续洗碗几小时。于是，她因为不知疲倦和认真的工作而被雇用了（在极少的监督下完成工作），并获得了一份体面的收入。

有支持的就业

有支持的就业是 ASD 个体成功就业的主要途径，同时也是非常必要的一种途径（Baker-Ericzén et al., 2016; Hedley, Dissanayake, Richdale, Spoor, & Uljarević, 2016; Hendricks, 2010; Howlin et al., 2005; Mawhood & Howlin, 1999; Migliore, Timmons, Butterworth, & Lugas, 2012）。有支持的就业模式是 20 世纪 80 年代在美国建立的，也就是"向残障人士提供其在工作场合中所需的所有恰当培训和支持，让他们在有规律的工作环境中维持一份有收入的工作"（Mawhood & Howlin, 1999, p. 231）。将 ASD 个体安置在没有任何监督或支持

的工作场合中是不可行的。研究显示，在恰当的和有针对性的支持下，ASD
个体更有可能找到并维持合适的工作（Mawhood & Howlin, 1999）。有支持的
就业服务包含以下核心组成部分：就业安置、就业指导、工作场合调整以及
对雇主和同事的教育。

就业安置

　　好消息是，人们越来越重视将 ASD 个体安置在符合其技能水平、优势以
及兴趣的岗位中（Griffin, Hammis, Geary, & Sullivan, 2008; Hendricks, 2010）。
霍林等人（Howlin et al., 2005）的研究发现，找到适合 ASD 个体并能利用
其个人优势的工作类型，能够促成更高的雇用比例。这个研究结果看起来很
符合逻辑，因为在理想的情况下，许多一般发展的个体也会在选择工作时考
虑自己的智力与教育背景、社交技能以及个人能力。然而，这对于有着狭隘
兴趣的 ASD 个体而言更为重要。这些狭隘的兴趣可能不仅有帮助的作用，
还能促使他们在某方面有突出的表现，有时候甚至比普通人做得更好。此
外，将 ASD 成人安置到与其能力相匹配的岗位中，能够增加其工作满意度
（Mawhood & Howlin, 1999），从而减少有障碍个体因为自身行为或与工作相
关的困难而离开岗位的可能性（Mawhood & Howlin, 1999）。

就业指导

　　合适的安置是帮助 ASD 个体成为成功的员工的一种方法。不过，大部分
ASD 个体仍旧需要在岗支持，认识到这个事实也很重要（Hendricks, 2010）。
就业指导能够提供针对性训练，帮助 ASD 个体了解实际的工作职责，适应工
作场所，以及社交融合（Hendricks, 2010）。此外，就业指导能够帮助有障碍
的员工了解工作场所的规则，管理时间，完成工作任务，确保往返工作的交
通，以及与同事和上级进行恰当的沟通（Hendricks, 2010）。可以使用自我管
理清单或视频反馈等方法对上述某些目标进行干预，也可以通过与该员工的
其他治疗师或服务提供者进行协调来给予帮助。图 14.3 展示了一张为迈克进
行恰当社交沟通而设计的清单。治疗师可以向就业指导人员提供诸如此类的

清单。此外，就业指导因为其自然干预的本质可以成为非常好的财富。有证据显示，在实际工作场所提供培训是最有效的（Certo et al., 2003）。然而，就业指导不需要永远存在，意识到这一点也是极为重要的。就像其他干预项目那样，就业指导的使用也需要进行逐步和系统的消退，使 ASD 员工能够提升独立完成工作职责的能力（Burt et al., 1991）。

工作场合的调整

工作场合的调整也是 ASD 个体就业支持服务中的重要组成部分（Hagner & Cooney, 2005; Hendricks, 2010）。就像坐在轮椅里的人可能需要斜坡才能到达高台一样，ASD 个体也需要对工作环境、计划表和任务做一些调整。比如，如果个体对环境中的吵闹或忙碌刺激存在感知觉上的问题（Hendricks, 2010），那么就需要设定系统的脱敏或自我控制项目。此外，有时候需要做出一些调整来确保工作场合不会让人感到分心或混乱，并且必须对噪声程度、拥挤、干扰和光线进行调整来改善结果（Hendricks, 2010）。这可能意味着，允许 ASD 个体在一个远离顾客或其他同事的安静房间内工作，或者戴耳塞来防治吵闹或干扰的噪声。此外，ASD 员工可能会受益于稳定持续的和可预测的工作规划（Hagner & Cooney, 2005; Hendricks, 2010）。同时，对于一些 ASD 个体而言，以下做法可能会有效：重建工作职责以提供一个稳定的日常行程，并最小化低效的或无规划的休息时间（Hagner & Cooney, 2005）。还可以使用指示性表格或自我管理清单，以及代替低效时间的行为（如去散步）对日常行程进行补充（Burt et al., 1991）。

对雇主和同事的教育

对雇主和同事的教育也有助于增加 ASD 个体就业成功的可能性。对雇主进行自闭症科普培训，能够帮助他们学习如何最佳地调整各种工作任务、与员工进行社交互动，以及对日常行程或环境进行适应性调整。大多数同事都认为，增加自己对障碍的认知水平是一个非常积极的体验。一些就业支持项目会与上级领导和其他员工一起对职员进行 ASD 的相关教育（Hagner &

Cooney, 2005; Hendricks, 2010）。研究显示，如果上级对 ASD 有一定的知识和理解，那么他们就能够 ASD 个体提供对积极就业结果更为支持和更容易成功的环境（Hendricks, 2010）。比如，直接的、文字的和具体的指导通常能够帮助 ASD 个体应对工作场合的改变，并协助 ASD 个体对来自他人的社交线索进行解读，如果上级知道这些就会非常有帮助（Hagner & Cooney, 2005）。在上级和同事理解并学习了如何与 ASD 员工合作后，ASD 员工更容易成功就业。

另外一个改善 ASD 个体就业结果的方法是庇护工场（Cimera, Wehman, West, & Burgess, 2012）。一直以来，针对庇护工场的争议不断，很显然社会还没有发展出一个完美的就业模式。庇护工场是为那些没有能力在有竞争力的社区工作环境中就业的个体设计的；他们在隔离的工作环境中提供培训和经验，以协助 ASD 个体获得必要的就业技能（Kregel & Dean, 2002）。不幸的是，庇护工场常应用于低收入工作，它按照个体的劳动水平来付酬劳，而有障碍个体的工作效能被认为是严重受损的（Butterworth, Hall, Hoff, & Migliore, 2007; Soffer, Tal-Katz, Rimmerman, 2011）。此外，研究还发现，庇护工场项目的成本高于在支持性就业前没有参加庇护工场的项目，部分是因为它们无法产生有意义的就业结果（Cimera, 2012; Cimera et al., 2012; Kregel & Dean, 2002）。除了经济考量之外，庇护工场项目将个体从社区中隔离出来，进一步加剧了对该群体长久以来的刻板印象和污名（Perkins, Raines, Tschopp, & Warner, 2009）。与之相对，融合性工作较少引起他人对障碍人士的担忧，能够促进 ASD 个体高水平的成功和提高总体生活满意度（Griffin et al., 2008; Perkins et al., 2009）。庇护工场缺乏经济效益和社交效益，这表明，在自然工作环境中提供职能支持比在庇护工场中工作更有益处。

核心理念：促进就业成功

如果你正在对一些 ASD 成人进行干预，而他们正好处于向工作转衔的阶段，或者已经就业正在寻求帮助，以管理行为使之适合工作场合的期待，那么请牢记以下几点。

- 就业是一个重要的干预领域：许多 ASD 成人没有工作，或者工作的收入非常低。
- 成功就业存在诸多（可以解决的）障碍，包括：缺乏单一的服务协调点，社交沟通和行为的困难，以及日常生活和组织技能的困难。
- 研究显示，存在许多有效的策略可以改善社交沟通，处理工作场合的行为困难，提高日常生活和组织技能，以及增加获得有支持的就业环境的可能性。
- 对上级和同事进行 ASD 的相关教育对 ASD 个体的成功就业非常重要。
- 跨环境协调服务有助于针对工作环境中需要干预的领域。
- 庇护工场的好处较少：它们的成本很高，还将有障碍的个体从融合的工作环境中隔离出来。
- 集中于个体的优势能够促成最成功的就业结果。
- 定制型就业在未来很可能会变得越来越常见：定制型就业集中于员工的优势和需求，以促成成功的长期就业结果。

总结

关于针对 ASD 个体的成功干预，当前的文献显示，整个干预领域似乎正朝着一个积极的方向改变。然而，我们必须知道，为了最大化 ASD 成人进入就业环境中的好处，仍旧迫切需要改革。未来的研究应该帮助发展和完善行为干预，以改善转衔过程，促进就业成功。结合基于优势的积极行为干预项目，使 ASD 个体更有可能获得有效的长期支持并从中受益。此外，雇主和专项支持人员的协作努力对支持性服务的连续性、稳定性和一致性有帮助。本章讨论了支持 ASD 成人就业的多个策略，这些策略总结在了图 14.6 中。

社交沟通的行为调节

- 自我管理
- 视频示范
- 功能性行为分析

支持性就业

- 将个人优势结合到工作职责中
- 就业指导
- 个别化调整工作场合
- 员工教育
- 定制型就业场合

组织和日常生活技能

- 日常生活技能清单
- 就业指导
- 视觉支持

图 14.6　增加就业成功率的策略

　　总结一下，未来的研究和职业发展服务应该集中于定制型就业模式，该模式不仅是有效的，而且比传统的支持性就业更节省州和联邦政府的支出（Griffin et al., 2008）。根据美国劳工部以及残疾与就业政策办公室的定义，定制型就业是指：

　　　　"以满足员工和雇主双方需求的方式，对员工和雇主的雇佣关系进行个别化。它是基于残障个体的优势、需求和兴趣的个别化决策，同时也能满足雇主的具体需求。"（Federal Register, June 26, 2002）。

　　定制型就业有别于支持性就业的一点是，它涉及让雇主加入以兴趣为基础的协商中，从而使雇用残障人士对双方都有益处（Griffin et al., 2008）。虽然将个体安置于更高水平的就业场景中需要付诸更多努力，还需要探讨深入的职业发展，但是研究显示，这种安置能够促进个体的技能发展和对工作的长期持有（Griffin et al., 2008）。支持就业的这种方法与我们减少就业差距和增加 ASD 个体生活质量的价值观和目标是一致的。

学习提问

1. 讨论 ASD 成人就业的好处。

2. 认识 ASD 个体成功所面临的障碍，尤其在获得工作、社交沟通、行为困难和就业支持的领域中。

3. 列出有效改善工作场合中 ASD 个体社交沟通技能所需的干预方法。

4. 描述自我管理帮助个体改善就业场景中目标领域的两种办法。

5. 列出支持性就业项目所采用的支持性就业策略。

6. 对比庇护工场和定制型就业模式，描述两种模式各自的优势和劣势。

7. 讨论关于 ASD 个体就业还需进一步研究的领域。

8. 讨论就业指导的好处。

9. 描述社会可以如何改善 ASD 群体的就业转衔，帮助他们获得工作并维持就业。

绪论

Carr, E. G., Dunlap, G., Homer, R. H., Koegel, R. L., Turnbull, A. P., Sailor, W., Anderson, J. L., Albin, R. W., Koegel, L. K., & Fox, L. (2002). Positive behavior support: Evolution of an applied science. *Journal of Positive Behavior Interventions, 4*(1), 4-16, 20.

Koegel, R. L., & Frea, W. D. (1993). Treatment of social behavior in autism through the modification of pivotal social skills. *Journal of Applied Behavior Analysis, 26*(3), 369-377.

Koegel, L. K., & Koegel, R. L. (1995). Motivating communication in children with autism. In E. Schopler & G. B. Mesibov (Eds.), *Learning and cognition in autism* (pp. 73-87). New York, NY: Springer.

Koegel, R. L., & Koegel, L. K. (2012). *The PRT pocket guide: Pivotal Response Treatment for autism spectrum disorders.* Baltimore, MD: Paul H. Brookes Publishing Co.

Koegel, L. K., Koegel, R. L., Harrower, J. K., & Carter, C. M. (1999). Pivotal response intervention I: Overview of approach. *Journal of the Association for Persons with Severe Handicaps, 24*(3), 174-185.

[1] 为了环保，也为了节省您的购书开支，本书参考文献不在此一一列出。如果您需要完整的参考文献，请通过电子邮箱 1012305542@qq.com 联系下载，或者登录 www.wqedu.com 下载。您在下载中遇到问题，可拨打 010-65181109 咨询。

Koegel, L. K., Koegel, R. L., Shoshan, Y., & McNrney, E. (1999). Pivotal response intervention II: Preliminary long-term outcome data. *Research and Practice for Persons with Severe Disabilities, 24*(3), 186-198.

Koegel, R. L., Koegel, L. K., & Carter, C. M. (1999). Pivotal teaching interactions for children with autism. *School Psychology Review, 28*(4). 576-594.

Koegel, R. L., Koegel, L. K., & McNerney, E. K. (2001). Pivotal areas in intervention for autism. *Journal of Clinical Child Psychology, 30*(1), 19-32.

Matson, J. L., Benavidez, D. A., Compton, L. S., Paclawskyj, T., & Baglo, C. S. (1996). Behavioral treatment of autistic persons: A review of research from 1980 to the present. *Research in Developmental Disabilities, 17,* 433-465.

Mundy, P., Sigman, M., & Kasari, C. (1990). A longitudinal study of joint attention and language development in autistic children. *Journal of Autism and Developmental Disorders, 20*(1), 115-128.

Mundy, P., & Stella, J. (2000). Joint attention, social orienting, and communication in autism. In S. F., Warren & J. Reichle (Series Eds.) & A. M. Wetherby, S. F. Warren, & J. Reichle (Vol. Eds.), *Communication and language intervention series: Vol. 7. Transitions in prelinguistic communications* (pp. 111-133). Baltimore: Paul H. Brookes Publishing Co.

Schreibman, L., Stahmer, A. C., & Pierce, K. L. (1996). Alternative applications of pivotal response training: Teaching symbolic play and social interaction skills. In L. K. Koegel, R. L. Koegel, & G. Dunlap (Eds.), *Positive behavior support: Including people with difficult behavior in the community* (pp. 353-371). Baltimore, MD: Paul H. Brookes Publishing Co.

第一章

Abramson, L. Y., Seligman, M. E., & Teasdale, J. D. (1978). Learned helplessness in humans: Critique and reformulation. *Journal of Abnormal Psychology, 87*(1), 49.